检验医学实用典型案例

第一辑

王成彬　主编

科学出版社

北京

内 容 简 介

本书汇集了全国各级医院活跃于临床一线的检验工作者在日常工作中遇到的具有可推广性的典型案例，目的是帮助广大检验医学及相关专业从业人员掌握检验医学的临床思维方法，提高检验人员临床思维及临床决策综合能力。本书分六部分共 112 个案例。内容分别为临床检验基础、生化检验、免疫学检验、寄生虫与微生物学检验、血液学检验及临床输血。每个案例由"案例经过""案例分析""案例总结""专家点评"四部分组成。

本书语言简洁，实用性强，可供检验医学工作者和检验医学专业学生参考。

图书在版编目（CIP）数据

检验医学实用典型案例. 第一辑 / 王成彬主编. —北京：科学出版社，2020.6

ISBN 978-7-03-064653-8

Ⅰ. ①检⋯ Ⅱ. ①王⋯ Ⅲ. ①医学检验-案例-汇编 Ⅳ. ① R446

中国版本图书馆 CIP 数据核字（2020）第 039002 号

责任编辑：丁慧颖 / 责任校对：张小霞
责任印制：赵 博 / 封面设计：吴朝洪

科 学 出 版 社 出版
北京东黄城根北街 16 号
邮政编码：100717
http://www.sciencep.com
北京建宏印刷有限公司印刷
科学出版社发行 各地新华书店经销

*

2020 年 6 月第 一 版 开本：787×1092 1/16
2024 年 1 月第四次印刷 印张：23 1/4
字数：530 000
定价：**158.00 元**
（如有印装质量问题，我社负责调换）

《检验医学实用典型案例》（第一辑）编审人员

曲林琳　吉林大学第一医院

吕青松　永州市中心医院

朱槿宏　兰州大学第一医院

庄顺红　浙江大学金华医院

许正敏　襄阳职业技术学院医学院

许建成　吉林大学第一医院

阳大庆　湖南医药学院

杨再林　重庆医科大学附属第三医院

杨军军　温州医科大学附属第二医院

杨丽华　湖南省第二人民医院/湖南省临床检验中心

杨迎桂　甘肃省第三人民医院

杨学农　河北医科大学第三医院

杨学敏　兰州大学第二医院

杨洪芬　贵阳市第二人民医院

杨世华　腾冲市人民医院

李　艳　天津市静海区医院

李　惠　郴州市第一人民医院

李宏科　甘肃医学院附属医院

李敏霞　河南医学高等专科学校附属医院

李冠霖　郑州大学第一附属医院

汪春新　安徽医科大学附属阜阳医院

吴　燕　兰州大学第一医院

吴立翔　重庆市肿瘤医院

何津春　兰州大学第一医院

宋月娟　中国人民解放军联勤保障部队第 940 医院

宋国威　石家庄市第一医院

张媛媛　中国人民解放军联勤保障部队第 940 医院

陈　涛　甘肃省康复中心医院

陈佳宁　首都医科大学附属北京友谊医院

陈雪礼　九江市第一人民医院

罗年秀　衡阳市第一人民医院

岳保红　郑州大学第一附属医院/郑州大学

单洪丽　吉林大学第一医院

赵俊伟　郑州大学第一附属医院

计星胜　上海市松江区精神卫生中心

孔昌盛　宜昌市夷陵医院

卢兴兵　四川大学华西医院

史九波　三门峡市中心医院

史玲玲　三门峡市中心医院

代晓美　天津医科大学总医院滨海医院

宁永忠　清华大学附属垂杨柳医院

冯　苏　石家庄市人民医院

冯永旺　天津太山肿瘤医院/天津市肿瘤医院空港医院

冯杰雄　广州市红十字会医院

朱　曼　安阳市肿瘤医院

朱红楠　南京医科大学附属苏州科技城医院

刘　贝　天门市第一人民医院

刘　丹　九江市第一人民医院

刘景波　蓬莱市人民医院

刘婷婷　信阳市第四人民医院

齐东强　同济大学附属杨浦医院

孙文鲜　新郑市人民医院

杨文勇　文山州人民医院

杨成英　遵义市播州区中医院

杨宏斌　天水市中医医院

杨桂芳　北京大学第三医院

杨瑞钧　天津太山肿瘤医院/天津市肿瘤医院空港医院

李　英　重庆市涪陵中心医院

李　琦　中国中医科学院西苑医院

李　婷　丽水市人民医院

李艳红　东莞市清溪医院

肖　霄　复旦大学附属金山医院

肖辉辉　天津市静海区医院

吴晓霞　湖南医药学院第一附属医院

邱碧波　湖南省儿童医院

余玲玲　温州医科大学附属第二医院

余祥鹏　广东三九脑科医院

沙文彬　甘肃省临夏州人民医院

沃铭毅　浙江省人民医院
宋素玲　河北省任县医院
宋鉴清　中国医科大学附属第一医院
张旭帆　成都中医药大学附属医院
张军格　象山县红十字台胞医院
张启贵　九江市第一人民医院
张阿芜　天津太山肿瘤医院/天津市肿瘤医院空港医院
张福勇　广西医科大学第一附属医院
陈　旭　苏州大学附属第一医院
陈月婵　河南医学高等专科学校附属医院
陈文凯　中山市黄圃人民医院
陈园园　河南省直第三人民医院
武文平　秦皇岛市中医医院
林天津　平阳县人民医院
卓惠燕　中国人民解放军南部战区总医院
罗江彭　虞城县人民医院
罗娅莎　广东省妇幼保健院
金　盼　浙江大学医学院附属第四医院
金香春　天津太山肿瘤医院/天津市肿瘤医院空港医院
周尚礼　遵义市播州区中医院
屈　慧　空军军医大学第一附属医院
赵东兰　石家庄市第一医院
钟　毅　文山州人民医院
段春艳　腾冲市人民医院
侯利霞　安徽医科大学附属阜阳医院
姜国智　天门市第一人民医院
娄冬梅　北京市通州区妇幼保健院
费鲜明　浙江省人民医院
钱庆玲　遵义市播州区中医院
徐　佳　中国中医科学院西苑医院
高媛媛　苏州大学附属儿童医院
栾建伟　东港市中医院
黄小华　重庆云阳县中医院
戚佩谊　广州市红十字会医院

崔　瑞　天津太山肿瘤医院/天津市肿瘤医院空港医院

康婷芬　太原市第八人民医院

章　翔　九江市第一人民医院

董长林　中国人民武装警察部队海警总队医院

蒋凯丰　永州市中心医院

蒋朝晖　贵阳市第一人民医院

覃彩丽　广西医科大学第一附属医院

曾晓嫚　广东三九脑科医院

曾素根　四川大学华西医院

裴家竹　遵义市播州区中医院

颜　霞　襄阳市中心医院

穆　昀　遵义市播州区中医院

编　　辑　宣艳艳　舒安琴　徐少卿　曾蕴林　冉　敏

秘　　书　宣艳艳

序

改革开放四十多年来，我国检验医学学科得到快速发展，特别是在经济发达地区和大或中型城市的大型医院，其实验室面积、检验设备、人员素质、实验室管理等方面已接近或达到发达国家水平，有的甚至超过发达国家水平。但由于我国地域、城乡之间经济发展的不平衡，不同地区医院检验科之间及不同级别医院检验科之间的检验水平存在比较大的差异。经济发达地区的中型和大型医院，不仅实验室硬件条件优良，检验人员在工作实践中获得了大量积累经验的机会，而且有相对比较多的通过参加学术交流、接受继续教育等获得更新知识和理念的机会。但是，经济欠发达地区的医院，特别是广大基层医院的检验工作者，由于基础知识相对薄弱，标本量特别是异常标本量相对不足，工作经验积累不足，参加继续教育学习的机会较少，从而能力提升慢的问题普遍存在。面对这些客观现实情况，我们必须努力为那些辛勤工作在基层一线的广大检验人员尽可能多地提供学习和提高的机会。

鉴于此，近期检验医学新媒体通过网络开展了面向全国活跃于临床一线的广大基层检验人员征集临床检验案例的活动，对所征集的案例进行遴选成辑，并将陆续出版。

《检验医学实用典型案例》（第一辑）主要汇集了第一期通过网络征集的各级医院检验人员在工作实践中所收集的具有可推广性的典型案例。每篇案例由"案例经过""案例分析""案例总结""专家点评"四部分组成，通过遴选、初审和终审的层层严格把关，第一辑共入选112个案例。

本书分六部分。第一部分为临床检验基础，第二部分为生化检验，第三部分为免疫学检验，第四部分为寄生虫与微生物学检验，第五部分为血液学检验，第六部分为临床输血。全书语言简洁，易于理解，实用性强。

本书撰写的主导思想是顺应检验自动化、智能化的发展，帮助广大检验人员，特别是基层检验人员及相关专业从业人员掌握检验医学的临床思维方法，提高临床思维及临床决策综合能力。目前，《检验医学实用典型案例》（第二辑）已开始整理和修订，欢迎广大检验同行，尤其是善于临床总结和分析经验的大小"诸葛"们，分享和交流优秀案例和临床思维方法，以帮助更多基层检验人员学习专业知识、总结学习方法、提升综合技能，最终实现助力临床、造福患者的目的。

二〇一九年十二月于北京

前　言

　　《检验医学实用典型案例》（第一辑）汇集了全国活跃于临床一线的检验工作者在日常工作中遇到的检验医学各类案例。本书通过作者的发现及分析，总结心得体会。每个案例由"案例经过""案例分析""案例总结""专家点评"四部分组成，其中"专家点评"主要围绕案例中的亮点、易混淆点、工作中的经验或注意事项进行点评。

　　本书分六部分，共 112 个案例。第一部分为临床检验基础，第二部分为生化检验，第三部分为免疫学检验，第四部分为寄生虫与微生物学检验，第五部分为血液学检验，第六部分为临床输血。内容系统、实用，可供医院检验科医师和技术人员参考及阅读。本书撰写的主导思想是顺应网络化、信息化、智能化发展，帮助广大检验医学及相关专业同行掌握检验医学的临床思维方法，提高检验人员临床思维及临床决策综合能力。案例主要来源于检验医学新媒体微信平台每日发布的"检验医学那些事儿"原创案例，也是第一次通过网络的形式收集检验同仁身边的经典和具有代表性的案例，并邀请全国有学术影响力的检验专家进行点评，希望本书能成为一本面向全国检验同仁，接地气又不失专业水准的著作。

　　目前《检验医学实用典型案例》（第二辑）也已经开始整理和修订，我们将不断向广大检验医学同仁提供精选的实用典型案例，帮助检验同仁更便捷地学习专业知识，提升自身的工作技能，造福患者。

　　由于时间有限，本书难免有不足之处，希望读者给予批评指正，我们将不断补充、修订。

检验医学新媒体

二〇一九年十二月于重庆

目　　录

第一部分　临床检验基础

第二部分　生　化　检　验

第三部分　免疫学检验

第四部分　寄生虫与微生物学检验

第五部分　血液学检验

第六部分 临 床 输 血

第一部分

临床检验基础

1 成人传染性单核细胞增多症或人类免疫缺陷病毒感染急性期

作者：吴晓霞（湖南医药学院第一附属医院检验科）
点评者：阳大庆（湖南医药学院）

传染性单核细胞增多症是一种单核巨噬细胞系统急性增生性传染病，多由 EB 病毒感染所致，少数可由巨细胞病毒、弓形体、腺病毒、肝炎病毒、人类免疫缺陷病毒（HIV）等引起。临床常见症状为发热、淋巴结肿大、咽痛、扁桃体肿大、皮疹等[1]。其中，由 EB 病毒感染所致称为传染性单核细胞增多症，由其他病毒或寄生虫感染所致称为传染性单核细胞增多症综合征。EB 病毒主要通过唾液传播，在国外，青少年为主要感染人群，国内则以小儿感染为主，成人感染较少见[2]。

【案例经过】

患者，男，25 岁，因无诱因发热 3d，最高体温为 38.8℃，腹泻 1d，疲乏无力，眼睑水肿，剧烈咽痛就诊于笔者所在医院发热门诊。当日血常规结果：白细胞计数在参考范围内，淋巴细胞比率为 59.00%，淋巴细胞数为 $4.65×10^9$/L，C-反应蛋白阴性，见表 1-1。

表 1-1　血常规检查结果

项目名称	结果	参考	单位
白细胞	7.88	3.5～9.5	10^9/L
中性粒细胞比率	33.90↓	40～75	%
淋巴细胞比率	59.00↑	20～50	%
单核细胞比率	2.70↓	3～10	%
嗜酸性粒细胞比率	0.30↓	0.4～8.0	%
嗜碱性粒细胞比率	4.10↑	0～1.0	%
中性粒细胞	2.68	1.8～6.3	10^9/L
淋巴细胞	4.65↑	1.1～3.2	10^9/L
单核细胞	0.21	0.1～0.6	10^9/L
嗜酸性粒细胞	0.02	0.02～0.52	10^9/L
嗜碱性粒细胞	0.32↑	0～0.06	10^9/L
红细胞	3.77	3.5～5.5	10^{12}/L

患者为求进一步治疗，入住笔者所在医院感染科，查体发现颈部淋巴结肿大，脾脏肋下可扪及。

次日，生化检测结果显示转氨酶异常，肝功能中度损伤，见表 1-2。

表 1-2 生化检测结果

项目名称	结果	参考值	单位
总胆红素	16.1	0～19	μmol/L
直接胆红素	6.2	0～6.84	μmol/L
间接胆红素	9.90	0～12	μmol/L
总蛋白	71.7	65～85	g/L
白蛋白	43.9	40～55	g/L
球蛋白	27.80	20～40	g/L
白球比	1.58	1.2～2.4	
谷丙转氨酶	250.0↑	9～50	U/L
谷草转氨酶	232.0↑	15～40	U/L
谷草转氨酶/谷丙转氨酶	0.93		
碱性磷酸酶	156.0↑	45～125	U/L
谷丙酰胺转移酶	84.0↑	10～60	U/L
总胆汁酸	18.2↑	0～15	μmol/L
钾	4.25	3.5～5.5	mmol/L
钠	138.7	137～147	mmol/L
氯	104.0	99～110	mmol/L
总钙	2.44	2.11～2.52	mmol/L

住院血常规结果：白细胞计数轻度增高，淋巴细胞比率为 74.10%，淋巴细胞数为 $7.40×10^9$/L，C-反应蛋白阴性，见表 1-3。

表 1-3 住院血常规结果

项目名称	结果	参考值	单位
白细胞	9.99↑	3.5～9.5	10^9/L
中性粒细胞比率	22.80↓	40～75	%
淋巴细胞比率	74.10↑	20～50	%
单核细胞比率	2.30↓	3～10	%
嗜酸性粒细胞比率	0.20↓	0.4～8	%
嗜碱性粒细胞比率	0.60	0～1	%
中性粒细胞	2.28	1.8～6.3	10^9/L
淋巴细胞	7.40↑	1.1～3.2	10^9/L
单核细胞	0.23	0.1～0.6	10^9/L
嗜酸性粒细胞	0.02	0.02～0.52	10^9/L
嗜碱性粒细胞	0.06	0～0.06	10^9/L
红细胞	4.13	3.8～5.1	10^{12}/L

仪器提示查见原始细胞，但推片复检未见原始细胞，异型淋巴细胞＞10%。于是，将结果报告给临床医师。B超显示脾大。

患者丙型肝炎抗体阴性，乙型肝炎两对半2、4、5阳性，HIV抗原抗体阴性。临床不排除HIV感染急性期、EB病毒感染及血液系统疾病。遂行EB病毒DNA检测，患者拒绝骨髓取材。3d后EB病毒DNA检测回报阳性。

【案例分析】

EB病毒是疱疹病毒科嗜淋巴细胞病毒属的成员，主要感染人类及某些灵长类B淋巴细胞。无症状感染多发生在幼儿期，成人感染则具有较强烈的临床症状。EB病毒具有一定时间的潜伏期，在潜伏期内，患者会有疲乏感，查体偶能扪及淋巴结肿大，以单侧颈部淋巴结肿大最为常见，小部分患者伴随同侧眼睑水肿。潜伏期后，临床症状明显，表现为发热、剧烈咽痛、扁桃体肿大、转氨酶升高。血常规呈淋巴细胞进行性增多，血涂片复检见异型淋巴细胞>10%，具有协助诊断意义。

相关鉴别诊断分析如下。

1.慢性淋巴细胞白血病　该病以老年人多见，起病缓慢，早期多无自觉症状。症状不典型，可有乏力、发热、盗汗等症状，多数患者出现浅表淋巴结肿大。外周血白细胞计数大于10.0×10^9/L，淋巴细胞计数大于5.0×10^9/L，呈持续性增多。白血病细胞似小淋巴细胞，多数患者血涂片可见篮细胞。

2.HIV感染急性期　HIV侵犯T淋巴细胞，约50%的感染者在感染后1个月左右会出现流感症状。该症状及实验室检测均似传染性单核细胞增多症，称为传染性单核细胞增多症综合征，两者不易区分[3]。在急性期，机体可能尚未产生足够的抗体，所以需同时检测抗体及P24抗原，以免漏诊。

【案例总结】

成人传染性单核细胞增多症在国内报道较少，异型淋巴细胞>10%具有一定的临床意义，EB病毒核酸阳性具有确诊意义。同时本病应与血液系统疾病及HIV感染急性期相鉴别。

【专家点评】

成人传染性单核细胞增多症较少见，该文从实验室检测出发，结合患者临床症状，并进行了部分鉴别诊断，对疾病确诊具有一定的临床意义。

【参考文献】

[1] 胡小林，汪欣.小儿传染性单核细胞增多症50例临床分析[J].当代医学，2011，17（15）：101-102.

[2] 孙美艳，马臻，鲍琢，等.36例成人传染性单核细胞增多症疾病特点分析[J].中国热带医学，2017，11：1145-1147，1150.

[3] 钟斐，徐慧芳，李建军，等.HIV急性期感染的流行状况及干预策略[J].中国公共卫生管理，2009，25（5）：474-476.

2 EDTA 依赖性血小板减少分析

作者：张敏（贵州贵航贵阳医院检验科）
点评者：曹政媛（贵州贵航贵阳医院）

【案例经过】

2017 年 12 月 5 日，应用仪器（XN-B2）首次检查血常规发现 1 例血小板（PLT）重度减少的病例，确认为抽血合格的标本后，用该仪器复查，2 次检测的 PLT 结果接近（29×10^9/L）。

检测结果中 PLT 只有 29×10^9/L，这不仅达到了本科室制定的危急值报警，而且达到了复检要求。XN-B2 图形中有血小板聚集（PLT Clumps？）的报警。血小板直方图呈锯齿状且有尾部抬高。于是将患者的全血混匀后，推血涂片 4 张，待干后取 2 张进行了瑞氏-吉姆萨染色。复片，PLT 手工计数的结果是 152×10^9/L，与仪器检查结果大相径庭。镜下表现见图 1-1。

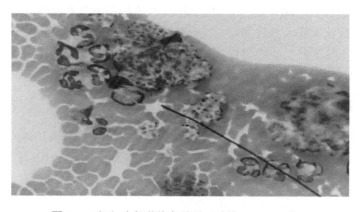

图 1-1 瑞氏-吉姆萨染色结果（油镜 10×100 倍）

由图 1-1 可见，该患者的 PLT 并不少，仪器检查的 PLT 可能是假性减少，并且很有可能是乙二胺四乙酸（EDTA）依赖性血小板减少，于是在报告危急值时与体检中心的医师联系，建议该患者到检验科重新抽血复查（枸橼酸或肝素抗凝管）。3d 后患者到本科室抽血复查，经向主治医师了解，该患者知晓其血小板少，在本院及其他大型医院经仪器检查的结果均显示 PLT 减少。于是，调取了该患者 2016 年在本院体检时的血常规结果，见图 1-2。

由图 1-2 可见，PLT 为 53×10^9/L，PLT 轻度至中度减少，仪器复查，结果吻合，但当时未进行手工复片，未引起重视就审核发报告了。其实，当时应该手工复片。

2017 年 12 月 8 日复查，患者重新用枸橼酸抗凝血仪器检查及复片结果见图 1-3、图 1-4。

检验项目	测定结果		单位	参考范围
1.　白细胞	7.39		10^9/L	4.00～10.00
2.　血红蛋白	168.0	↑	g/L	110.00～160.00
3.　血小板	53.00	↓	10^9/L	100～300
4.　红细胞	5.65	↑	10^12/L	3.50～5.50
5.　红细胞压积	48.30		%	36.00～50.00
6.　平均红细胞体积	85.5	↓	fl	86.00～100.00
7.　平均血红蛋白量	29.70		pg	26.00～31.00
8.　平均血红蛋白浓度	348.00		g/L	310～370
9.　红细胞分布宽度-SD	40.80		fL	37.00～50.00
10.　红细胞分布宽度-CV	13.10		%	11.50～14.50
11.　血小板分布宽度	14.90		fL	9.00～17.00
12.　大型血小板比率	35.80		%	13.00～43.00
13.　平均血小板体积	11.30		fl	9.00～13.00
14.　血小板压积	0.06	↓	%	0.160～0.380

图 1-2　患者 2016 年体检时的血常规结果

	检验项目	结果		单位	参考范围		检验项目	结果		单位	参考范围
1	白细胞	5.66		10^9/L	3.5～9.5	17	平均血红蛋白量	29.50		pg	27～34
2	血红蛋白	178.0	↑	g/L	130～175	18	平均血红蛋白浓度	350.00		g/L	316～354
3	血小板	132.0		10^9/L	125～350	19	红细胞分布宽度-SD	40.10		fL	37～50
4	红细胞	6.03	↑	10^12/L	4.3～5.8	20	红细胞分布宽度-CV	13.00		%	11.5～14.5
5	红细胞压积	50.80	↑	%	40～50	21	血小板分布宽度	16.40		fL	9～17
6	中性粒细胞比率	68.94		%	40～75	22	大型血小板比率	37.30		%	13～43
7	淋巴细胞比率	24.04		%	20～50	23	平均血小板体积	11.60		f1	9～13
8	单核细胞比率	6.24		%	3～10	24	血小板压积		↓	%	0.16～0.38
9	嗜酸性粒细胞比率	0.74		%	0.4～8.0	25	网织红细胞绝对值	86.2		10^9/L	22.4～93.5
10	嗜碱性粒细胞比率	0.24		%	0～1	26	网织红细胞百分比	1.4		%	0.59～2.07
11	中性粒细胞数	3.90		10^9/L	1.8～6.3	27	高荧光网织红比率	0.30		%	0～2.4
12	淋巴细胞数	1.36		10^9/L	1.1～3.2	28	中荧光网织红比率	4.300		%	1.800～14.400
13	单核细胞数	0.35		10^9/L	0.1～0.6	29	低荧光网织红比率	95.4		%	87.8～99.5
14	嗜酸性粒细胞=	0.04		10^9/L	0.02～0.52	30	未成熟网织红比率	4.6		%	2.1～17.5
15	嗜碱性粒细胞=	0.01		10^9/L	0～0.06	31	有核红细胞绝对值	0.40		10^9/L	
16	平均红细胞体积	84.2		f1	82～100	32	有核红细胞百分比	4.00		%	

图 1-3　患者应用枸橼酸抗凝的血常规结果

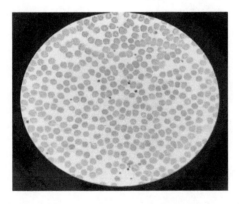

图 1-4　患者枸橼酸抗凝血复片结果（瑞氏-吉姆萨染色，油镜 10×100 倍）

【案例分析】

从图 1-3、图 1-4 的仪器检查和复片结果来看，该患者的 PLT 计数完全正常，该病例是 1 例典型的 EDTA 依赖性 PLT 减少。我们知道 EDTA 盐具有对红细胞、白细胞形态影响很小且能阻止血液凝固的优点，因此，国际血液学标准化委员会于 1993 年推荐将 EDTA-K₂ 作为血细胞计数的抗凝剂，目前在世界各地得到广泛应用[1]。但在实际工作中，EDTA-K₂ 抗凝剂可引起极少数人发生 PLT 聚集，导致血细胞分析仪显示 PLT 计数假性减少和白细胞计数假性升高的现象，即 EDTA 依赖性假性血小板减少症（EDTA-PTCP），国外报道其临床发生率为 0.07%～1.00%，而国内报道为 0.77%，国外有报道 EDTA-PTCP 病例用枸橼酸钠抗凝后，72%的病例还是有 PLT 聚集，但国内对此报道甚少[2]。

【案例总结】

真实检测结果出来后，与患者进行了沟通，让他谨记：不管在任何一家医院做血常规时，抽血时一定要用枸橼酸或肝素的抗凝管，否则血小板结果将会出现假性减少。本案例提醒我们：要保障检验质量，一定要进行复片。

【专家点评】

EDTA 依赖性假性血小板减少症是由使用 EDTA 抗凝全血后血小板聚集而导致仪器检测血小板数量出现假性减少造成的。随着血细胞分析检测技术的发展，仪器分析已基本取代了人工细胞计数，但血小板的检测仍会受到很多因素的干扰。因此，在检验工作中我们必须提高警惕，理解分析仪器上的报警信息，结合血小板的直方图和散点图，进行有效复片，为临床提供准确可靠的检测结果。

【参考文献】

[1] Cohen A M，Gycowitz Z，Mittelman M，et al. The incidence of EDTA-dependent pseudothrombocytopenia in automatic blood analyzers [J]. Haematologia，2000，30（2）：117-121.

[2] 丁邦显，刘思景. 抗凝剂 EDTA-K_2 引起的血小板减少原因分析 [J]. 检验医学与临床，2011，8（19）：2357-2358.

3 冷凝集致红细胞减少分析

作者：张敏（贵州贵航贵阳医院检验科）
点评者：曹政媛（贵州贵航贵阳医院）

【案例经过】

患者，女，78 岁，2017 年 12 月 27 日晚由急诊科以消化道出血收住院。两次血常规的结果见表 1-4。

表 1-4　患者两次血常规结果比较

血常规检查结果	HGB（g/L）	RBC（×10^{12}/L）	HCT（%）	MCV（fl）	MCH（pg）	MCHC（g/L）
第 1 次	59.0	0.22	3.00	136.4	268.20	1967.00
第 2 次	56.0	0.81	9.00	111.1	69.10	622.00

两次血常规结果均显示血红蛋白浓度（HGB 或 Hb）与红细胞计数（RBC）明显不成比例，RBC 相关辅助项目计算值偏高。散点图中报警项目：RBC Agglutination？（红细胞凝集？）、Turbidity/HGB Interf？（脂血干扰血红蛋白？）、RBC Abn Distribution？（红细胞分布异常？）、Macr Anemia？（巨红细胞症？）。发现管壁上有砂粒样血附着，轻轻摇动试管，砂粒样感觉没有消失，推制血涂片；然后将采血管放入 37℃ 水浴箱中温浴，再次推制血涂片，见图 1-5。再做瑞氏-吉姆萨染色，见图 1-6。

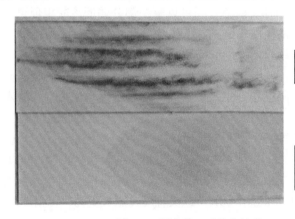

未温浴时推制血涂片

37℃ 水浴箱温浴1h后推制血涂片

图 1-5　温浴前、后的血涂片

温浴 30min 后，RBC 为 1.07×10^{12}/L，平均红细胞体积（MCV）为 103.7fl，平均血红蛋白量（MCH）为 53.3pg，平均血红蛋白浓度（MCHC）为 514.0g/L。

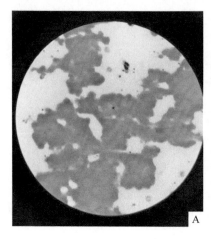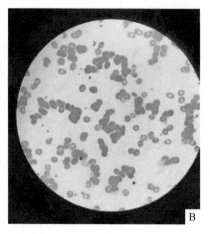

图 1-6　瑞氏-吉姆萨染色（油镜 10×100 倍）

A. 温浴前的血涂片染色后油镜图；B. 37℃水浴箱中温浴 1h 后血涂片染色油镜图

温浴 1h 后，RBC 为 $1.21×10^{12}$/L，MCV 为 101.7fl，MCH 为 47.1pg，MCHC 为 463.0g/L。

该患者后因"2 型糖尿病"收住笔者所在医院内分泌科，其入院第 1 次检查的血常规再次发生 RBC 凝集，RBC 仅为 $0.35×10^{12}$/L。此次，笔者用 37℃生理盐水洗涤的方法去除 RBC 凝集，该方法较前次 37℃水浴血常规采血管法更加有效。洗涤后结果：RBC 上升至 $2.05×10^{12}$/L，基本接近 59g/L 血红蛋白对应的 RBC 值，所以该方法值得推广。

【案例分析】

冷凝集是由冷凝集素导致红细胞在体外或体内发生凝集的现象[1]。当恢复至体温（37℃）条件时，冷凝集现象可解除[2]。但此例标本温浴 30min 后，仍有部分凝集，温浴 1h 后仍未恢复正常，说明适当延长温浴时间可以解决部分弱的冷凝集现象。其他的处理方法：温盐水稀释标本，采用稀释模式检测，尽量减少自身凝集对检测结果的干扰；生理盐水置换血浆法等诸多文献已经报道。

文献报道冷凝集素综合征、淋巴瘤、传染性单核细胞增多症、支原体肺炎、疟疾、流行性感冒等患者存在冷凝集阳性[3]。本例患者为严重的消化道出血，不排除以上疾病，建议进一步检测自身免疫抗体、酸溶血试验、抗球蛋白试验、阵发性睡眠性血红蛋白尿（PNH）检测及血红蛋白电泳等实验室检查进行排查。也可以检测冷凝集素进一步确认是否存在冷凝集。当然一般的冷凝集患者血常规结果中 RBC 与 HGB 明显比例失调，MCH 与 MCHC 异常偏高，因此非常容易识别[4, 5]。当遇到冷凝集素效价不高，在低温时才能明显察觉，仪器有时又未报警时，检验者容易被迷惑。因此，此类轻度冷凝集更为"可怕"，需要格外注意。

【案例总结】

该案例也再一次提示，复片工作无小事。复片可以解答仪器检查出的许多疑难杂症。

【专家点评】

随着检验医学自动化程度不断提高，血细胞分析仪已普遍应用于各级实验室，大大提高了工作效率，缩短了血常规标本周转时间。然而，过分依赖仪器检测结果可能会导致临床误诊、漏诊。实验室必须建立血常规的复检规则，加强检验人员对复片重要性的认识，提高血常规的检验质量，为临床提供更加可靠的检验依据。

【参考文献】

［1］Swiecicki P L，Hegerova L T，Gertz M A. Cold agglutinin disease［J］. Blood，2013，122：114-1121.

［2］范红平，忽胜和. 红细胞冷凝集对全血细胞计数影响分析［J］. 实验与检验医学，2015，33（6）：737-739.

［3］许文荣. 临床血液学检验［M］. 北京：人民卫生出版社，2014：146-147.

［4］顾兵，郑明华，陈兴国. 检验与临床的沟通—案例分析 200 例［M］. 北京：人民卫生出版社，2011：348-349.

［5］张时民. 一例严重冷凝集样本的血常规检验解决方案［J］. 实用检验医师杂志，2011，3：122-124.

4　冷凝集患者引发的思考

作者：朱名超（天门市第一人民医院检验科）
点评者：许正敏（襄阳职业技术学院医学院）

【案例经过】

患者，男，31岁，因"发热、咳嗽4d"入院，患者4d前无明显诱因出现畏寒、发热，体温最高39℃，发热无明显规律，伴咳嗽，咳少许清液痰，食欲缺乏、乏力，无心悸、胸闷、胸痛、气促，否认咯血、呼吸困难，于当地诊所输液治疗3d，具体用药不详，用药后当时可退热，次日再次发热，无好转，且逐渐加重，于2018年1月25日入笔者所在医院就诊，入院检查胸部CT显示肺内感染性病变，左侧胸腔积液，肝内钙化斑。出血热抗体IgG、IgM阴性；流感病毒抗原甲型、乙型阴性；血常规中白细胞计数（WBC）4.33×10^9/L，红细胞计数（RBC）4.13×10^{12}/L，血红蛋白浓度（HGB）134g/L，血小板计数（PLT）244×10^9/L；降钙素原（PCT）0.456ng/ml。入院诊断为肺部感染伴肺旁积液、肺结核。行抗感染、化痰止咳及其他对症支持治疗。于2月4日复查血常规。

2月4日血常规结果：WBC 5.35×10^9/L，RBC 1.85×10^{12}/L，HGB 127g/L，血细胞比容（HCT）19.1%，平均红细胞体积（MCV）103.2fl，平均红细胞血红蛋白含量（MCH）68.6pg，平均红细胞血红蛋白浓度（MCHC）665g/L，PLT 424×10^9/L。该患者血常规RBC、HGB、HCT与MCV、MCH、MCHC相矛盾，查看血样及检测结果，肉眼观察标本有细砂状小颗粒凝集现象；此结果在 XN-9000 血液分析仪上红细胞报警栏提示"RBC Abn Distribution"（红细胞分布异常）、"Dimorphic Population"（双峰红细胞）、"RBC Agglutination？"（红细胞凝集？）、"Turbidity/HGB Interf？"（脂血干扰血红蛋白？），见图 1-7。

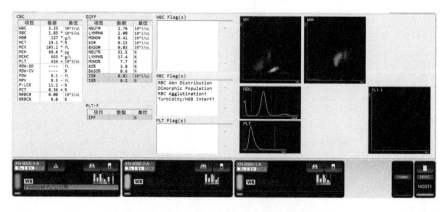

图 1-7　患者首次血常规检验结果截图

根据以上信息初步判断此标本属于红细胞冷凝集。采用温浴法。37℃水浴箱温浴 1h

后检测结果：WBC 5.66×10⁹/L，RBC 2.87×10¹²/L，HGB 124g/L，HCT 28.6%，MCV 99.7fl，MCH 43.2pg，MCHC 434g/L，PLT 434×10⁹/L（图 1-8）。温浴 2h 后：WBC 5.97×10⁹/L，RBC 3.94×10¹²/L，HGB 124g/L，HCT 37.0%，MCV 93.9fl，MCH 31.5pg，MCHC 335g/L，PLT 455×10⁹/L（图 1-9）。血涂片镜检见图 1-10。

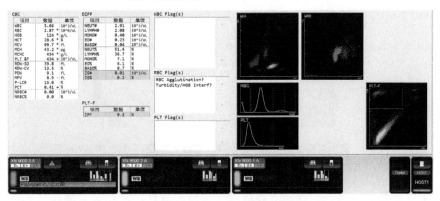

图 1-8　温浴 1h 后复查血常规结果截图

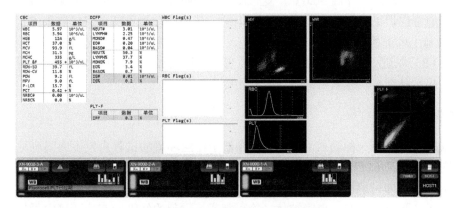

图 1-9　温浴 2h 后复查血常规结果截图

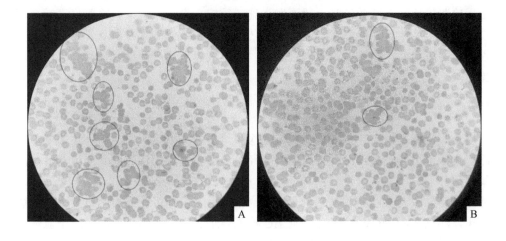

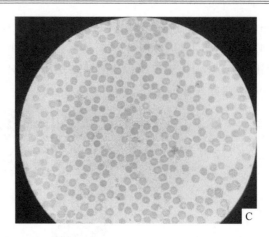

图1-10　镜下红细胞分布情况（瑞氏-吉姆萨染色，油镜 10×100 倍）

A.温浴之前涂片；B.温浴 1h 涂片；C.温浴 2h 涂片

2月7日患者病情稳定，精神、食欲可，诉咳嗽好转，痰较前易咳出，为白色黏痰，无发热、咳嗽、寒战，体温 36.6℃，复查血常规无明显异常，采用降阶梯抗感染治疗，停用头孢哌酮舒巴坦钠，改用哌拉西林舒巴坦钠，其他治疗暂不变，患者胸部 CT 检查结果显示，右肺上叶新增多发斑片状高密度灶，肺结核不排除，拟行结核感染 T 细胞检测（T-SPOT.TB）以进一步确诊。2月14日，患者病情明显好转，T-SPOT.TB 检测结果为有反应性，提示肺结核，患者后续行抗结核治疗。

【案例分析】

红细胞冷凝集是一种当血液离体后，在低于体温环境的试管内发生肉眼可见的凝集现象，当恢复至体温（37℃）条件时，冷凝集现象消失[1]。一般的冷凝集将标本放入 37℃水浴箱温浴 30min 即可解决，但此例标本温浴 1h 仍未能解决，温浴 2h 后，恢复正常，镜下涂片证实了冷凝集的存在。自身抗体（冷凝集素）引起的红细胞在冷环境中凝集成团，冷凝集反应一般出现在 31℃以下，在 0～4℃时最强，红细胞凝集最明显[2]，因此，冬春季最易出现冷凝集病例，低效价时一般不发生临床反应，无临床意义。冷凝集素综合征患者为阳性，效价可达 1：1000 以上。淋巴瘤、传染性单核细胞增多症、支原体肺炎、疟疾、流行性感冒等可引起冷凝集效价继发性增高[3]。本例患者为严重肺部感染，故可出现冷凝集现象。

【案例总结】

一般冷凝集标本温浴 10～30min 即可恢复正常，但本案例样本温浴 2h 才恢复正常，说明冷凝集效价可能较高，同时也得出一个经验，适当延长温浴时间，或可能解决高效价冷凝集现象。

冷凝集易导致 RBC 和 HGB 检测结果相矛盾，因此检验工作人员一定要小心谨慎审核检验结果，注意患者 MCV、MCH、MCHC 检测结果之间的逻辑性，同时对于血液分析仪异常报警信息要引起足够重视，否则将导致无法解释的错误检测结果，误导临床。

【专家点评】

冷凝集现象在日常工作中时常可见，冷凝集素属 IgM 型完全抗体，在低温时可使自身红细胞凝集，在血常规检测中，其常常成为检验结果错误的原因之一，主要影响 RBC、HGB 及 HCT 检测结果，进而导致计算项目 MCV、MCH、MCHC 结果异常。本案例作者根据不同温浴时间来降低冷凝集干扰的经验，为检验工作者提供了冷凝集患者血常规检测的具体方法及分析过程，以减少工作中的差错事故。

【参考文献】

[1] 范红平，忽胜和. 红细胞冷凝集对全血细胞计数影响分析 [J]. 实验与检验医学，2015，33（6）：737-739.

[2] 谭家成，冯霞. MCHC 用于识别和纠正冷凝集干扰血细胞分析结果的价值探讨 [J]. 国际检验医学杂志，2015，36（5）：682-683.

[3] 许文荣，王建中. 临床血液学与检验 [M]. 4 版. 北京：人民卫生出版社，2009：168.

5 红细胞也怕"冷"

作者：邱碧波（湖南省儿童医院检验中心）
点评者：吴燕（兰州大学第一医院）

【案例经过】

寒露过后，天气慢慢转冷。2016年10月25日上午，笔者如往常一样对送来的静脉血进行血常规检测，在对标本编号时发现一个"特殊的标本"，它似有凝块却又不太明显，细心观察发现管壁上附着细砂状凝块（图1-11）。因为笔者早前在输血科遇到过类似的标本，所以怀疑该标本可能存在红细胞冷凝集现象。该标本来自一个1岁的小男孩，诊断为肺炎。该标本上机结果：RBC 2.19×10^{12}/L，HGB 114g/L，MCV 94.1fl，MCHC 553g/L。以上显示RBC与HGB不成比例（一般健康人HGB/RBC约为30：1），MHCH也异常增高。仪器提示：红细胞凝集？混浊/血红蛋白干扰？随后，取标本用生理盐水稀释，涂片镜检，发现红细胞有凝集现象，再将标本置于37℃水浴箱中温浴30min后，管壁上小凝块消失，涂片镜检发现红细胞凝集现象基本消失并可见红细胞碎片（图1-12）。用温浴前的标本制作血涂片，瑞氏染色后镜检发现红细胞呈大片大块凝集（图1-13）。从水浴箱拿出标本后数秒内上机结果如下：RBC 3.63×10^{12}/L，HGB 117g/L，MCV 90.60fl，MCHC 356g/L。RBC相对升高，MCV和MCHC相对降低。由此可见，红细胞出现冷凝集现象严重影响血常规结果。

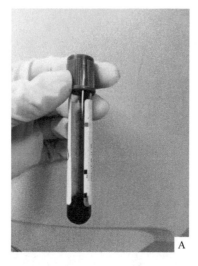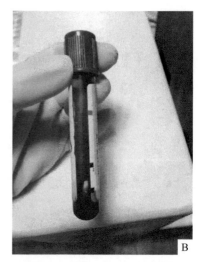

图1-11 标本处理前后的状态

A. 标本处理前可见凝集；B. 标本于37℃水浴箱中温浴30min后凝块消失

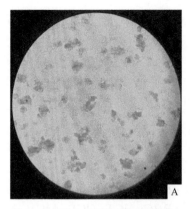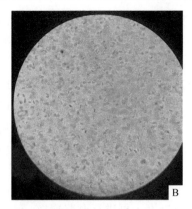

图 1-12 标本处理前后涂片镜检 RBC 状态（生理盐水稀释，×40 倍）

A. 标本处理前镜检 RBC 状态；B. 标本于 37℃水浴箱中温浴 30min 后镜检 RBC 状态

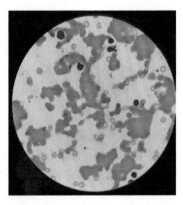

图 1-13 标本处理前涂片染色后镜检 RBC 状态（瑞氏染色，×40 倍）

【案例分析】

1. 红细胞冷凝集现象　关于冷凝集现象，主要是因为机体在某些病理情况下，血清中可产生高效价的冷凝集素，当血液温度低于特定温度（冷凝集阈值温度）时，这种冷凝集素能和机体内的红细胞或 O 型血人的红细胞迅速结合，使红细胞相互凝集成团，即为凝集现象。在 37℃时已凝集的红细胞呈可逆性完全散开。健康人血清中也含有低效价的冷凝集素，但一般不会引起 RBC 凝集。

2. 哪些疾病会出现标本冷凝集　冷凝集大多数出现在支原体感染的患者，研究表明，很多疾病如多发性骨髓瘤、传染性单核细胞增多症、重症贫血、疟疾、巨球蛋白血症、淋巴系统增殖性疾病、自身免疫性疾病、某些病毒感染、癌症、白血病、妊娠等都可能导致冷凝集。在这些情况下，红细胞也可能会怕"冷"。

3. 冷凝集标本的特征　在日常检测中，除了镜下观察到 RBC 有凝集现象，仪器检测出高 MCV 和 MCHC 通常也是仪器受冷凝集影响的特征，但也不能只因为 MCV 和 MCHC 增高即判断为冷凝集，需将标本置于 37℃水浴箱内温浴，若异常现象消失，而 4℃放置后，异常情况再现，有助于做出判断。

4. 标本冷凝集对血常规结果的影响　冷凝集反应一般出现在 31℃以下，在 0～4℃时冷凝集反应最强，红细胞冷凝集最明显。患者血液中冷凝集素增高会不同程度地影响血细胞分析结果，其中，HGB 浓度检测基本不受冷凝集干扰，而红细胞相关参数则严重被干扰。主要表现为 RBC 和 HCT 显著降低，MCV 明显增大，HGB 与 RBC 比例明显异常，MCH 和 MCHC 异常增高（MCHC>380g/L）[1]。另外，因 RBC 破坏较多产生大量的 RBC 碎片，部分 RBC 碎片被血液分析仪误计数为 PLT，引起 RBC 假性降低，PLT 假性增高。全自动血细胞分析仪是利用半导体激光流式细胞计数法进行 WBC 计数，因此在冷凝集素不是很高的情况下 WBC 计数一般不会受到影响[2]。

5. 如何获得准确的冷凝集标本血常规结果　当发现标本出现冷凝集，对标本进行相应处理后检测结果才更接近真实值。对于轻度凝集的标本，可以采用热水浴（37℃，20min）进行纠正；对于高度凝集的标本，可先进行水浴（37℃，20min）然后上机测定标本，可获得 WBC 和 PCT 值，再进行血浆置换，可获得 RBC、HCT、HGB、MCV、MCH 和 MCHC 值[2]，进而为临床提供更为准确的结果。

【案例总结】

在进行血常规检测时应注意血液标本有没有凝块，特别是细砂状凝块最容易被忽视，在审阅结果时应注意 RBC 与 HGB 比例是否恰当，MCH、MCHC 是否异常增高，及时发现冷凝集标本，选择快速有效的方法进行纠正，为临床提供正确有效的检验报告。

【专家点评】

冷凝集现象一般源于体内冷凝集素过高导致血液在体外低温条件下产生的红细胞自凝现象。冷凝集素是一种大分子 IgM 型自身抗体，能在低于 37℃条件下凝集细菌、红细胞等颗粒抗原。其引起的凝集反应温度一般<30℃，其最高效价在 4℃时出现。当温度上升到 37℃时凝集现象消失。

冷凝集现象产生的原因：①支原体感染，支原体肺炎患者感染支原体后第 2 周冷凝素效价为 1：（40～80）或更高，第 4 周达高峰；②一些自身免疫性溶血性贫血患者可能激发支原体肺炎，冷凝集素效价增高，可达数万；③传染性单核细胞增多症、重症贫血、骨髓瘤、腮腺炎等疾病也可有阳性反应；④其他。

对血常规分析结果的影响：主要表现在 RBC、HGB、HCT 三者明显不成比例，RBC、HCT 假性降低，并由此造成 MCH 和 MCHC 值异常增高。MCHC 复检条件：≥参考范围上限 20g/L。复检要求：检查标本有脂血、溶血、RBC 凝集及球形红细胞。

处理方法：37℃温浴 20min，快速上机检测；温盐水或 EPK 稀释标本，采用稀释模式检测，尽量减少自身凝集对检测结果的干扰；生理盐水置换血浆法。

此外，还需要及时与临床沟通：①发生冷凝集现象的可能原因；②结合临床症状建议做相应的检查。

【参考文献】

[1] 谭家成，冯霞. MCHC 用于识别和纠正冷凝集干扰血细胞分析结果的价值探讨 [J]. 国际检验医学杂志，2015，36（5）：682-683.

[2] 梁培松，王结珍，张秀明. 冷凝集对血常规检测结果的影响及消除方法探讨 [J]. 国际检验医学杂志，2014，35（8）：1055-1056.

6 血常规中"双观"检查的应用体会

作者：杨佳锦（中南大学湘雅二医院检验科）
点评者：陈雪礼（九江市第一人民医院）

血常规的"双观"检查及风险管理是中国人民解放军总医院乐家新教授对如何做好血常规审核工作的经典概括。何谓"双观"，即宏观和微观，宏观指审核者需要从患者本身、结果的历史对照、仪器图形及报警信息、标本和仪器状态、血片制作好坏及细胞分布这些方面把握问题方向，然后在微观方面观察具体细胞的大小及形态、明确具体原因。下文分享一个案例，并结合"双观"检查谈谈体会。

【案例经过】

在审核血常规时发现 1 例诊断为"脊髓压迫症"的患者出现异常的血小板计数升高，该患者血小板近期一直在 $50×10^9/L$ 左右波动，可这次的血常规结果中血小板高达 $225×10^9/L$。这是什么原因呢？是输注了血小板？药物引起的升高？还是其他原因呢？

【案例分析】

遇到这种情况应该首先复查标本以避免偶然的检测误差，本案例复查结果无明显的变化。查看血小板直方图，提示有血小板分布异常，同时触发了血小板差值检验规则。直接推片检查，镜下血小板数目并不多且散在分布，估计在 $40×10^9/L$，这明显与原始结果不符。此时笔者还注意到本案例同时检测了网织红细胞，而网织红细胞通道中的光学法血小板（PLT-O）结果为 $160×10^9/L$。在网织红细胞检测通道中，由于血小板与网织红细胞都残存一部分 RNA，因此都可以与荧光染料结合，然后根据侧向荧光（SFL）和代表细胞大小的前向散射光（FSC）区分两者。而小的成熟红细胞及红细胞碎片均不含有 RNA，所以不会对 PLT-O 结果产生干扰[1, 2]。正因为 PLT-O 相比阻抗法 PLT（PLT-I）更具有特异性，在没有血小板聚集的情况下，通常检验人员都会相信 PLT-O 计数结果并按该结果发报告。

正当笔者也在这么认为时，笔者突然注意到 PLT-O 通道的散点图中血小板群的分布有明显的异常（图 1-14）。笔者带着疑问用荧光法 PLT（PLT-F）通道又复查了一次，结果让人意外，其计数值为 $58×10^9/L$，明显低于 PLT-I 和 PLT-O 的结果，而与镜下估计的 PLT 数和既往结果接近。根据特异性更强的 PLT-F 结果[3]、镜下估计 PLT 数及以往的经验，初步判断极有可能是血小板假性升高。那么导致血小板假性升高的原因是什么呢？PLT-F 通道的结果真的可信吗？

这时笔者还注意到，其实 PLT-F 通道的散点图也有明显的异常，在红细胞群的下方出现了许多异常密集的散点，见图 1-15。而该区域的散点通常表示碎片，于是又返回去仔细查看血涂片，果然在多个视野中看到了红细胞碎片，见图 1-16 中箭头。

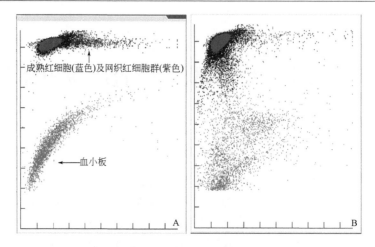

图 1-14　正常 PLT-O 散点图（A）和本案例 PLT-O 散点图（B）

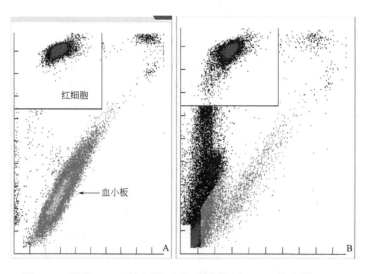

图 1-15　正常 PLT-F 散点图（A）和本案例 PLT-F 散点图（B）

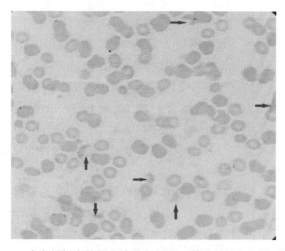

图 1-16　本案例标本外周血涂片红细胞（箭头处为红细胞碎片）

这些红细胞碎片应该就是导致血小板假性升高的原因，那这些碎片又从何而来呢？大家可千万不要低估这些红细胞碎片，要知道血液中红细胞碎片增多常常与一些非常严重的疾病相关，如弥散性血管内凝血（DIC）、血栓性血小板减少性紫癜、溶血尿毒症综合征；其也可以反映人工瓣膜置换术是否成功。当然除了病理因素，还应该考虑标本因素。笔者还发现静置后的标本有严重的溶血，于是询问并了解到当时确实存在采血不畅的情况，同时要求重新抽血。重新抽血后上机检测，其阻抗法结果为 $48×10^9/L$，静置后上层清亮，至此 1 例由标本溶血导致的假性血小板增高被侦破。

【案例总结】

血常规标本不同于生化血清标本，容易被忽视一些不易察觉的标本本身存在的干扰情况。此外，虽然现在的血液分析仪越来越先进，但始终存在一定的局限性。因此更需要在审核报告时，不能只关注报告上的数字，要有"双观"意识，做到"眼中有图形，镜下有细胞，心中有患者"。在宏观上，血小板假性增高通常比降低更有迷惑性，如果这次没有注意仪器报警和血小板异常图形，没有注意到既往历史结果或者 PLT-O 散点图的异常，那错误的报告可能就被发出。在微观上，假如在镜检当时就观察到了这些碎片，那可能早就明白假性增高的原因了。

【专家点评】

有人说，爱钻研的检验医师也是一位工程师。作者对该科室的血液分析仪原理较为熟悉，能及时通过宏观和微观的"双观"思路查找和分析血小板假性增高的原因。

引起血小板假性增高的原因有很多：①某些溶血性疾病患者血液中较多的红细胞碎片会干扰血小板计数而导致误差；②慢性粒细胞白血病患者经过治疗后，血液中会出现大量细胞碎片，这些碎片也给血小板计数带来干扰，使得血小板假性升高；③患者输入脂肪乳过程中或之后立即抽血进行血常规检查，由于乳糜颗粒未被及时吸收和代谢，而被仪器误认为血小板而出现假性升高等。这需要通过显微镜下形态学进行复检，根据血小板、红细胞、白细胞形态加以鉴别和纠正，这样发出的报告才准确可靠。

【参考文献】

[1] 李琳，何超，张磊，等.不同方法检测血小板的准确性探讨 [J].国际检验医学杂志，2016，37（5）：697-698.

[2] 曾婷婷，左成华，郭曼英，等.光学法血小板计数作为低血小板标本复检方法的可行性研究 [J].现代检验医学杂志，2007，6：39-41.

[3] 崔晓阳，冯春颜，朱彩云，等.血液分析仪新型荧光血小板计数法的基本性能评价 [J].中国医学装备，2016，13（1）：70-74.

7 镜检确认嗜酸性粒细胞假性增高

作者：曾晓嫚（广东三九脑科医院检验科）
点评者：田英（甘肃省肿瘤医院）

嗜酸性粒细胞增高有很多临床意义，生理性变化常见于劳动、寒冷、饥饿、精神刺激等；病理性变化常见于超敏反应性疾病、寄生虫病、某些皮肤病等。在实际工作中，仪器分类嗜酸性粒细胞比率增高就一定准确吗？

【案例经过】

某天中午，笔者值班，收到一批来自重症监护病房（ICU）的急查标本，笔者先把血常规样品全部在全自动血液分析仪 Sysmex XN-1000 上机操作，审核报告时，发现一例患者的白细胞和嗜酸性粒细胞计数异常增高，白细胞 32.90×10^9/L，嗜酸性粒细胞比率 34.7%，中性粒细胞比率 55.4%，淋巴细胞比率 2.6%，单核细胞比率 7.0%，嗜碱性粒细胞比率 0.3%，标本的实验室检查结果提示白细胞散点图异常、中性粒细胞增高、单核细胞增高、嗜酸性粒细胞增高等，见图 1-17。

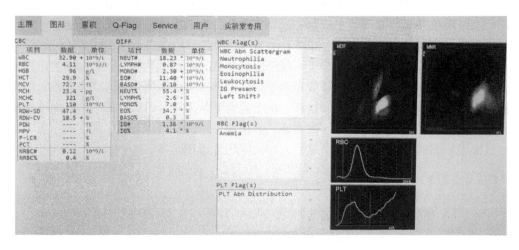

图 1-17 Sysmex XN-1000 报警提示与散点图

看到这样异常的白细胞散点图，笔者先检查仪器状态（试剂、试剂管道的状态），并检查标本状态，一切都正常，然后笔者推了两张血涂片，行瑞氏-吉姆萨染色镜检。显微镜下并未见嗜酸性粒细胞，而观察到白细胞异常，见图 1-18、图 1-19。

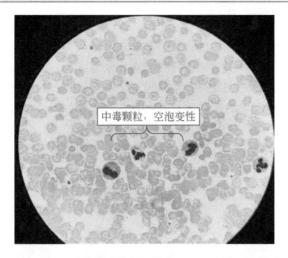

图 1-18　EDTA-K$_2$抗凝血常规（油镜 10×100 倍，血涂片 1）

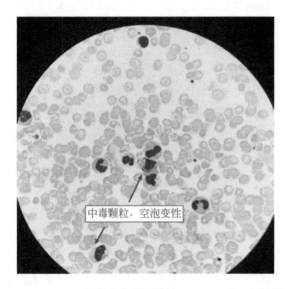

图 1-19　EDTA-K$_2$抗凝血常规（油镜 10×100 倍，血涂片 2）

　　镜检白细胞计数升高，镜检嗜酸性粒细胞为零，仪器分类嗜酸性粒细胞为 34.7%，显微镜下白细胞分类与仪器分类不一致，以显微镜下结果为准。显微镜下白细胞分类为中性分叶核粒细胞比率 64%、淋巴细胞比率 3%、单核细胞比率 7%、中幼粒细胞比率 1%、晚幼粒细胞比率 4%、杆状核粒细胞比率 21%。镜下发现部分中性粒细胞胞质颗粒较粗，有中毒颗粒及空泡变性，个别单核细胞出现空泡变性；镜下易见靶形红细胞，以及一些细胞碎片。

【案例分析】

　　Sysmex XN-1000 使用半导体激光的流式细胞术分析与核酸染色法，使用半导体激光的流式细胞术中，分析以波长 633nm 激光照射细胞所得到的前向散射光（FSC）、侧向散射光（SSC）、侧向荧光（SFL），将细胞进行计数和分类。两种散射光（FSC、SSC）反映细胞表面构造、粒子形状、核形态、折射率和反射率等，一般情况下，细胞越大，FSC 信号就越强，细胞内部构造越复杂，SSC 信号也越强。另外，SFL 主要反映核酸和细胞小器官的种类和多寡。针对这 3 种信号，运用独创性的数字技术和演算法，将白细胞、有核红细胞、网织红细胞、血小板进行分类和计数，同时检出异常细胞和幼稚细胞。镜检未见嗜酸性粒细胞，而仪器分析嗜酸性粒细胞为 34.7%，因为中性中毒颗粒会改变 SSC 信号，干扰嗜酸性粒细胞的结果，所以仪器把中性中毒颗粒分析成嗜酸性粒细胞，造成中性粒细胞区域与嗜酸性粒细胞区域重合，导致仪器分析出嗜酸性粒细胞比例"升高"。

患者外周血涂片出现较多中毒颗粒与空泡变性，常见于严重化脓性感染及大面积烧伤等[1]，患者白细胞（32.90×10⁹/L）明显升高，白细胞分类中中性粒细胞比率为 90%（升高），杆状核粒细胞比率为 21%（升高），淋巴细胞比率为 3%（降低），并出现晚幼粒细胞、中幼粒细胞，且伴有中毒颗粒、空泡变性的毒性变化，提示核左移，常见于急性化脓性感染；结合 PCT 18.56ng/ml（升高），CRP 15.09mg/dl（升高），再次确诊该患者存在严重感染。

白细胞明显升高常见于急性感染、严重的组织损伤、急性内出血、白血病等情况[2]，此时嗜酸性粒细胞会显著减少甚至完全消失，且持续时间较长，所以对于仪器分析显示白细胞明显升高的同时嗜酸性粒细胞也显著增高时，应怀疑到底是真性升高还是假性升高。

【案例总结】

嗜酸性粒细胞升高常见于寄生虫感染、超敏反应等，临床发现嗜酸性粒细胞升高时不可掉以轻心。本案例中由于中毒颗粒的干扰，白细胞分类受影响，嗜酸性粒细胞比率假性升高。仪器分类不一定准确，会受标本状态或仪器分类通道影响，若检验人员不认真分析，只是简单地做备注发给临床，这样不仅会给临床医师带来疑惑，而且可能会掩盖患者病情，影响治疗，后果不堪设想。因此，笔者深刻地认识到镜检才是检验的"金标准"。

【专家点评】

随着临床检验的飞速发展，检验人员对全自动血液分析仪越来越依赖，而对仪器的分析原理与性能往往缺乏深入的了解，甚至不看散点图，或不会分析散点图。本文中我们看到作者利用自身分析散点图与血液形态学的丰富经验，识别了 1 例自动化分析仪将白细胞中毒颗粒、空泡变性误认为嗜酸性粒细胞的案例，用事实进一步证实显微镜检查能直接清楚地观察到血细胞的形态与分布，结果真实可靠，也是最直接、最有效、最具诊断价值的诊断手段，是血液分析中不可缺少的"金标准"，我们要重视显微镜检查。同时，在自动化血液分析中，要科学、合理地制定复检规则，并严格遵守。同时要提升显微镜血液形态学检查的技能，掌握分析散点图的能力。

【参考文献】

[1] 卢志贤，王亚萍，谢敏瑚. VEGF-C、COX-2、Cath-D 在 MDS 患者血清中的表达及意义 [J]. 中国实验诊断学，2015，19（5）：780-782.

[2] 中华人民共和国卫生部医政司. 全国临床检验操作规程 [M]. 3 版. 南京：东南大学出版社，2006：13.

8 未识别有核红细胞分析

作者：杨佳锦（中南大学湘雅二医院检验科）
点评者：赵俊伟（郑州大学第一附属医院）

【案例经过】

中班时笔者收到 1 例血液科门诊患者的血常规标本，此标本在 XE-5000 血液分析仪上的检测结果中出现了有核红细胞等多项报警提示信息。根据复检规则，予以镜检复核。镜检可见大量有核红细胞，并易见原始幼稚细胞及中性粒细胞，而淋巴细胞少见。但仪器结果中淋巴细胞却高达 70%，经分析是由于这台 XE-5000 仪器未开通有核红细胞检测通道，误将有核红细胞记为淋巴细胞所致[1]。

Sysmex XN 系列血细胞分析仪在全血细胞计数通道可自动识别有核红细胞，并重新校正白细胞计数和分类[2]。因此笔者习惯使用 XN 系列血细胞分析仪处理此类标本，再与手工结果进行比对，以便验证结果。XN（A）机检测结果见图 1-20，有核红细胞计数为 0，复查结果一致。难道镜下看到的不是有核红细胞吗？带着疑问，将标本在另一台 XN（B）机上进行了检测，结果见图 1-20B，该机识别出大量有核红细胞。与 XN（B）的 WNR 通道散点图中代表有核红细胞的紫红色散点比较，XN（A）其实已将有核红细胞群分出（图 1-20A 圈内），但因未知原因并未将该群细胞识别为有核红细胞。

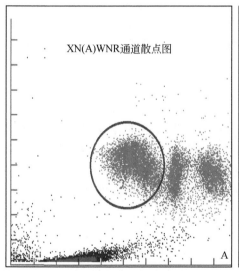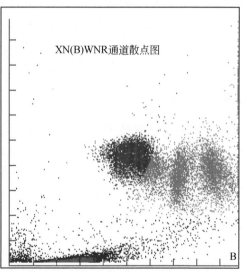

图 1-20　XN（A）与 XN（B）WNR 通道散点图比较

A. XN（A）机检测；B. XN（B）机检测

【案例分析】

出现有核红细胞未识别是 XN（A）机出现故障了吗？但其他标本都能检出有核红细胞且质量控制也没有问题。如果是一次偶然误差，那为何复查还是不能检出有核红细胞呢？

两台仪器属于同一机型，平时在有核红细胞检测方面无明显区别。这说明两台仪器有某种隐性差异，而这种差异只有在检测具有某种特质标本时才表现出来。那本例标本与其他普通标本区别在哪里呢？既然是有核红细胞无法检出，那应该是它的质或量有异常。如果是有核红细胞量多导致，那 XN（A）机既往也处理过比本例有核红细胞更多的标本，但都没有出现无法识别的现象。那质呢？单从涂片来看，有核红细胞比较典型，胞核和胞质没有特殊异常。那是否存在非肉眼所能察觉的异常呢？外周血中与有核红细胞关系最密切的当属网织红细胞，于是检测了网织红细胞。看到网织红细胞结果时，一项结果引起了笔者的注意，那就是未成熟网织红细胞比例竟然高达 60%，远超过正常上限（10%）。现代血细胞分析仪可根据网织红细胞内残余核糖核酸含量从少到多将其分为弱荧光、中等荧光和强荧光网织红细胞，其中中等荧光与强荧光网织红细胞统称为未成熟网织红细胞[3]。为了验证这个发现是否有意义，笔者查到了上个月发生同样情况的另一个样本结果，未成熟网织红细胞比例居然达到了 70%。

调查到这里似乎找到了一点线索，如果高比例的未成熟网织红细胞是诱因，那它是如何干扰 XN（A）机检测的呢？对此笔者有以下推测：镜下这些有核红细胞虽然无外在异常，但内部较平时所见的有核红细胞存在更加丰富的核酸物质。而 WNR 通道中区分有核红细胞与白细胞群的原理就在于两者的荧光强度不同。对于血细胞分类，仪器内部对每种细胞的信号强度都有相应的设定范围[4]。该范围（又称散点图灵敏度）通常在校准时得到，每台仪器会略有不同，但均在厂家的规定之内。据此笔者认为 XN（A）机与 XN（B）机的差异就在于两者 WNR 通道设定的有核红细胞检出灵敏度略有区别。两台仪器一般情况下的检测结果相同，而只有在有核红细胞与白细胞群荧光强度区别不大时，灵敏度稍低的XN（A）机就表现出有核红细胞无法识别。

【案例总结】

随着血细胞分析仪技术的发展，其检测的准确性也越来越高，但限于方法学的局限性，始终会受到一些干扰因素的影响。因此做好血常规检测工作，需要具备的最基本的素质就是严格遵循复检规则及了解仪器性能和图形报警信息。复检规则是确保阳性结果不被漏检的重要保证，而学会分析仪器图形及报警信息则能为结果的解释提供必要的依据。

【专家点评】

血常规看似普通，但其结果正确与否在临床工作中关系重大。过度依靠自动化分析仪，忽视手工血涂片镜检，势必会造成部分病例漏诊、漏报等情况，影响临床诊疗。本案例从Sysmex XN 系列血细胞分析仪未识别有核红细胞，深入探索两台血细胞分析仪在检测血液标本之间的差别，通过镜检发现问题，并对血细胞分析仪中的参数设置问题进行了认真分析，为临床检验工作提供了宝贵的经验和建议。本文作者从 2 例类似的标本结果总结规律，不断挖掘并寻找问题根本原因的精神值得每位检验人员学习。

【参考文献】

[1] 莫筠，陈俭荣，李新亮，等. Sysmex XT-4000i 血细胞分析仪在新生儿白细胞计数及分类中的应用评价 [J]. 国际检验医学杂志，2015，36（4）：496-497.

[2] 顾梅秀，孟志民，唐文佳，等. SYSMEX XN-9000 全自动血液分析仪有核红细胞镜检规则的建立与评价 [J]. 检验医学，2017，32（6）：531-534.

[3] 张时民，李晓京. 网织红细胞检测技术的进展和临床应用 [J]. 中国医疗器械信息，2007，13（6）：15-23.

[4] 王侃. 浅析五分类血球仪的计数及分类原理 [J]. 医疗装备，2010，23（1）：47-48.

9 儿童血小板异常升高

作者：吴志丹（江苏省江阴市人民医院检验科）
点评者：毛红丽（郑州大学第一附属医院）

在日常临床检验工作中，血常规是最普通的基础检验项目。一张完整的血常规报告包含 20 个指标，其中最引人关注的主要是白细胞、红细胞及血小板。对于血小板这个检测指标，如果检测结果偏低，首先要检查标本是否凝集，第一时间排除由标本因素导致的假性降低；但是对于血小板数值升高，往往不会引起检验人员，甚至临床医师深入的思考。曾遇到 1 例血小板异常升高的病例，与大家共同探讨。

【案例经过】

患儿，女，7 月龄，于 10 余天前无明显诱因出现咳嗽，初为单声咳，逐渐加剧呈阵发性连声咳，有痰，不易咳出，伴发热，体温 38.0℃左右，伴鼻塞、流清涕，声音嘶哑明显，稍气急。至外院先后给予"拉氧头孢、五水头孢唑林钠、头孢地嗪、氢化可的松、甲泼尼龙"等输液治疗及"特布他林、布地奈德"雾化吸入，6d 退热，咳嗽减轻，遂改服中药。2d 前再次出现发热，热峰 39.0℃，咳嗽加重，气喘伴气急，于 2018 年 2 月 12 日入住笔者所在医院。入院查血常规：WBC 12.38×10^9/L，N% 88.1，L% 7.4，PLT 358×10^9/L；CRP 44.4mg/L。给予哌拉西林钠他唑巴坦钠+阿奇霉素抗感染，甲泼尼龙抗炎平喘，氨溴索化痰，异丙托溴铵、布地奈德等治疗，完善各项检查。随后几天，检查报告中异常结果如下：流感病毒 A 阳性，乳酸脱氢酶 459IU/L，羟丁酸 328IU/L，碱性磷酸酶 176IU/L。补充检查心肌肌钙蛋白 I（cTnI）阴性，肺炎支原体抗体阴性，结核抗体阴性。2 月 14 日加用奥司他韦抗病毒。2 月 19 日查血常规显示 WBC 17.67×10^9/L，N% 30.8，L% 57.4，PLT 1279×10^9/L；CRP 4.2mg/L，改为头孢哌酮舒巴坦+阿奇霉素抗感染。血细胞直方图及外周血涂片染色镜检见图 1-21～图 1-23。

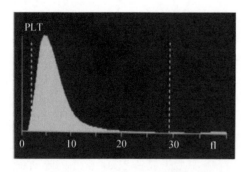 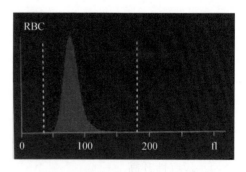

图 1-21 血小板（PLT）直方图 　　图 1-22 红细胞（RBC）直方图

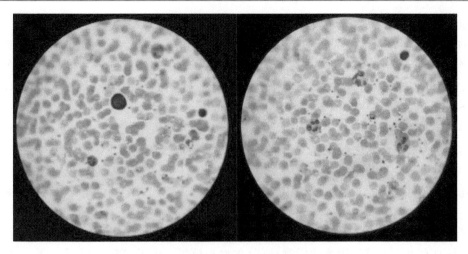

图 1-23　血小板分布情况（油镜 10×100 倍）

2 月 22 日，复查血常规显示 WBC 11.24×10⁹/L，N% 62.5，L% 26.9，PLT 941×10⁹/L；CRP<1.0mg/L。2 月 23 日，患者无发热，偶有轻咳，无气喘、气急，神志清，精神可，办理出院，出院诊断为支气管肺炎。2 月 26 日，该患者来门诊复查，WBC 6.54×10⁹/L，N% 23.7，L% 66.2，PLT 608×10⁹/L，CRP<1.0mg/L。

【案例分析】

该患儿住院期间检测末梢血常规 3 次，第 2 次血小板结果较首次异常升高。临床医师分析考虑为感染引起的血管内皮损伤诱导血小板激活、释放，加用了双嘧达莫抗凝治疗。部分检测数据见表 1-5。

表 1-5　血常规和 CRP 检查结果

日期	WBC（×10⁹/L）	N%	L%	RBC（×10¹²/L）	PLT（×10⁹/L）	MPV（fl）	CRP（mg/L）
2 月 12 日	12.38	88.1	7.4	3.77	358	8.0	44.4
2 月 19 日	17.67	30.8	57.4	4.43	1279	6.0	4.2
2 月 22 日	11.24	62.5	26.9	3.57	941	6.1	<1.0
2 月 26 日	6.54	23.7	66.2	3.65	608	6.8	<1.0

分析此血小板升高的案例，首先判断该案例血小板是假性升高还是真性升高。导致血小板假性升高的原因不多，主要是小红细胞、细胞碎片的干扰。BC-5300 全自动血细胞分析仪利用双向立体后漩流阻抗法原理，根据不同颗粒体积大小产生的脉冲信号不同来检测 RBC/PLT，小红细胞和细胞碎片的确会影响血小板计数，但是红细胞、血小板直方图正常，可以排除干扰因素的存在。根据油镜下每视野见到 1 个血小板相当于血小板计数×10¹⁰/L 的估计原则，且红细胞形态正常，未见细胞碎片，因此可以判断仪器检测的数据是可信的，该患者血小板真性升高。

目前，越来越多的研究认为血小板和炎症反应相关，血小板及其产物直接或间接地参与炎症反应的发生、发展过程，甚至参与炎症反应综合征。

该案例有较多的感染性炎症证据：7 月龄的婴儿白细胞分类应该以淋巴细胞占优势，

淋巴细胞约占 60%，该患者 2 月 12 日血常规 N%为 88.1，L%为 7.4，比例严重倒置，且 CRP 44.4mg/L，体温 38℃以上，PLT 358×10^9/L。此外，7 月龄的婴儿，免疫球蛋白（Ig）的水平远未达到成年人的水平，出生后第 3 个月 IgG 开始合成，3～5 岁才接近成年人的水平，但是该患儿免疫球蛋白检测结果为 IgG 13.4g/L（参考范围 7.0～16.0g/L）、IgA 0.72g/L（参考范围 0.7～4.0g/L）、IgM 0.97g/L（参考范围 0.40～2.30g/L），实际水平均在增加，尤其是 IgG。IgG 在抗感染中起到主力军的作用，能够促进单核巨噬细胞的吞噬作用，中和细菌毒素的毒性，结合病毒抗原使病毒失去感染宿主细胞的能力。免疫球蛋白升高也说明该患儿受到微生物侵袭，刺激机体免疫系统活化，激活大量淋巴细胞，合成免疫球蛋白。以上证据有力证明该患儿为细菌性感染。加上流感病毒 A 阳性，说明该患儿为细菌性感染合并流感病毒 A 感染。

研究表明，血小板在炎症中发挥重要的作用。血小板被血小板活化因子激活后，能够释放多种具有炎症调节作用的化学激动剂，如血小板第 4 因子（PF4）、血栓环蛋白（β-TG）、巨噬细胞炎症蛋白（MIP-1α）等；血小板微粒可以活化内皮细胞和单核细胞，促进跨细胞间传递的趋化因子及调节激活正常 T 细胞表达和分泌的细胞因子两者之间的相互作用；活化的血小板产生的可溶性 CD40L 能通过激活粒细胞、内皮细胞、淋巴细胞等诱导产生促炎因子，参与肺损伤的形成和血管相关炎性损伤[1, 2]。此外，血小板还能增强中性粒细胞产生活性氧的能力，参与炎症反应等。

【案例总结】

综上分析，本案例血小板升高是因为机体受到炎症因子的刺激，血小板被大量激活并释放大量的细胞因子，参与宿主抗感染防御过程。在抗感染的过程中，首先粒细胞在骨髓中成熟后被释放到外周血循环，一半随血液循环进入循环池，另一半附着在小静脉或毛细血管壁上形成边缘池，在机体受到微生物侵袭时，边缘池的粒细胞可以迅速补充到循环池，所以白细胞及中性粒细胞能在短期内迅速增多；而血小板的生成必须由骨髓中的巨核细胞定向分化、成熟产生，但是其寿命为 7～14d，而粒细胞的平均寿命只有 6.3h，所以血小板升高较晚但持续时间较长。回顾性分析发现，笔者所在医院儿科门诊患者血常规检测血小板大多在正常范围内，住院患者中血小板升高比例较高，且大多为下呼吸道感染患者，病症较门诊患者严重。而本案例中血小板异常升高，笔者分析与该患者病情重、病程长（从发病到出院超过 3 周）有关，另外与患者个体差异有关系。有文献报道，随着儿童全身炎症反应综合征病情加重，血小板逐渐降低[3]。所以，血小板在感染性疾病中应激性升高可以有效增强宿主抗感染防御能力。

【专家点评】

本文以住院患者随着治疗进行及疾病发展血小板异常增高的实例为切入点，分析了血小板数量和炎症反应之间的关系，探讨了血小板及其产物直接或间接地参与炎症反应发生、发展过程的可能机制，引导检验人员在审核报告单时注意结合机体病理生理反应，正确判断检验结果的可能性、合理性。

【参考文献】

[1] 龚天美，张咏梅，汪磊，等. 血清降钙素原、C反应蛋白及血小板检测对脓毒症诊断及预后判断的临床意义 [J]. 国际检验医学杂志，2017，38（7）：999-1001.

[2] 张艺，谢雄. 血小板计数对小儿肺炎炎症反应及病情严重程度的评价 [J]. 国际儿科学杂志，2016，43（9）：735-737.

[3] 陈珵，徐侃. 血小板在炎症反应中作用的研究进展 [J]. 海南医学，2017，28（4）：623-626.

10　重度血小板减少的侦探之路

作者：杨佳锦（中南大学湘雅二医院检验科）
点评者：李冠霖（郑州大学第一附属医院）

【案例经过】

某日审核血常规结果时，笔者发现一例拟诊为"血小板减少症"的血液科门诊患者的报告，结果显示中度贫血伴血小板重度减少（16×10⁹/L）。其实该患者前 1 天就已经检查了血常规，当时血小板只有9×10⁹/L，同时报告中备注了镜检确认和复查。看到前 1 天才复核确认过的结果，笔者正准备直接审核发出时，突然发现这次报告有不太一样的地方，这次还检查了网织红细胞（Ret）比率，其结果高达 13.2%。难道存在溶血？于是笔者查看了其他检查结果，发现乳酸脱氢酶和间接胆红素确实明显升高，符合溶血表现。就在这时疑惑涌上心头，血小板降低与溶血有关吗？

【案例分析】

笔者再次推片镜检，这一次除了观察血小板以外还特别关注了红细胞的形态（自身免疫性溶血性贫血中常可见球形红细胞），令人意外的是，在多个视野中均发现了裂片红细胞（图 1-24 中已圈出）。

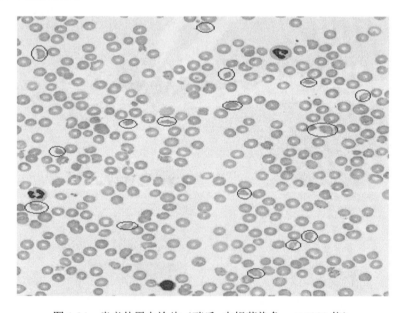

图 1-24　患者外周血涂片（瑞氏-吉姆萨染色，×1000 倍）

笔者怀疑这是采血过程不顺利引起溶血导致的。该标本外观清亮，且间接胆红素比例＞80%，因此体内发生溶血的可能性很大。通过以上信息笔者怀疑"血栓性血小板减少性紫癜（TTP）"。TTP 是一种非常严重的疾病，致死率高达 90%，但如果及时采用血浆置换进行治疗，生存率可达 80% 以上[1]。于是笔者便备注了"红细胞碎片明显增多"，希望能引起临床医师的注意。

第 2 天上午，笔者再次审到该患者的报告，结果与之前差别不大，也再次确认了碎片红细胞的存在。此次患者住在急诊留观区，笔者便去了解该患者的情况。见到一位年轻的管床医师，他说这是一个乏力伴皮肤黏膜黄染半个月的患者，目前根据已有结果主要考虑 Evans 综合征，即免疫性溶血伴血小板减少。听完临床医师的描述，为了确认医师已经知道有红细胞碎片，笔者强调了自己的发现。然而医师认为这并没有什么特别，毕竟患者存在溶血的情况。笔者这才意识到部分临床医师其实并没有充分认识碎片红细胞，他们简单地理解为溶血就是有红细胞破坏，就会产生碎片。这也难怪，在自动化检查普及的今天，越来越多的手工项目被某些年轻的临床医师逐渐遗忘，他们对碎片红细胞的认识可能只停留在书本上，缺乏更加直观的理解。其实大部分自身免疫性溶血疾病中，由于被抗体致敏的红细胞是在脾脏被破坏的[1]，因此外周血不会出现太多的碎片样红细胞，主要还是以球形红细胞为主。本例患者外周血中碎片红细胞明显增多，但球形红细胞少见，应考虑血栓性微血管病变，如 TTP 等。听完笔者的叙述，医师想起该患者曾出现一过性胡言乱语的精神错乱症状，再结合已有的血小板减少及微血管病性溶血，符合典型的 TTP 三联征。而且患者还有发热症状，如再加上肾损伤，就是非常经典的 TTP 五联征了。但患者目前肾功能检查正常，难道这就说明没有肾损伤了吗？其实肾损伤不等于肾功能不全，前者不一定有肌酐升高。于是笔者建议加做尿常规，结果隐血 3+，镜下血尿伴有尿蛋白 1.0g/L（2+），符合 TTP 的肾损伤特点。得到这样的结果后，急诊科立马请血液科会诊，同样考虑 TTP，将该患者立即收入院进行血浆置换。

【案例总结】

TTP 是一种罕见的弥散性血栓性微血管病，其发病机制为患者血管性血友病因子裂解蛋白酶（vWF-cp，又称 ADAMTS13）活性缺乏或下降，使超大分子血管性血友病因子（vWF）不能正常被降解，从而促使血小板黏附和聚集，在微血管内形成广泛的血小板血栓，引起出血和受累组织器官损伤或功能障碍[1]。临床上以典型的三联征多见，即微血管病性溶血（碎片红细胞＞2%）、血小板减少、神经系统损害；若同时伴有发热和肾损伤则为 TTP 经典的五联征。治疗手段以血浆置换为主且最为有效，而禁忌输注血小板以免加重血栓形成。

TTP 的诊断不具有特异性，临床主要以特征性的五联征表现作为诊断依据。其中抗球蛋白试验（Coombs 试验）阴性的微血管病性溶血性贫血和血小板减少是诊断 TTP 的基本条件[1]。ADAMTS13 活性下降有助于诊断，但检测标准和方法尚不完善，且对 TTP 诊断的特异性和敏感性未完全明确[2]，因此使用得并不多。TTP 常需与 Evans 综合征相鉴别，后者 Coombs 试验阳性，但 Coombs 试验阳性也不能完全排除 TTP，需结合临床表现和其他检查综合判断。碎片红细胞除了会在 TTP 中增多外，也可以出现于溶血尿毒症综合征（HUS）、DIC 和 HELLP 综合征。其中 HUS 常见于儿童，可有溶血性贫血和血小板减少，但以急性肾损伤为主而非中枢神经损害。由于 HUS 与 TTP 在临床症状上多有重叠，有时难以区分，但发病本质和治疗手段相同，因此认为可以在实际诊疗中不区分两者，而合称TTP-HUS 综合征。DIC 常在感染、肿瘤及创伤等原发病基础上发生，造成凝血功能失衡，凝血因子消耗和纤溶亢进，进而出现微循环衰竭。而 TTP 可无明显诱因，以血管及血小板功能紊乱为发病机制，对凝血因子影响不大，凝血功能基本正常，只有纤维蛋白降解产物升高。HELLP 综合征是妊娠高血压综合征的一种严重并发症，从其名称中可以看出其特点包括溶血性贫血（hemolysis）、肝酶升高（elevated liver enzyme）和血小板减少（low platelets）。此病与 TTP 较难鉴别，因为妊娠同样是 TTP 常见的诱因之一，两者表现相近，虽然 HELLP 综合征以肝损伤为主，并有肝酶升高，但应该排除其他可引起肝损伤的因素。虽然 HELLP 综合征以激素加对症治疗为治疗手段，但指南推荐在两者无法鉴别的情况下，可先采取血浆置换[3]。血常规作为最基础也是报告最快速的检查，如果能够及时发现具有特征性的细胞成分如原始细胞、淋巴瘤细胞及碎片红细胞等都将对患者的诊断和治疗提供非常大的帮助。

【专家点评】

TTP 是一种以微血管病性贫血、血小板减少性紫癜、神经系统异常，伴有不同程度的肾损伤及发热为主要临床表现的严重的血栓性微血管病。本病起病急骤，病情险恶，如不能及时治疗，病死率高，如果及时进行血浆置换，生存率可达 80%以上。患者外周血检测显示贫血、网织红细胞增高、血小板减少，血涂片中可见变形红细胞及碎片红细胞，粒细胞核左移；间接胆红素和血清乳酸脱氢酶增高，且与疾病病程和严重程度相平行；可有蛋白尿，尿中可出现红细胞、白细胞和各种管型。作者具有丰富的临床经验，在审核血常规结果、观察外周血涂片时，能够根据观察到的红细胞碎片及时发现患者的问题，结合实验室的其他结果给临床提供建议，为患者节省了诊疗时间。因此在日常的检验工作中需要检验工作者积累经验，及时发现问题，与临床沟通，达到检验指导临床工作的目的。

【参考文献】

［1］王吉耀. 内科学（八年制）［M］. 2 版. 北京：人民卫生出版社，2010.

［2］王兆钺. ADAMTS-13 与血栓性血小板减少症［J］. 临床血液学杂志，2012，25（1）：1-3.

［3］Haram K，Svendsen E，Abildgaard U. The HELLP syndrome：Clinical issues and management. A Review ［J］. BMC Pregnancy Childbirth，2009，9：8.

11 蓝氏贾第鞭毛虫感染

作者：陈蓓 王振 朱红楠（南京医科大学附属苏州科技城医院检验科）
点评者：杨丽华（湖南省第二人民医院/湖南省临床检验中心）

笔者所在医院发现 1 例急性肾损伤伴蓝氏贾第鞭毛虫感染的案例，显微镜下看到翻滚的蓝氏贾第鞭毛虫（图 1-25）。

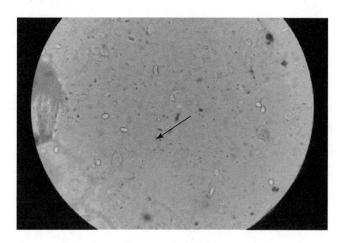

图 1-25　盐水涂片（光学显微镜×100 倍）

【案例经过】

患者，男，29 岁，2017 年 12 月突发头痛，自服感冒药 7d，后头痛稍好转。2018 年 1 月 3 日，因头痛、咳嗽再次就诊，无腰酸、腰背痛，无尿急、尿频。

2018 年 1 月 5 日因颜面水肿、胸闷就医，血压 170/120mmHg，口服降压药。输液 2d 后，胸闷好转，颜面水肿未消失。

2018 年 1 月 17 日晚双下肢凹陷性水肿，查见心包积液，输液 2d 无好转；2018 年 1 月 20 日，急查肾功能，肌酐 1073μmol/L，转至上级医院，行血液透析；2018 年 2 月 4 日，在该院行左前臂动静脉内瘘成形术。

2018 年 2 月 12 日转至笔者所在医院继续行维持性血液透析治疗。2018 年 2 月 24 日，为进一步治疗，门诊以"急性肾损伤 3 期，血液透析"收入院。2 月 25 日，患者发热，肺部感染，查血红蛋白 77g/L，肌酐 718μmoL/L，白蛋白 36.8g/L，粪便查见霉菌孢子。

2018 年 2 月 27 日患者开始出现腹泻症状。3 月 1 日，患者无发热，仍有腹泻，每天 4～5 次，稀水样便，血压 133/91mmHg。3 月 3 日，粪便查见蓝氏贾第鞭毛虫，可见滋养体和包囊。临床予以十六角蒙脱石治疗，未予以抗虫治疗。3 月 4 日，腹泻稍好转。3 月 7 日，复查粪便，仍见蓝氏贾第鞭毛虫。临床予以蒙脱石散治疗，效果不佳。3 月 9 日，消化内科会诊，予以抗虫治疗。3 月 13 日，患者病情稳定，无腹泻，遂予以出院。

【案例分析】

盐水涂片镜下见翻滚的虫体，异常活跃。瑞氏-吉姆萨染色后可见滋养体和包囊（图 1-26）。虫体呈梨形，虫体前端有两个核，左右对称，呈深紫色，中间有一对轴柱，纵贯虫体。4 对鞭毛分别位于虫体前侧、后侧、腹部和尾部。未成熟的包囊有 2 个核，成熟的包囊有 4 个核。

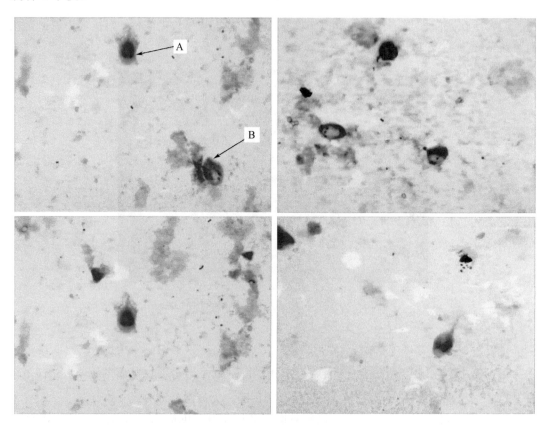

图 1-26　蓝氏贾第鞭毛虫滋养体和包囊，新鲜粪便（瑞氏-吉姆萨染色，×1000 倍）

A. 滋养体；B. 包囊

粪便直接涂片镜检显示贾第虫滋养体与肠滴虫形似，不易区分，需染色鉴别。肠滴虫[1]经吉姆萨染色（图 1-27）后呈梨形，细胞核呈紫红色，位于虫体前端，胞质呈紫色，量丰富，内含食物泡和细菌，可见前鞭毛 3～5 条，后鞭毛 1 条，无侧鞭毛和腹鞭毛。

【案例总结】

蓝氏贾第鞭毛虫是一种全球性分布的寄生性肠道原虫，引起以腹泻、吸收障碍和消化不良为主的蓝氏贾第鞭毛虫病（简称贾第虫病），也是 HIV 感染/艾滋病合并感染机会原虫。蓝氏贾第鞭毛虫感染在旅游者中流行引起腹泻，也称"旅游者腹泻"。

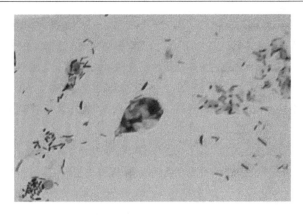

图 1-27　肠滴虫，粪便（吉姆萨染色，×1000 倍）

蓝氏贾第鞭毛虫生活史简单，包括滋养体和包囊两个阶段。滋养体为营养繁殖阶段，包囊为传播阶段。滋养体主要寄生于十二指肠、小肠、大肠，虫体借助吸盘吸附于肠绒毛表面，以二分裂方式进行繁殖，在肠道内环境不利的情况下，分泌囊壁形成包囊并随粪便排出体外。据报道，除了粪便，在胸腔积液[2]、胆汁[3]、扁桃体[4]、胃内容物[5]中均可发现蓝氏贾第鞭毛虫。

贾第虫病传染源为感染该虫的患者及带虫者，感染该虫的动物如猪、犬、羊、牛、猴、兔、豚鼠等哺乳动物及其他啮齿动物都可成为保虫宿主而成为感染源。该虫经粪-口传播，水源是主要传播途径。水源污染主要来自人和动物粪便及污水。

包囊的抵抗力强，在水中可存活 4d，在苍蝇消化道内可存活 24h，在蟑螂消化道内 12d 仍保持活力，表明昆虫在某些情况下可能成为传播媒介[6]。该病有明显的家庭聚集性[7]，因此对于患者家属也要注意排查。

贾第虫病缺乏特异性临床表现，一般表现为腹痛、腹泻、腹胀、呕吐、发热、食欲缺乏，长期会造成营养不良、贫血。典型患者常出现暴发性水泻，急性症状有自限性。临床医师对该病认识不足，容易忽视。目前甲硝唑是治疗贾第虫病的首选药物。

作为检验科工作人员，一定要加强对蓝氏贾第鞭毛虫形态学检查的学习。临床医师也应提高对贾第虫病的认识，这对于该病的及时诊断和治疗具有重要意义。同时，应加强宣教工作，提高卫生意识，以降低人群感染蓝氏贾第鞭毛虫的风险。

【专家点评】

本病例病程漫长、病情凶险，作者在后续腹泻粪便样本中查见蓝氏贾第鞭毛虫滋养体和包囊，给临床提供具有诊断价值的信息，为患者治疗节约了宝贵时间。实验室工作人员的责任心和识别能力在本案例的准确检测中起着至关重要的作用，检验人员稍有纰漏就可能导致误诊，延误治疗；或导致疾病传染给他人造成严重后果。目前因人们生活水平的提高，寄生虫病发病率较低，寄生虫检验水平也随之下降，尤其是有些年轻实验室技术人员几乎不认识常见的寄生虫。建议实验室工作人员日常可通过典型图片加强对寄生虫的认识，发现有意义的标本后可以进行标本复核并积极和临床沟通。

【参考文献】

[1] 王建中. 临床检验诊断学图谱（下册）[M]. 北京：人民卫生出版社，2012.

［2］曹军皓，陈真真，容东宁，等．胸水检出蓝氏贾第鞭毛虫一例［J］．检验医学，2006，5：491-495.

［3］权彤彤．胆汁内查见蓝氏贾第鞭毛虫1例［J］．西南国防医药，2009，19（6）：587.

［4］常红，曹明发，胡东升，等．蓝氏贾第鞭毛虫性扁桃体炎 1 例［J］．临床耳鼻咽喉头颈外科杂志，2009，23（15）：716.

［5］陈冬芸，钟妙容，李远珍．胃内容物检获蓝氏贾第鞭毛虫1例［J］．医学信息（上旬刊），2011，24（3）：1763.

［6］曾宪芳．寄生虫学和寄生虫学检验［M］．北京：人民卫生出版社，1997.

［7］张月清，温艳．蓝氏贾第鞭毛虫病流行近况［J］．实用寄生虫病杂志，1999，7（2）：68-70.

12 新生儿血常规报告单解读

作者：陈月婵（河南医学高等专科学校附属医院检验科）
点评者：李敏霞（河南医学高等专科学校附属医院）

1 例新生儿血常规报告单显示幼稚红细胞过高，由此引起白细胞假性升高。笔者在与临床医师沟通时了解到，他初看此化验单时误以为是白血病，由此可见，发放检验报告单时，对异常报告进行说明很有必要。

【案例经过】

笔者接到住院患者的一批标本，然后编号、上机、输入信息、做 CRP、审核报告、打印报告。如此反复，突然，笔者看到一个病例的白细胞是危急值，且白细胞不分类，便把标本挑出来，又上机重新做了一遍，和原来结果无多大差别。查看患者基本信息，患者是一个出生 2h 的女新生儿。此新生儿不仅白细胞是危急值，血红蛋白也是危急值（图 1-28），于是暂不发放报告，并将标本进行推片手工复检。

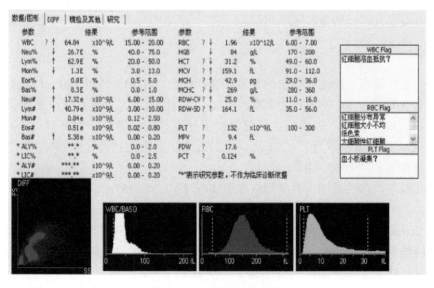

图 1-28 患儿血常规报告单

涂片镜检结果：原始细胞比率 8%，早幼粒细胞比率 6%，中幼粒细胞比率 5%，晚幼粒细胞比率 5%，杆状核粒细胞比率 12%，中性分叶核粒细胞比率 36%，嗜酸性粒细胞比率 1%，嗜碱性粒细胞比率 1%，淋巴细胞比率 21%，单核细胞比率 5%。分类 100 个白细胞过程中，见到中幼红细胞 31 个，晚幼红细胞 382 个。红细胞体积大小明显不一，以大红细胞为主，部分红细胞体积巨大，嗜多色细胞易见，少部分细胞有 H-J 小体，易见有核红细胞，少部分呈巨幼样变。血红蛋白充盈可。白细胞明显核左移，呈巨幼样变。血小板可见，无明显异常，未见聚集（图1-29）。

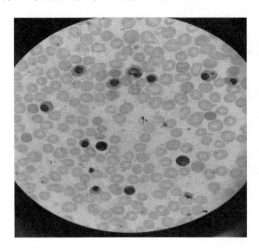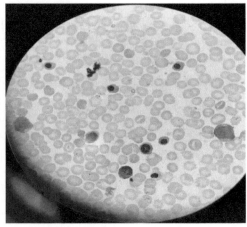

图1-29　患儿外周血涂片

（瑞氏-吉姆萨染色，×1000倍）

校正后白细胞为12.64×10⁹/L，在正常范围内，随后向临床医师说明白细胞升高原因，并将校正后结果写在报告单上，并报血红蛋白危急值。

第2天，由于想知道此患儿红细胞体积巨大原因，笔者联系临床医师询问是否进一步检查，被告知患儿已经转院，无法追踪。

【案例分析】

1. 患儿重度贫血。新生儿贫血的分度：血红蛋白（HGB）浓度120～144g/L为轻度；90～120g/L为中度；60～90g/L为重度；<60g/L为极重度。新生儿血常规检验项目危急值：目前没有统一标准，笔者所在医院按以下标准报告危急值。白细胞：<4×10⁹/L，>30×10⁹/L；血红蛋白浓度：<90g/L，>230g/L；血细胞比容：<30%，>70%；血小板：<50×10⁹/L，>1000×10⁹/L。

2. 患儿贫血严重的原因：其平均红细胞体积（MCV，159.1fl）明显高于正常新生儿。MCV增大，平均红细胞血红蛋白含量（MCH，42.9pg）升高及平均红细胞血红蛋白浓度（MCHC，269g/L）稍微降低是大红细胞的特点。由外周血涂片可直观看出，此患儿外周血涂片符合巨幼细胞贫血特点。红细胞计数（RBC，1.96×10¹²/L）减少的原因可能是红细胞生成不良及破坏增多，从而血红蛋白浓度（84g/L）下降。

3. 患儿MCV增大，患儿红细胞直方图较正常红细胞直方图右移。红细胞体积大小明显不一（RDW-CV，25%；RDW-SD，164.1fl），对应红细胞直方图基底变宽。

4. 患儿报告单上白细胞升高及未分类原因

（1）红细胞溶血抵抗：仪器报警提示红细胞溶血抵抗。新生儿幼稚红细胞及少数白细胞对溶血剂有较强抵抗能力，使之不溶解或不完全溶解而影响白细胞计数，嗜碱性粒细胞总数假性升高，且嗜碱性粒细胞区域与其他白细胞区域分界不明（图1-30）。

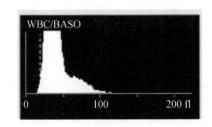

图 1-30 患儿白细胞/嗜碱性粒细胞（WBC/BASO）直方图

（2）有核红细胞干扰：此患儿有大量有核红细胞，其易被当作淋巴细胞。

（3）中性粒细胞区域、单核细胞区域、淋巴细胞区域相互交叠，界限不明，因为有异常细胞、原始幼稚细胞及有核红细胞，导致仪器无法分类（图 1-31）。检测时使用的仪器是 BC-5380 五分类血细胞分析仪，此仪器正常散点图与此患儿散点图对比见图 1-31、图 1-32。

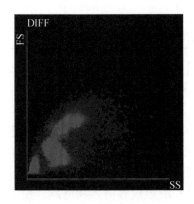

图 1-31 患儿白细胞散点图

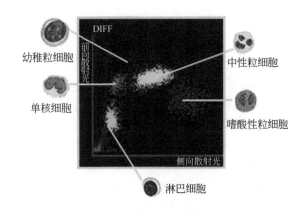

图 1-32 正常白细胞散点图

另外，仪器报警有血小板聚集，但镜检时未发现，聚集成团的血小板也可使白细胞计数假性升高。

5. 血小板镜检无明显异常，与血小板直方图相对应。

遗憾的是不知道该患儿的病因,随后查资料学习巨幼细胞贫血的主要病因[1],见表1-6。

表 1-6 巨幼细胞贫血的主要病因

分类	常见缺乏原因或疾病
叶酸缺乏	
摄入不足	营养不良（绿叶蔬菜缺乏或过分烹煮）、酗酒、婴儿未加辅食
需要量增加	妊娠及哺乳，婴幼儿生长及青少年发育期，甲状腺功能亢进，溶血性疾病，恶性肿瘤，脱落性皮肤病（皮肤癌、银屑病）
吸收利用障碍	空肠手术，慢性肠炎，热带口炎性腹泻，麸胶敏感性肠病及乳糜泻，药物干扰（叶酸拮抗剂、抗惊厥药、抗疟药、抗结核药），先天性酶缺陷（缺乏 5,10-甲酰基四氢叶酸还原酶等）
丢失过多或排泄量增加	血液透析、肝脏疾病

续表

分类	常见缺乏原因或疾病
维生素 B$_{12}$ 缺乏	
摄入不足	营养不良（素食者、肉类食品缺乏）
吸收利用障碍	胃酸缺乏（萎缩性胃炎和胃切除后），内因子缺乏（全胃切除存在内因子抗体的恶性贫血、胃黏膜损伤和萎缩），慢性胰腺疾病，寄生虫感染（如绦虫病），小肠细菌过度生长，回肠疾病
酶缺陷	先天性钴胺素传递蛋白 II 缺乏
药物抑制 DNA 合成	
嘌呤合成抑制药	甲氨蝶呤、巯嘌呤、硫鸟嘌呤等
嘧啶合成抑制药	甲氨蝶呤、6-氮杂尿苷等
胸腺嘧啶合成抑制药	甲氨蝶呤、氟尿嘧啶等
DNA 合成抑制药	羟基脲、阿糖胞苷等
其他原因	
先天性缺陷	Lesch-Nyhan 综合征、遗传性乳清酸尿症
未能解释的疾病	骨髓增生异常综合征、对 B 族维生素反应性的巨幼细胞贫血

6. 补充分析。BC-5380 五分类血细胞分析仪的白细胞分类计数原理[2]：仪器采用激光散射技术和细胞化学染色技术，配合改良的流式分析装置对白细胞进行精确的五分类分析。通过两个通道完成白细胞分类测定。

（1）DIFF 通道：在 DIFF 激光通道中，红细胞和血小板可溶解，并对嗜酸性粒细胞进行特异性染色，标本在鞘流的带动下进入仪器的检测区域后，半导体激光照射在通过鞘流技术处理的细胞上，根据细胞产生的光散射信号区分白细胞。前向散射光（FSC）信号反映细胞体积大小；侧向散射光（SSC）信号反映细胞颗粒和细胞核等内容物信息，使淋巴细胞、单核细胞、嗜酸性粒细胞和中性粒细胞区分开，将其分布在一个二维空间的散点图中，即白细胞散点图。

（2）WBC/BASO 通道：在 WBC/BASO 通道中，红细胞先溶解，由于嗜碱性粒细胞具有抗酸性，能够保持形态完整，而其他白细胞胞质溢出，成为裸核状态，实现对嗜碱性粒细胞和白细胞总数的精确检测。细胞通过鞘流微孔时，根据电阻抗原理进行测定，以细胞体积大小为横坐标绘制 WBC/BASO 直方图。依据阈值设定区分裸核化的白细胞与嗜碱性粒细胞，在直方图上可以看出在中心界标左侧的是细胞体积变小的其他细胞群，界标右侧是体积较大的嗜碱性粒细胞。因嗜碱性粒细胞数量极少，因此在直方图上基本见不到明显分布曲线和峰。

【案例总结】

血常规是基本检验，标本量大，再加上仪器自动化程度高，越来越精准，常规检验操作者常对仪器依赖性强。在常规检验中如果只图便利，在仪器报警时，选择重做一遍，或重新抽血，这样容易忽略一些有用的信息。临床医师只是针对最终报告单数据进行分析诊断，检测过程中各种异常他们并不十分知晓。由于报告单格式固定，信息量有限，有时检验人员对一些特别的标本进行了备注，也不一定能引起医师注意。所以特别情况应与医师进行沟通。遇到问题，及时请教或查询资料，以解决问题，可以协助临床少走弯路，同时精进自己，也是对患者负责。都说检验是医师的"眼睛"，那检验人员做到有责任心+科学严谨的态度+孜孜不倦的学习，检验就是医师的一双充满智慧的"眼睛"。

【专家点评】

现在大家优生意识加强，产前筛查增加，这大大降低了先天性缺陷患儿出生率。由于物质生活条件提高，新生儿巨幼细胞贫血比较少见。本文中数据报告结合散点图、直方图、推片镜检，完整清晰地解读，解决临床对于白细胞升高的疑惑，准确地分析贫血原因。本次检测也是血常规日常检测流程的缩影。血常规检验是基础检验，对于机体许多疾病的诊断、治疗有辅助作用，严格执行 41 条复检规则，能更好地服务临床。

【参考文献】

［1］许文荣，王建中. 临床血液学检验［M］. 北京：人民卫生出版社，2012：167-173.
［2］张旭凯，陆海峰. 五分类血液细胞分析仪的原理及应用［J］. 中国医疗器械信息，2006，12（10）：52-56.

13 不可忽视的红细胞碎片

作者：李婷（丽水市人民医院检验科）
点评者：于海涛（兰州大学第一医院）

在临床检验工作中，通过镜检能发现很多与疾病相关的信息，如有核红细胞、血小板聚集、大血小板、白细胞聚集、异型淋巴细胞、原始细胞，甚至疟原虫等寄生虫。笔者分享 1 例做血常规时发现的血栓性血小板减少性紫癜（TTP）的案例。笔者做病房血常规时有个习惯，把血液科、肿瘤内科和肿瘤放疗科的标本先挑出来最早一批做，因为血液科患者的血常规需要镜下分类计数的特别多，而肿瘤科的患者经过放化疗，有时白细胞数特别低，达到危急值的报告标准时，需要第一时间通知临床医师，以便尽早进行临床干预。TTP是急症，进展非常迅速，病死率极高，为提高临床医师对该病的认识，下面详述 1 例该病患者的临床诊治经过，并简要总结 TTP 的发病机制与鉴别诊断。

【案例经过】

患者，女，49 岁，因"突发神志不清 1h"入院。患者 1h 前无明显诱因突发意识不清，无头痛，无腹痛，无腹泻，无关节疼痛，无尿急、尿痛等不适。入院后查体：体温 36.4℃，血压 117/80mmHg，神志欠清，呼之有反应，认人不清，双侧瞳孔对光反射可，四肢肌张力Ⅳ级，病理反射阴性。浅表淋巴结未触及肿大，胸骨压痛阴性，双肺呼吸音稍粗，可闻及少许湿啰音，肝脾肋下未触及。

临床诊断"血小板减少待查"。查阅该患者的血常规历史记录，没有记录，其是初诊的患者，怀疑为特发性血小板减少性紫癜（ITP）、血栓性血小板减少性紫癜（TTP）、弥散性血管内凝血（DIC），多次查血常规，发现血小板为（5～14）×10^9/L。

血常规：白细胞 12.9×10^9/L，中性粒细胞绝对值 11.5×10^9/L，红细胞 3.6×10^{12}/L，白蛋白 102.0g/L，血小板 14.0×10^9/L。网织红细胞相对计数为 0.097。血凝分析：凝血酶原时间 10.9s，活化部分凝血活酶时间 25s，D-二聚体 430.0μg/L。生化检查：总蛋白 57.20g/L，白蛋白 34.50g/L，乳酸脱氢酶 3986.60U/L，尿素 14.65mmol/L，总胆红素 66.5μmol/L，直接胆红素 19.00μmol/L，间接胆红素 57.5μmol/L。乙肝表面抗体阳性。血红蛋白电泳：未见异常血红蛋白区带；游离血红蛋白浓度为 150mg/L；抗双链 DNA 阴性。骨髓象：增生明显活跃，粒系增生活跃，各阶段比例、形态无明显异常。红系增生明显活跃，以中晚幼红细胞为主，可见核出芽、H-J 小体、花瓣核等改变。成熟红细胞轻度大小不一；嗜多色性红细胞易见。全片见巨核细胞 89 个，分类 50 个，其中幼稚巨核细胞 3 个，产板型巨核细胞 1 个，颗粒型巨核细胞 43 个，裸核细胞 3 个，血小板少见。血涂片：成熟红细胞轻度大小不一，可见棘形红细胞、头盔形红细胞，破碎红细胞占 7%，见图 1-33。细胞外铁阳性，细胞内铁占 29%。骨髓+外周血涂片提示溶血性贫血。直接抗球蛋白试验、糖溶血试验及酸溶血试验、抗核抗体均阴性。腹部超声正常。心电图：窦性心律，心率 70 次/分，头部 CT 及 MRI 正常。

涂片有7%的破碎红细胞，该患者的急诊血凝结果基本正常，于是笔者推测可能为TTP，立刻与临床医师沟通。

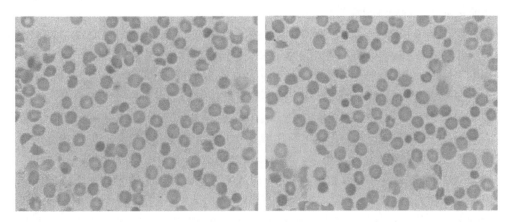

图 1-33　外周血涂片（瑞氏染色油镜，10×100 倍）

【案例分析】

病例特点：①病程短，进展迅速。②神经精神症状重，头部 CT 及 MRI 正常。③典型三联征，即血小板减少、溶血性贫血及多变的神经系统症状。病程中患者无发热，无肾功能损害。根据出现微血管性溶血性贫血和血小板减少，且直接抗人球蛋白试验阴性，以及典型的临床表现综合考虑，诊断为 TTP。患者入院后给予脱水降颅内压、止血、抗感染等治疗，并连续输注红细胞悬液、血小板、血浆 5d 后，血红蛋白上升到 72.5g/L，血小板未见明显升高，入院 5d 后请血液科会诊，TTP 诊断明确，行血浆置换（6 次）+皮质激素（甲泼尼龙）+免疫抑制剂（环孢素）联合治疗，患者神志清晰，血红蛋白达到 115g/L，血小板为 189×10⁹/L；乳酯脱氢酶为 216U/L，总胆红素为 10.7μmol/L，直接胆红素为 4.5μmol/L，间接胆红素为 6.2μmol/L。治疗效果：患者精神症状消失。血生化、血常规逐渐达正常范围，好转出院，院外激素规律减量并停用。随访 1 年，无疾病复发征象。该病例没有进行 ADAMTS13 活性检测，因此，涂片破碎红细胞检查对该例血栓性微血管病变的诊断就非常重要了。

【案例总结】

TTP 是一组罕见的急性致命性微血管血栓出血综合征。TTP 发病率为每年（2～8）/100 万人，以女性居多，且好发于育龄期[1]。TTP 发病机制及临床分型的研究热点为血清超大血管性血友病因子多聚体（ULvWF）、ADAMTS13、ADAMTS13 抗体[2]。而临床中，大多数患者缺乏典型的五联征临床表现，从而使疾病的早期诊断比较困难，并且疾病进展非常迅速，因此病死率极高[3]。根据病因及发病机制 TTP 可分为先天性和获得性两大类，获得性根据诱因可进一步分为特发性和继发性；特发性一般无明显诱因，而妊娠、自身免疫性疾病、恶性肿瘤、造血干细胞移植等可引起继发性 TTP。典型临床表现有微血管病性溶血性贫血、血小板减少性紫癜、中枢神经系统症状，即三联征，如果加上发热和肾损伤就构成五联征。微血管性溶血性贫血的主要症状是黄疸；血小板减少症的主要症状有皮肤出血点、鼻出血、月经过多等；50%～75%的 TTP 患者可出现中枢神经系统症状，如头痛、神志不清、癫痫等；部分患者可有急性肾衰竭，但相较于溶血性尿毒症综合征（HUS）并不严重，还可出现心功能紊乱、非特异性腹痛[4-6]。

1. 发病机制　目前认为 TTP 发病机制主要涉及以下方面，其中 ADAMTS13 缺陷是 TTP 发病的中心环节。ADAMTS13 在体内是用来裂解血液循环中 ULvWF 的，当 ADAMTS13 活性急剧下降时，血液循环中过多的 ULvWF 与血小板所形成的复合物可引起血小板聚集，由血小板血栓引起的局部血管闭塞导致器官局部缺血[5]。

（1）血管内皮损伤：生理功能与其分泌功能密切相关。感染或炎症、药物、免疫异常[7]等均可损伤内皮细胞，使其发生活化或凋亡，导致分泌功能异常，如内皮细胞黏附分子（P-选择素等）过度表达，IL-6、vWF 异常释放。

（2）vWF 质量异常：vWF 是主要由内皮细胞分泌的多聚体，参与血小板黏附和运载凝血因子Ⅷ。血管损伤、肾上腺素等均可刺激内皮细胞产生 ULvWF。它介导血小板黏附内皮细胞表面的能力很强，还可直接介导血小板之间的聚集。vWF 被作为内皮细胞损伤或功能紊乱的标志物之一。

（3）ADAMTS13 缺陷：vWF 裂解蛋白酶被证实为基质金属蛋白酶家族的第 13 位成员，被命名为 ADAMTS13。它由肝脏星状细胞和内皮细胞合成，除直接酶解 vWF 外，新发现其羧基端还能以自由巯基化的方式直接抑制血小板聚集。遗传性 TTP 是由编码 ADAMTS13 的基因突变导致的先天性 ADAMTS13 缺乏所致。TTP 患者中特发性 TTP 约占 77%，病因不明，多数与自身免疫紊乱有关，94%～97%的获得性 TTP 患者血浆中可检测出抗ADAMTS13 自身抗体[8]。继发性 TTP 常见病因有自身免疫性疾病（多为系统性红斑狼疮）、感染、药物、恶性肿瘤、妊娠、造血干细胞移植等。目前认为其发病机制多与致病因素诱导抗 ADAMTS13 抗体形成（如噻氯匹定）或通过多途径损伤内皮细胞（如氯吡格雷）有关[9]。

2. 鉴别诊断　TTP 临床表现多样，要注意与 HUS、HELLP 综合征、DIC、HIT 等进行鉴别，详见表 1-7[16, 17]。

表 1-7　TTP 与 HUS、HELLP 综合征、DIC、HIT 等的鉴别诊断

项目	CAPS	HELLP综合征	AFLP	TTP	HUS	SEPSIS	DIC	HIT
既往史	APS/SLE/恶性肿瘤/妊娠	妊娠	妊娠HTN	恶性肿瘤	90%暴露在产毒素大肠埃希菌/志贺杆菌、弯曲杆菌、病毒中	感染	感染/恶性肿瘤/出血/胎盘早剥	肝素治疗
血栓形成部位（血管）	大/小	小	N/A	小	N/A	大/小	小	大/小
发病时间	孕中期,孕晚期,产后	孕晚期,偶尔产后	孕晚期（27～40周）	妊娠期/产后	产后	任何时间	更通常在孕晚期	任何时间
特殊抗体	aPL	N/A	N/A	抗 ADAMTS13	抗 ADAMTS13	±aPL	N/A	抗 Hep-PF4
血小板减少	+++	+++	+	+++	++	N/A	<100 000	<100 000

续表

项目	CAPS	HELLP综合征	AFLP	TTP	HUS	SEPSIS	DIC	HIT
纤维蛋白原	N/↑	N/↑	↓	N/↑	N	N/↓	↓	N/↑
PT	延长	正常	延长	正常	正常	延长	延长	正常
MAHA	+	++	+	+++	+	+	+	N/A
裂细胞	有	很少见	很少见	有	有	很少见	很少见	很少见
肾损伤	+	+	±	±	+++	+	+++	+++
CNS损伤	+	±	±	+++	±	+++	+++	+++
发热	±	−	+	+	N/A	++	++	++

注：CAPS. 灾难性抗磷脂综合征；TTP. 血栓性血小板减少性紫癜；HELLP 综合征. 溶血，肝酶升高和血小板减少综合征；AFLP. 妊娠急性脂肪肝；DIC. 弥漫性血管内凝血；HIT. 肝素诱导的血小板减少症；HUS. 溶血性尿毒症综合征；PT. 凝血酶原时间；MAHA. 微血管溶血性贫血；aPL. 抗磷脂抗体；N/A. 不适用；CNS. 中枢神经系统。

3. TTP 的治疗　血浆置换是目前治疗 TTP 的一线方案，一旦确诊为 TTP 就应立即进行血浆置换，联合药物治疗如糖皮质激素不仅能快速补充患者体内缺乏的 ADAMTS13 活性，还能清除 ADAMTS13 抗体、血小板聚集因子、ULvWF 等，可使 TTP 病死率由 95% 降至 9%～22%[10]；对于难治、复发的患者，应用利妥昔单抗（RTX）治疗是一种安全有效的治疗方法，RTX 是 CD20 单克隆抗体，能快速地清除循环的 B 淋巴细胞以减少抗体的产生[11]，RTX 联合血浆置换治疗能减少血浆置换的次数及缩短病程，使 TTP 患者的复发率降低 80%[12]。近年来也有一些用硼替佐米和艾库组单抗，免疫抑制剂如长春新碱、环孢素、环磷酰胺、硫唑嘌呤等方案尝试治疗复发、难治性 TTP 有较好的效果的报道，多为个案报道[13, 14]，尚无大规模研究。因此，迫切需要建立大量临床数据资料，指导和规范免疫抑制剂在 TTP 治疗中的使用。TTP 的其他治疗方法包括应用重组 ADAMTS13、vWF 抑制剂、抗血小板聚集药物及抗凝、输注血浆、脾切除等[15-17]。

【专家点评】

作者在临床检验工作中，通过对异常血常规结果推片镜检，结合其他检查指标和症状体征，及时地发现了 TTP，并与临床医师进行沟通，为早期有效对其进行干预奠定了很好的基础。同时，针对本案例，作者详细介绍了 TTP 的发病机制、鉴别诊断和治疗方法。为其今后检验工作中及时、准确诊断 TTP 奠定了基础。

【参考文献】

[1] Poddar N，Wang J C. Thrombotic thrombocytopenic purpera in a patient with interferon treated hepatitis C successfully treated with rituximab [J]. Hematol Rep, 2013, 5（1）：5-7.

[2] 陈冬平. 紫癜性肾炎患者血清中 TNF-α、TGF-β1 和 IL-6 表达及其临床意义 [J]. 中国老年学, 2010, 30（15）：2217-2218.

[3] George J N，Al-Nouri Z L. Diagnostic and therapeutic challenges in the thrombotic thrombocytopenic

purpura and hemolytic uremic syndromes [J]. Hematology Am Soc Hematol Educ Program，2012，2012：604-609.

[4] Tasaki T，Yamada S，Nabeshima A，et al. An autopsy case of myocardial infarction due to idiopathic thrombotic thrombocytopenic purpura [J]. Diagn Pathol，2015，10：52.

[5] Blombery P，Scully M. Management of thrombotic thrombocytopenic purpura：current perspectives [J]. J Blood Med，2014，5：15-23.

[6] Shenkman B，Einav Y. Thrombotic thrombocytopenic purpura and other thrombotic microangiopathic hemolytic anemias：diagnosis and classification [J]. Autoimmun Rev，2014，13（4/5）：584-586.

[7] Sinkovits G，Prohászka Z. Update on the role of the complement system in the pathogenesis of thrombotic microangiopathies [J]. Pril（Makedon Akad Nauk Umet Odd Med Nauki），2014，35（1）：115-122.

[8] Kremer Hovinga J A，Lämmle B. Role of ADAMTS13 in the pathogenesis，diagnosis，and treatment of thrombotic thrombocytopenic purpura [J]. Hematology Am Soc Hematol Educ Program，2012，2012：610-616.

[9] Jacob S，Dunn B L，Qureshi Z P，et al. Ticlopidine-，clopidogrel-，and prasugrel-associated thrombotic thrombocytopenic purpura：a 20-year review from the Southern Network on Adverse Reactions（SONAR）[J]. Semin Thromb Hemost，2012，38（8）：845-853.

[10] Scully M，Brown J，Patel R，et al. Human leukocyte antigen association in idiopathic thrombotic thrombocytopenic purpura：evidence for an immunogenetic link [J]. J Thromb Haemost，2010，8（2）：257-262.

[11] Kyttaris V C. Targeting B cells in severe thrombotic thrombocytopenic purpura—a road to cure [J]. Crit Care Med，2012，40（1）：317-318.

[12] Scully M，Mcdonald V，Cavenagh J，et al. A phase 2 study of the safety and efficacy of rituximab with plasma exchange in acute acquired thrombotic thrombocytopenic purpura [J]. Blood，2011，118（7）：1746-1753.

[13] van Balen T，Schreuder M F，de Jong H，et al. Refractory thrombotic thrombocytopenic purpura in a 16-year-old girl：successful treatment with bortezomib [J]. Eur J Haematol，2014，92（1）：80-82.

[14] Mazepa M A，Raval J S，Moll S，et al. Bortezomib induces clinical remission and reduction of ADAMTS13 inhibitory antibodies in relapsed refractory idiopathic thrombotic thrombocytopenic purpura [J]. Br J Haematol，2014，164（6）：900-902.

[15] 王静，吴天勤，沈红石，等. 利妥昔单抗治疗特发性血栓性血小板减少性紫癜的临床研究 [J]. 中华血液学杂志，2015，36（4）：316-320.

[16] Hoayek J G，Moussa H N，Rehman H A，et al. Catastrophic antiphospholipid syndrome in pregnancy，a diagnosis that should not be missed [J]. J Matern Fetal Neonatal Med，2016，29（24）：3950-3955.

[17] Silver R M. Catastrophic antiphospholipid syndrome and pregnancy [J]. Semin Perinatol，2018，42（1）：26-32.

14 透析后患者血小板较少的分析

作者：贾茹（梅河口市中心医院检验科）

点评者：于海涛（兰州大学第一医院）

临床中有很多血小板减少的病例，对于每天从事血液常规检查的检验师来说此类病例更是多见。但近几年笔者发现血小板假性减少的案例越来越多，分享 1 例血小板减少案例，在血小板减少前 1 周此患者的血小板检查结果还是正常的，这引起了笔者的注意。

【案例经过】

早上收到肾内科一位患者的血常规标本，该患者被诊断为慢性肾脏病 5 期，上机检测后提示血小板聚集，血小板通道复查仍提示血小板聚集，推片镜检可见血小板聚集。查看患者前次检查结果，血小板在正常范围内，怀疑可能是 EDTA 依赖的血小板假性减少，于是向临床了解患者病情，说明情况，要求重新采血复查（告知采集血常规及血凝管各 1 管）。下午接班收到复查的标本，上机检测提示血小板重度减少（机器未提示血小板聚集），到达了危急值的范围，推片镜检证实血小板减少，难道是透析的影响？可是透析前几天患者的血小板还正常，怎么这么快就到危急值了呢？再次与临床医师沟通，医师反馈该患者之前血小板检查都是正常的，虽然透析对血常规检查有影响，但测试结果应该不会相差这么大，遂决定再次采血复查，告知医师注意观察患者状态，做好出血或血栓形成等情况的记录。第 2 次的复查标本测定结果仍是血小板减少、危急值范围，推片镜检仍与仪器检测结果相符。上报科室组长和主任，经过沟通过后告知临床医师检查结果，注意观察患者状态，次日再次采血复查。次日血小板检查结果虽然有所升高，但仍在危急值范围，推片镜检复核后，告知临床医师，最后审核报告。透析前和透析后多次采血测定结果见表 1-8，随后几天跟踪患者发现血小板检测结果逐渐升高，见表 1-9。

表 1-8 透析前及透析当日血小板检测结果

检测时间	透析前 10d	透析前 5d	透析当日（透析前）8:00	透析当日（透析后）14:00	透析当日（透析后）16:30
检测值	$209×10^9/L$	$241×10^9/L$	$66×10^9/L^*$	$24×10^9/L$	$26×10^9/L$

*表示仪器提示"PLT Clump？"。

表 1-9 透析后连续几天血小板检测结果

检查时间	透析后第 1 天	透析后第 2 天	透析后第 3 天
检测值	$42×10^9/L$	$61×10^9/L$	$93×10^9/L$

【案例分析】

该患者虽然存在肾性贫血，但血小板一直处于正常范围，透析后血常规检查结果中红细胞及白细胞相关参数未见明显改变，仅有血小板显著异常，因此笔者推断，该患者血小板减少可能与透析中使用的肝素有关。就此查阅相关文献[1-3]。

肝素是目前血液透析中最常用的抗凝剂，肝素诱导的血小板减少症（HIT）是使用普通肝素或低分子肝素类制剂后发生的副作用，其特征是血小板减少的同时伴有血栓形成的高风险。在血液透析尤其是新近血液透析的患者中，使用肝素类制剂后出现血小板减少、新发血栓形成时，需考虑 HIT 的可能。按照起病时间，可分为 3 型：①经典型 HIT，血小板计数在使用肝素后 5～10d 开始减少；②速发型 HIT，在使用肝素 24h 内发生血小板减少，此类患者一般在 3 个月内接触过肝素；③迟发型 HIT，肝素停用几天甚至几周后才出现血小板计数减少，这类患者临床表现较重。HIT 主要发病机制为肝素与血小板第 4 因子（PF4）结合，使 PF4 构象改变，刺激 IgG 抗体产生，IgG Fc 段与血小板表面的 FcγⅡa 受体结合引起血小板活化聚集，血小板在活化聚集过程中进一步释放血小板颗粒内物质（包括 PF4），恶性循环导致血小板减少并诱发血栓形成。

血液透析患者一旦发生 HIT，应积极处理，首先禁用一切类型和形式的肝素类制剂，一般停用肝素后血小板计数可逐渐恢复。常增义等[4]研究发现 56 例血液透析患者中普通肝素致血小板减少者有 23 例，这 23 例患者改用低分子肝素或无肝素透析后，血小板恢复正常。此病例应该是速发型 HIT。一般速发型 HIT 都有肝素接触史，就此查阅了该患者早前入院治疗的病历，患者已有慢性肾病多年，医师多次建议透析治疗，患者均拒绝，此次是第 1 次透析，进一步翻阅病历发现该患者半年前曾进行过一次手术，术中使用过一支肝素，也许这是诱发本次透析后速发型 HIT 的原因所在。患者在停用肝素几天后血小板逐渐升高接近于正常水平，因此，笔者断定该患者的血小板减少可能与透析中使用肝素有关。

【案例总结】

以往关于 EDTA 依赖性血小板减少的案例多有报道，现对于其他抗凝剂（枸橼酸钠、肝素等）依赖性血小板减少鲜有报道。在临床检验工作中有很多血小板减少的案例，我们要学会判断血小板减少病因和诱因，同时加强与临床医师的沟通，以便保证检验结果的准确性。

在此特别感谢检验科徐桂琳主任和张颖老师的指导。

【专家点评】

作者针对"透析患者出现血小板较少"这一临床现象，对该病例进行了跟踪调查，并推测"该患者血小板减少可能与透析中使用肝素有关"，为了进一步证实这种推测，作者不仅查阅了相关文献报道，同时通过翻阅该患者以往病历发现该患者半年前在一次手术中使用过一支肝素。因此，最终判断该透析患者血小板减少可能与透析中使用肝素有关。

【参考文献】

[1] Warkentin T E. New approaches to the diagnosis of heparin induced thrombocytopenia [J]. Chest，2005，127（2）：35S-45S.

[2] Newraan P M，Chong B H. Heparin-induced thrombocytopenia：new evidence for the dynamic binding of purified anti-PF4 heparin antibodies to platelets and the resultant platelet activation [J]. Blood，2000，96（1）：

182-187.

[3] 王旭，卢雪红，郭桥艳. 从血液透析角度看血小板减少 [J]. 中国中西医结合肾病杂志，2017，18（8）：738-740.

[4] 常增义，张永红. 普通肝素致血液透析患者血小板减少 23 例分析 [J]. 中国误诊误治杂志，2008，8（1）：207-208.

15 地中海贫血和缺铁性贫血的鉴别诊断分析

作者：刘小柳（深圳市罗湖区人民医院检验科）
点评者：丁柳美（复旦大学附属金山医院）

【案例经过】

一名孕妇通过自助打印机拿到血常规的报告后，就匆忙跑到检验窗口问道："医生，我是不是地中海贫血啊？我的血红蛋白低，MCV、MCH 和 MCHC 都低。"听患者这么说，心想这个患者应该懂点医学知识。但是还没有做进一步的检查，也不好判断，因为单凭这个结果也有可能是缺铁性贫血等其他疾病，则建议她把报告单拿给医生并进一步检查（图 1-34）。

白细胞	21.99	3.5--9.5x10^9/L
红细胞	4.08	3.8-5.1x10^12/L
血红蛋白浓度	101	115--150g/L
红细胞压积	30.8	35--45%
红细胞平均体积	75.5	82--100fl
平均RBC血红蛋白…	24.8	27--34pg
平均RBC血红蛋白…	328	316--354g/L
血小板	538	125--350x10^9/L
淋巴细胞百分比	12.1	20--50%
单核细胞百分比	5.60	3--10%
中性粒细胞百分比	82.20	40--75%
嗜碱粒细胞百分比	0.10	0--1%
嗜酸粒细胞百分比	0.00	0.4--8.0%
淋巴细胞绝对值	2.66	1.1--3.2x10^9/L
单核细胞绝对值	1.24	0.1--0.6x10^9/L
中性粒细胞绝对值	18.06	1.8--6.3x10^9/L
嗜酸细胞绝对值	0.01	0.02--0.52x10^9/L
嗜碱细胞绝对值	0.02	0--0.06x10^9/L
RBC分布宽度变异…	14.8	11.5--14.5%
RBC分布宽度标准差	39.1	39--46fl
血小板分布宽度	9.3	9--17%
平均血小板体积	9.5	9.4--12.5fl
大血小板比值	18.3	13--43%
血小板压积	0.510	0.114--0.282%

图 1-34　血常规报告截图

【案例分析】

随着二孩政策的开放和我国对地中海贫血的宣传防治工作力度的加大，人们对地中海贫血也有了更多的认识，医生对患者尤其是孕妇在做血常规检查时也会更加慎重，因为只有这样，医生才能及时发现地中海贫血的高危人群并积极防范。但是仅凭血常规报告就诊断是否患地中海贫血是不正确的，因此有必要详细介绍地中海贫血和缺铁性贫血的鉴别点。

地中海贫血是由于遗传性珠蛋白基因缺失/点突变,血红蛋白中一种或一种以上珠蛋白链合成缺如或不足导致血红蛋白的组分改变,肽链失平衡,从而使红细胞寿命缩短及过早破坏引起的慢性溶血性贫血,它是常染色体隐性遗传病,见表1-10。

表1-10　地中海贫血类型分类

类别	分型
α-地中海贫血	静止型:缺失1个α基因(-α/αα或α-/αα)
	标准型:缺失2个α基因(--/αα或-α/-α)
	HbH病:缺失3个α基因(--/-α)
	HbBart:缺失4个α基因(γ4),又称巴氏胎儿水肿综合征(HbF缺乏)
β-地中海贫血	临床分为轻型、中间型、重型,也可按纯合子和杂合子区分

不同类型的地中海贫血临床表现不同,静止型α-地中海贫血无明显临床症状和血常规改变;标准型α-地中海贫血无临床症状或症状轻微,无或仅有轻度贫血和血常规改变;HbH病表现为红细胞形态异常,轻中度贫血,肝脾大,可出现黄疸和胆结石;巴氏胎儿水肿综合征(HbBart,重型α-地中海贫血),可出现早产、死产、严重贫血(苍白),可有黄疸、肝大、脾大、心脏扩大、水肿、胸腔积液、心包积液、腹水等表现[1, 2]。

轻型β-地中海贫血(图1-35)无症状或仅有轻度贫血,可有轻度脾大;中间型介于轻型和重型之间,有中度贫血,肝、脾轻中度增大;重型β-地中海贫血(图1-36)患者存在慢性进行性贫血,轻度黄染,生长发育迟缓,肝脾进行性增大,铁血黄素沉着于心、肝、胰腺、垂体引起相应症状,心力衰竭为主要致死原因。

地中海贫血的外周血检查[3]:Hb↓、RBC↓、Hct↓、Rl↑,小细胞低色素贫血,有核红细胞和网织红细胞明显升高(重型β-地中海贫血易见靶形红细胞)。骨髓象:红系明显增生,以中晚幼红细胞为主;在Hb电泳中α-地中海贫血表现为HbH↑和HbBart↑,β-地中海贫血表现为HbF↑和HbA2↑。

地中海贫血产检筛查与高危夫妇产前基因诊断可用胎儿取样技术和DNA诊断技术,包括多重聚合酶链反应(PCR)、等位基因特异性寡核苷酸印迹、反向斑点杂交、变性高效液相色谱、基于微孔板高通量检测和实时PCR。

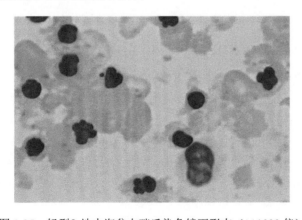

图1-35　轻型β-地中海贫血瑞氏染色镜下形态(×1000倍)

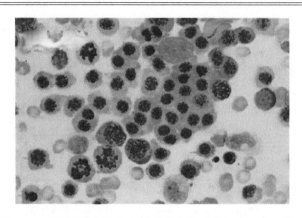

图 1-36 重型β-地中海贫血瑞氏染色镜下形态（×1000 倍）

缺铁性贫血是体内储存铁耗尽所致的贫血，它是铁摄入不足或铁丢失过多而导致的慢性渐进性缺铁的结果。患者的临床表现常有头晕、乏力、耳鸣、心悸等；甚至一些患者出现明显的口角炎、舌炎、吞咽困难、异食癖、皮肤干燥、指甲平坦、反甲等；或者出现注意力不集中、易激动、烦躁等神经精神症状。

缺铁性贫血的外周血检查：RBC↓，男性 Hb<120g/L，女性 Hb<110g/L，MCV<80fl，MCH<27pg，MCHC<320g/L，WBC 和 PLT 正常；外周血血象显示小细胞低色素贫血，成熟红细胞大小不一，以小细胞为主，中心染色过浅，形状异常，偶见靶形、椭圆形；一般未见有核红细胞，但经治疗后可出现有核红细胞[4]，见图 1-37。

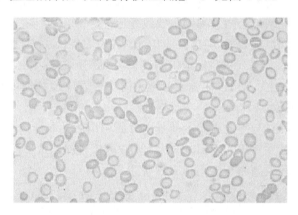

图 1-37 小细胞低色素贫血瑞氏染色镜下形态（×1000 倍）

骨髓象增生活跃至明显活跃，G/E 下降；粒系增生降低，形态正常；红系明显增生，以中晚幼红细胞为主，细胞大小不一，以小细胞为主，核浆发育不平衡，胞质量少，染色偏蓝，出现"炭核"；巨核系正常。

缺铁性贫血的诊断标准还包括：血清铁<10.7μmol/L，总铁结合力>64.447μmol/L，转铁蛋白饱和度<0.15，骨髓小粒外铁消失，铁粒幼红细胞<15%，红细胞原卟啉（FEP）>0.9μmol/L（全血），血清铁蛋白<14μg/L，铁剂治疗有效，见表 1-11。

表 1-11　地中海贫血和缺铁性贫血的相关鉴别点

项目	地中海贫血	缺铁性贫血
发病年龄	幼年	中、青年女性
病因	血红蛋白异常	铁缺乏
网织红细胞	略增高或正常	正常或增高
血清铁蛋白	增高	降低
血清铁	增高	降低
总铁结合力	正常	增高
骨髓外铁	增高	降低
铁粒幼细胞数	增高	降低

【案例总结】

在积极贯彻国家二孩政策的同时，也应该积极宣传并提高孕妇的血常规检查意识，有效检出妊娠期各种贫血患者，进行对症治疗，避免对孕妇和胎儿造成影响。

【专家点评】

该案例清楚说明了缺铁性贫血与地中海贫血的区别。虽然两者血常规报告都显示小细胞低色素贫血，但是相关鉴别点有明显不同，不难鉴别。检验工作中最基础简洁的鉴别方法就是外周血细胞形态区分，缺铁性贫血外周成熟红细胞大小不一，以小细胞为主，中心淡染区扩大，如果缺铁严重，红细胞形状更加异常，可见靶形、椭圆形；结合其他检测项目，如血清铁降低、血清铁蛋白降低、总铁结合力增高更有利于鉴别。地中海贫血是一种常染色体隐性遗传病，存在珠蛋白链合成障碍，静止型携带者往往无临床症状，有时红细胞数量特别高，可以达到 6.0×10^9/L，血红蛋白相同情况下，红细胞数量比缺铁性贫血要高得多，而其外周血细胞形态变化不大，一般无须治疗。重型患者在幼年即可发病，外周血细胞形态也有各种变化，靶形红细胞是其特点之一。铁代谢障碍导致血清铁蛋白增高、血清铁增高，总铁结合力正常，重型患者不仅检验指标变化明显，也存在多种临床表现，如黄疸、肝脾大等。明确地中海贫血分型诊断需要基因检测，血常规是产前检查的基础检测项目，同时注重开展产前基因诊断。

【参考文献】

[1] 唐燕青，陈秋莉，陈碧燕，等.15969 例轻型α-地中海贫血的基因型和血液学分析 [J].中国计划生育学杂志，2017，25（1）：57.

[2] 李莉艳，李强，宋兰林，等.69 例αβ复合型地中海贫血的血液学和基因型研究 [J].实用妇产科杂志，2011，27（5）：378-382.

[3] 张慧敏，李少英，刘维强，等.αβ复合型地中海贫血的分子检测及血液学分析 [J].中国优生与遗传杂志，2011，19（7）：31-32.

[4] 赵妮丽，刘曌.红细胞分布宽度联合铁蛋白检测在缺铁性贫血女性患者诊断中的价值研究 [J].医药，2017，2：231.

16 错误血常规结果引发的思考

作者：杨佳锦（中南大学湘雅二医院检验科）

点评者：曲林琳（吉林大学第一医院）

【案例经过】

笔者在值夜班审核血常规时发现 1 例重度贫血的报告，血红蛋白 44g/L，属于危急值，马上对标本进行复查。从外观观察，标本确实非常稀薄，贫血应该比较严重，手工复查标本后结果也无明显变化。正打算备注"结果已复查"后发出报告，突然笔者注意到了该报告中 MCV 和 MCHC 异常，前者高达 138fl，而后者却低至 206g/L。

这种现象不符合正常的医学逻辑，根据 MCV、MCH 及 MCHC 贫血分为正常细胞性贫血、大细胞性贫血、单纯小细胞性贫血及小细胞低色素贫血四类[1]，该患者的结果并不能归为其中任何一类。那有可能是小细胞低色素贫血合并大细胞性贫血吗？但红细胞直方图中并没出现双峰红细胞，而是均一性红细胞，因此不支持该推测。那到底该如何解释这种现象呢？

【案例分析】

对此笔者分别从 MCV 异常升高或 MCHC 异常降低的角度进行初步分析。导致 MCV 异常升高的最常见的原因是红细胞凝集，但这种情况下的 MCHC 一般都是偏高的；如果 MCHC 结果反常偏低，根据其计算公式（HGB/HCT），患者可能是 HGB 假性偏低或 HCT 假性偏高。但实际工作中还尚未遇到过 HGB 假性降低的情况，因此应该优先考虑 HCT 假性升高，而且应该与 MCV 升高联系起来。综合以上分析，笔者推测该结果是因为 MCV 增大导致 HCT 升高，进而出现 MCHC 明显偏低。这说明标本中红细胞出现异常胀大，而这种情况有可能是输液污染导致渗透压改变引起的。

带着这个疑问，笔者联系了护士站，因换班无法了解抽血情况。询问患者的基本情况得知：患者为老年男性，1 个月前开始出现腹胀及黑便，入院查血红蛋白只有 69g/L，临床怀疑胃癌，现在粪便颜色仍偏黑。既然有黑便，那有可能是消化道出血导致的血红蛋白下降。但在上述疑问没有得到合理解释的情况下，还是建议在不输液侧抽血马上复查。随后，笔者陷入了沉思，假如这个患者当时不在病房，不能及时重新抽血复查，怎么办？是直接按血红蛋白 44g/L 报告临床吗？这样做可以避免患者出现不必要的意外，但临床值班医师会认为患者有明显的消化道出血而马上申请输血治疗。如果输血后复查结果又与之前结果不匹配，可能会导致一场纠纷。那有没有别的方法来佐证这种情况呢？

这时笔者想起了曾分享的一篇《电解质报告疑云》中的案例分析，简单地说，就是人体的电解质成分如钠、钾、氯等都是非常稳定的指标，即使在单纯的失血情况下也不会有太大波动。血常规抗凝剂是 EDTA 盐，只会干扰电解质中的钾、钙及镁。想到这个后，笔者将该血常规标本离心后上机检测钠、氯及二氧化碳结合力，发现 3 项结果均明显低于患者既往结果，说明存在被稀释的可能。恰在这时，重抽的血标本也送来了，重新上机检测，血红蛋白为70g/L，MCV及MCHC恢复至正常，再次证明此前是由输液稀释标本引起的错误结果。

【案例总结】

1.MCHC在血常规中对红细胞参数的审核具有重要的意义，对异常情况有着高度的敏感性，无论是升高还是降低都应该引起审核者的注意，不能轻易地放过可疑报告。这里顺便复习一下血常规复检规则中对MCHC的要求[2]：①当MCHC超过参考范围上限（20g/L）时，应对标本进行复检，检查标本是否有脂血、溶血、红细胞凝集及球形红细胞；②当MCHC<300g/L，同时，MCV正常或增高时，应寻找可能的原因如静脉输液污染，或其他标本的原因。正是由于笔者坚持执行复检规则，才避免了这次错误报告的发出。

2.虽然在意识到该结果无法解释后进行了沟通，并且患者的病情似乎也支持血红蛋白下降，但此时应该综合检验数据去看待这份结果，以避免轻易发出错误的报告而误导临床。血常规标本虽然在既往传统认识当中是不适合做电解质检测的，但那只是对部分电解质结果的干扰。人体电解质一般都是处于相对稳定的状态，很少出现大的波动，因此当混入输液时的液体后，其结果会出现明显变化，也是敏感的提示。

【专家点评】

日常血常规检测中，MCV、MCHC异常的情况较为常见，而MCV明显升高伴MCHC异常降低并不常见。本案例作者由值班时发现标本血常规MCV及MCHC反常，在排除标本形态问题和患者因素后，联想到之前《电解质报告疑云》中的经验，考虑本案例中MCV、MCHC异常是由输液所致，则血浆钠、氯及二氧化碳结合力降低，检测结果证实了猜想。

通过本案例可借鉴以下几点。①关于红细胞冷凝集：MCHC异常增高常在380g/L以上，且红细胞与血红蛋白不成比例，血涂片油镜下可见红细胞凝集。②关于血常规复检：根据国际血液学复检专家组推荐的41条自动全血细胞计数和白细胞分类计数复检规则，MCHC<300g/L，同时MCV正常或升高，可能为静脉输液污染或其他样本特异性原因。因此本病例需查找是否为静脉输液污染或其他原因。检测到原标本中钠、氯及二氧化碳结合力降低，考虑为混入输液所致。若能对复查标本检测得出钠、氯及二氧化碳结合力恢复正常，则更完善。③关于临床沟通：临床检验人员应加强与临床医、护、患的沟通，做好检验前标本的质量控制，从而保证结果准确。

【参考文献】

[1] 刘成玉，罗春丽. 临床检验基础 [M]. 5版. 北京：人民卫生出版社，2012.

[2] Barnes P W，McFadden S L，Machin S J，et al. The international consensus group for hematology review: Suggested criteria for action following automated CBC and WBC differential analysis [J]. Lab Hematol，2005，11（2）：83-90.

17 洞悉白细胞的质和量

作者：齐东强（同济大学附属杨浦医院检验科）

点评者：陈雪礼（九江市第一人民医院）

血常规检验是最基本的临床血液学检验，其检验的是血液中 3 种不同功能的组分，分别是红细胞、白细胞和血小板。通过观察其数量变化和形态分布，对疾病做出诊断，血常规是临床病情诊断常用的辅助检查之一。

白细胞是人体中一类起重要保护性作用的炎症细胞，在人体内担任着许多重要的角色并发挥作用。其有吞噬异物并产生抗体的作用，有对机体损伤治愈的能力，有抗御病原体入侵的能力，有对疾病的免疫抵抗能力等。我们常常根据报告单上白细胞的数量来判断机体是否发生炎症或损伤等，以及根据白细胞的分类判断是否为细菌性感染或病毒性感染，以指导临床用药。

白细胞的正常参考范围有人群差异。成人为 $(4 \sim 10) \times 10^9$/L，儿童为 $(5 \sim 12) \times 10^9$/L，6 个月至 2 岁婴幼儿为 $(11 \sim 12) \times 10^9$/L，新生儿为 $(15 \sim 20) \times 10^9$/L。一般成人在轻微炎症时白细胞轻度增高，少数会超过 30×10^9/L，除非发生严重感染、脓毒血症、肿瘤、血液病或处于新生儿期等；而白细胞降低多见于肿瘤放化疗、血液透析后等[1-3]。另外，不同患者白细胞基线水平不同，在临床中对患者病情应个性化处理。

【案例经过与案例分析】

案例 1：

患者，男，50 岁，因急性上呼吸道感染在笔者所在医院夜间急诊查血常规，该患者无笔者所在医院病史，采集标本后在 Sysmex XN-2000 上检测，结果显示红细胞、白细胞、血小板三系都偏低，尤以血小板降低最为明显。三系结果：WBC 3.1×10^9/L，RBC 1.83×10^9/L，PLT 5.0×10^9/L。该患者采血顺利，标本未出现凝集现象，随后将标本在 Sysmex XS-800i 上进行复测，结果很接近，两台仪器也未曾报警凝集。初次怀疑 EDTA-K$_2$ 依赖，随后与患者沟通重抽血复测，同时附抽一管枸橼酸钠抗凝全血[4]，检测结果也是如此，同时针对血小板很低的情况，采用 Sysmex XN-9000 低值血小板通道（PLT-F）进行检测，结果也是如此。期间询问患者近期是否用药或进行其他治疗，患者诉仅白天服用过一次感冒药，仅有咽炎病史，现精神不佳。排除药物影响，最后推片染色镜检，细胞形态学结果见图 1-38。

图 1-38A 中较大的有核细胞核仁较明显，图 1-38B 中有核细胞不仅有核仁，细胞边缘有瘤状突起，这些都是未成熟细胞的结构特点。镜下未见血小板聚集现象，血小板数量确实较少。这种三系降低的结果结合镜下未成熟细胞，容易怀疑为血液病，所以及时打电话通知急诊医师做紧急转科处理。后续对该患者情况追踪了解，通过组化染色、骨髓穿刺等检查，确诊为骨髓增生异常综合征。

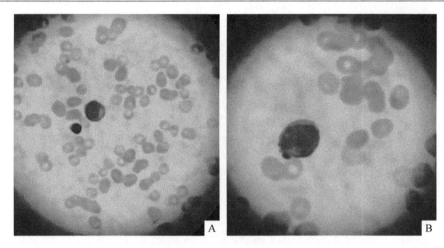

图 1-38　全血细胞涂片（瑞氏-吉姆萨染色，×1000 倍）

图中紫红色细胞为幼稚粒细胞（见二维码彩图）

案例 2：

患者，男，首次来笔者所在医院查验血常规，标本在 Sysmex XN-9000 上检查，WBC 结果高达 144×10⁹/L，笔者所在医院信息系统中无该患者病史信息参照。另两系结果：RBC 3.05×10⁹/L，PLT 26×10⁹/L。查看仪器检测结果显示的散点图、曲线图，见图 1-39。

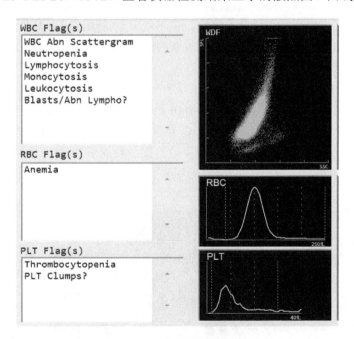

图 1-39　检测结果的散点图、曲线图

从图 1-39 中可以看出，除下面少数浅蓝色散点区域，其上面是很大面积的灰白色散点区域，"WBC Flag（s）"显示白细胞增多、白细胞分布异常及原始细胞。RBC、PLT 未见明显异常。后推片镜检见图 1-40。

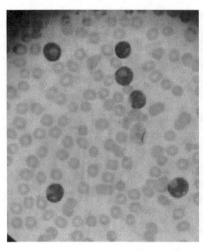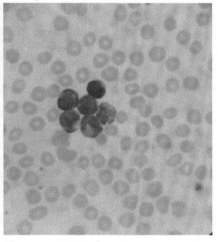

图 1-40　全血细胞涂片（瑞氏-吉姆萨染色，×1000 倍）

　　镜下可见大量有核细胞，核质比增大，胞核充满胞质，核仁明显，提示未成熟细胞，未见血小板聚集现象。该患者临床诊断为白细胞异常增多症，后转入笔者所在医院进一步观察治疗。后期对其进行骨髓穿刺、化学染色等一系列检验，确诊该患者为急性粒细胞白血病未分化型（AML-M1），并及时开展临床治疗。

　　如白细胞较高，且散点图中出现灰白色区域，则应判断该患者是否有血液病；若白细胞较高，但散点图未出现灰白色散点区域，也不能完全排除该患者有血液病，这种结果仍需仔细排查。若出现白细胞增高，散点图有灰白色区域，则需对该患者的检测结果进行进一步检测分析，查明原因。

　　案例 3：

　　患者，女，出生 1 天，于 Sysmex XS-800i 检查血常规。检测结果：WBC 36.6×10^9/L，RBC 5.09×10^9/L，PLT 379×10^9/L。WBC 异常增高。查看仪器报警信息，见图 1-41，散点图中出现灰白色区域，"WBC Flag（s）"提示幼稚粒细胞，怀疑该患者造血系统异常。

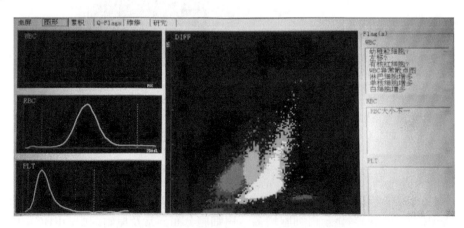

图 1-41　Sysmex XS-800i 检测的散点图、曲线图

若仅根据检测结果和仪器提供的图形及报警信息，则应怀疑该患儿极大可能患有血液病。但若结合该患儿的基本信息，为刚出生仅一天的新生儿，则可了解到此时新生儿机体正处于造血期，体内白细胞在不断增殖、分化、成熟，其过程中新生儿会生理性出现未成熟粒细胞，同时红系细胞和血小板也因在造血期而较正常成年人水平高。

【案例总结】

上面 3 个案例都是在日常检验工作中经常会遇到的，因白细胞数量和形态的异常变化，而引起检验人员的注意。敏感地发现异常白细胞数量后可能隐藏的异常病情，尤其是白细胞数量变化不大，但因形态学异常，足以引起重视的标本或结果，对疾病的及早发现、及早诊疗具有重要意义。所以，检验人员在日常工作中，发现白细胞数量和形态异常时，要及时处理分析，会正确看懂分析仪器散点图和报警信息，会耐心推片染色镜检每一份异常标本，会结合患者个体差异对结果的合理性做出正确判断，会主动和临床医护人员沟通患者的相关情况，只有综合所有信息，才能发出一份质量合格的血常规报告。

因此，在实际临床检验工作中，认真对待每一份标本，正确分析处理标本结果，合理对待检测结果所对应的患者，把控质量，是做好检验工作、做合格检验人的宗旨。

【专家点评】

看懂散点图是检验人员的基本功，也是判断日常大量血常规报告是否复检的很好技能。有人形容"散点图犹如满天星，色彩缤纷，形态各异，让人眼花缭乱，傻傻分不清楚"，这是对散点图的"难"和"重要性"的一种表达。作者能够较好地掌握血常规复检规则，及时通过血细胞形态学进行初筛，让患者能够及时得到诊治，发挥了检验作为医疗行业的"侦察兵"的作用。检验人员需要能练就识别异常散点图的一双"慧眼"，结合患者症状，主动与临床医护人员沟通，这样，检验科才能发放最有质量保证的报告。

【参考文献】

[1] 王志刚. 肿瘤放化疗后白细胞减少症的应对措施 [J]. 世界最新医学信息文摘，2019，19（25）：5.

[2] 徐良额，邓九零，唐镔镔，等. 中医药治疗恶性肿瘤放化疗后白细胞减少症研究进展 [J]. 浙江中西医结合杂志，2017，27（11）：1011-1015.

[3] 詹秋楠，陈晓莉，李丹丹，等. 中性粒细胞与淋巴细胞比值在腹膜透析相关性感染中的临床意义 [J]. 中国血液净化，2018，17（7）：446-449.

[4] 陈玥，王建成，张凤梅，等. EDTA-K_2 诱导血小板假性减少症患者的不同检测方式及结果分析 [J]. 临床和医学实验杂志，2018，17（18）：2009-2011.

18　脱颗粒嗜酸性粒细胞导致白细胞分类异常

作者：杨佳锦（中南大学湘雅二医院检验科）
点评者：张媛媛（中国人民解放军联勤保障部队第 940 医院）

【案例经过】

在审核血常规结果时，笔者发现一报告提示白细胞分布异常，遂查看血细胞分析仪（Sysmex XN-9000）白细胞散点图（图 1-42），可见中性粒细胞群及嗜酸性粒细胞群并没有区分开，因此需要进行人工镜检确认分类。镜下分类嗜酸性粒细胞（图 1-43 箭头所指）达28%，但形态有以下特点：细胞核正常，胞体大，但胞质内嗜酸性颗粒少且分布不均导致部分区域无颗粒。那么，该标本这种特殊的嗜酸性粒细胞是如何干扰仪器分类的呢？它的出现又有怎样的隐情呢？

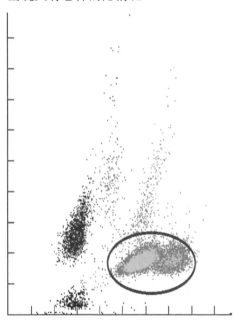

图 1-42　白细胞散点图

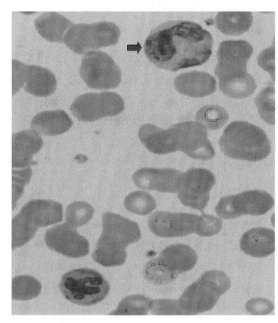

图 1-43　嗜酸性粒细胞（瑞氏–吉姆萨染色，×1000 倍）

【案例分析】

白细胞散点图是对细胞综合特征的反应，因此笔者推断该标本散点图异常应该与其特殊的嗜酸性粒细胞有关。要破解其中的迷局，首先要知道散点图中的中性粒细胞群和嗜酸性粒细胞群是如何区分开的。以 Sysmex 血细胞分析仪散点图为例，白细胞分类是根据前向散射光（FSC，反映细胞体积）、侧向荧光（SFL，反映核酸含量）和侧向散射光（SSC，反映胞质内含物及颗粒复杂程度）共同决定的。根据不同的组合可以得到以下 3 种散点图

（图1-44），其中图1-44A（Y轴为SFL，X轴为SSC）是平时最常见到的。为了更加直观，以中性粒细胞群为目标划出其对应在X轴及Y轴上的范围，即图1-44中红线及蓝线所包围的区域。可以看到图1-44A中两种细胞主要依靠X轴水平差异进行区分，而Y轴上两种细胞基本处于同一水平上。同理，图1-44B中两种细胞也主要依靠X轴进行区分，图1-44C中两者基本位于同一区域内，是无法区分的。

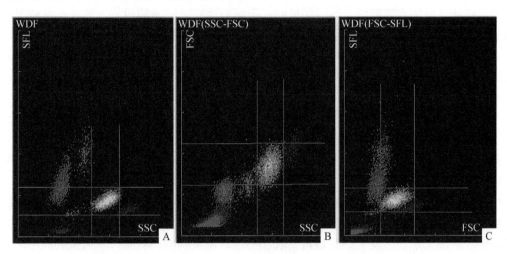

图1-44　FSC、SFL及SSC三种信号不同组合时的白细胞散点图

综上所述，中性粒细胞与嗜酸性粒细胞的主要区别在于两者的SSC强度不同，根据SFL和FSC是无法分辨两种细胞群的。前面提到了SSC表示的是颗粒复杂程度，那何谓颗粒复杂程度呢？借用免疫散射比浊法的原理，即免疫复合物颗粒越大，散射光越强，颗粒浓度越高，散射光强度也越大。因此SSC反映细胞内颗粒的密度与大小。虽然嗜酸性颗粒比中性颗粒大，折光性强，但为了进一步增强嗜酸性颗粒对光的散射强度，在染液中其实还加了一种可以与其结合的大分子有机酸，最终使得嗜酸性粒细胞得以与中性粒细胞明显区分开。

了解仪器检测的基本原理之后，就比较容易理解下列情况中导致散点图中这两种细胞群无法很好区分的原因了。疟原虫感染时，中性粒细胞吞噬疟色素后，可增强其SSC强度[1]；化疗后使用升白药物或严重感染均可出现中性粒细胞中毒改变，中毒颗粒增多、增大也可增强SSC[1]；亚硝酸盐中毒可改变血液酸碱度，使中性颗粒呈弱碱性后同样可结合染液中大分子有机酸[2]。回到本案例，笔者认为正是由于该患者嗜酸性粒细胞内颗粒密度明显降低导致SSC强度减弱，削弱了两种细胞群的差异性，最终嗜酸性粒细胞无法与中性粒细胞群完全区分开。

【案例总结】

根据以上分析，散点图异常之谜似乎已经被破解，但为什么该患者会出现这样的嗜酸性粒细胞呢？该患者之前就诊于笔者所在医院心内科，查询病史了解到其因水肿和心悸入院。住院期间该患者多次查血常规均显示嗜酸性粒细胞增高，同时肌钙蛋白等心肌损伤标志物水平明显升高，骨髓穿刺未提示恶性血液疾病，最终诊断为"嗜酸性粒细胞增高性心内膜炎"。

嗜酸性粒细胞增高性心内膜炎又称勒夫勒心内膜炎，属于特发性嗜酸性粒细胞增多综合征（IHES）中的一种表现形式。IHES 的诊断需同时具备以下条件：①外周血嗜酸性粒细胞明显增加（＞$1.5×10^9$/L），并持续 6 个月以上；②出现多系统器官损害，无其他原因可以解释；③不能找到可诱发嗜酸性粒细胞增多的常见病因。IHES 可累及心脏、神经、肾脏、皮肤及消化道等部位，其致病机制在于嗜酸性粒细胞浸润组织，然后在各种因素的刺激下发生脱颗粒现象，浸润组织被嗜酸性颗粒的毒性作用所损伤[3]。正由于这样的机制，在 IHES 受累组织中可观察到嗜酸性粒细胞出现空泡和脱颗粒的形态学异常，这与外周血看到的特殊嗜酸性粒细胞改变相一致。

【专家点评】

血常规检查为常用检验项目，现在仪器自动化程度较高，可有效提高工作效率，但应注意血细胞分析仪在异常细胞的筛选上存在缺陷，制订合理的复检标准可进一步保证检验质量，尤其对于异常散点图。本案例中，中性粒细胞群及嗜酸性粒细胞群未明显区分，需进行镜检程序，通过镜检，可发现嗜酸性粒细胞偏高，同时又是脱颗粒型嗜酸性粒细胞，可辅助诊断嗜酸性粒细胞增多性心内膜炎，此病较少见，其病理过程可分为坏死期、血栓形成期、纤维化期，多发于热带地区青壮年男性，属限制型心肌病，发病机制尚不清楚，可能与免疫复合物补体激活后破坏嗜酸性粒细胞或心肌收缩挤压出现脱颗粒现象相关，因此血常规检查在此疾病诊断中有着不可或缺的影响。

【参考文献】

[1] 张丽，陈卫民，黄平. Sysmex XE-2100D 全自动血细胞分析仪嗜酸性粒细胞散点图与检测结果的相关性探讨 [J]. 检验医学与临床，2010，7（11）：1073-1074.

[2] 程翔，郑善銮，王刚强. 亚硝酸盐中毒引起嗜酸性粒细胞假性增高 1 例 [J]. 检验医学，2016，31（12）：1097-1098.

[3] 杨志瑜. 嗜酸性粒细胞增多致限制型心肌病 1 例 [J]. 疑难病杂志，2014，13（2）：206-207.

19　甄别 EDTA 依赖性假性血小板减少

作者：吴志丹（江苏省江阴市人民医院检验科）
点评者：薛荣利（中国人民解放军联勤保障部队第 940 医院）

抗凝剂 EDTA 诱导血小板中的特殊蛋白使血小板发生凝集，并且使全自动血细胞分析仪计数血小板时出现假性减少的现象称为 EDTA 依赖性假性血小板减少症（EDTA-PTCP）。该现象引起国内外学者的高度重视，已有大量与其相关的文献和病例报道。如果不能及时、准确地鉴别 EDTA-PTCP，不仅会增加患者额外的检查，甚至会导致临床误诊、误治。实验室是通过对血小板计数偏低的标本进行推片镜检及人工计数来发现 EDTA-PTCP 的，要求工作人员具备丰富的临床工作经验，否则很容易漏诊。

Sysmex XN 系列全自动血液分析仪可以利用独特的荧光染料将血小板选择性地染色，利用流式细胞术原理通过 PLT-F 通道对血小板进行精确计数，可以有效避免红细胞碎片、网织红细胞的干扰。笔者所在科室的全自动血液分析仪成功自动甄别出 1 例 EDTA-PTCP 患者。但是，经过研究发现，不能简单、机械地引用系统修正后的血小板的数据，该数据与患者真实结果尚有差异。

【案例经过】

笔者照常审核报告，在将全自动血液分析仪自动推好的血涂片人工镜检时，发现 1 例标本镜下见涂片尾部血小板簇状聚集，还可见血小板黏附于白细胞周围，形成"血小板卫星"现象，未见巨大血小板，见图 1-45。

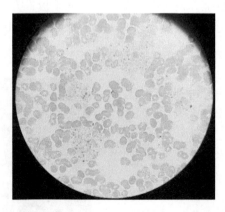

图 1-45　EDTA 抗凝血涂片镜检（×1000 倍）

随即调出了该患者的原始数据，仪器第 1 次检测该标本时，PLT 计数为 34×10^9/L，见图 1-46、图 1-47。

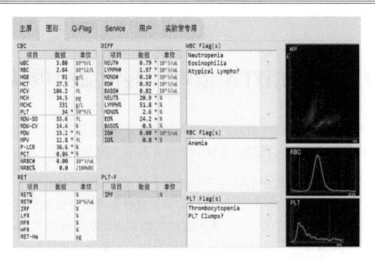

图 1-46　血液分析仪 Sysmex XN 全血细胞计数及分类结果

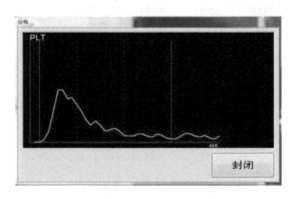

图 1-47　EDTA 抗凝血小板直方图

仪器报警"血小板减少症？血小板聚集？"，血小板直方图显示翘尾，提示可能存在凝血干扰。利用 PLT-F 通道重新检测该标本，PLT 计数 126×10^9/L，见图 1-48～图 1-50。

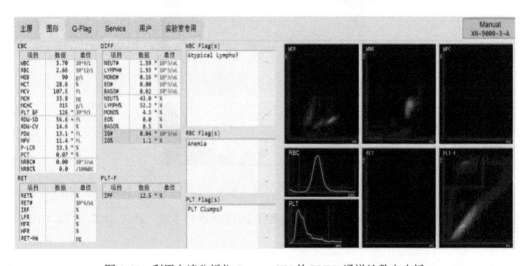

图 1-48　利用血液分析仪 Sysmex XN 的 PLT-F 通道计数血小板

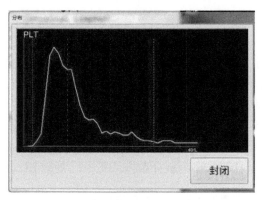

图 1-49 PLT-F 通道计数血小板直方图

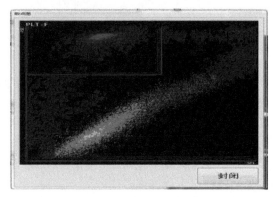

图 1-50 PLT-F 通道计数血小板散点图

　　仪器检测结果提示标本存在凝集，且尚不能排除由护士采血不畅导致，随即通知临床重新采血送检，检测结果与首次一致。但是，目前尚不能确定该患者血小板聚集、计数假性降低是由抗凝剂 EDTA 引起的，于是通知临床使用肝素抗凝管重新采血送检。次日，临床护士用肝素抗凝管重新采集静脉血送检，仪器计数血小板为 245×10^9/L，属于正常范围，推片镜检见血小板三五成群、散在分布，无聚集现象，见图 1-51、图 1-52。

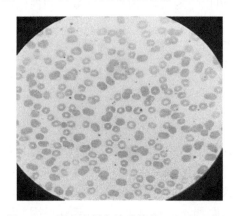

图 1-51 肝素抗凝血涂片镜检（×1000 倍）

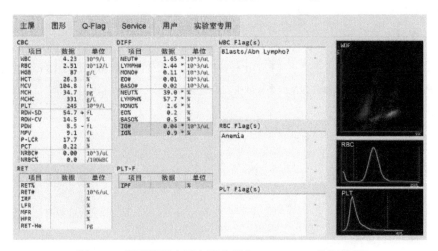

图 1-52 肝素抗凝血用血液分析仪 Sysmex XN 检测结果

【案例分析】

血小板复检结果与初次计数值相差甚远，初次结果已经达到了危急值，需要通知临床医师密切关注；而利用 PLT-F 通道复检计数血小板结果正常。PLT-F 通道计数血小板的原理是利用特异性荧光染料将血小板进行染色，利用流式原理对荧光颗粒进行计数，其特异度可以与 CD41/CD61 免疫学的血小板检测相当，因此其检测的准确度很高[1]。由此可见，初次结果是错误的，复检结果更接近真实值。次日，利用肝素抗凝管重新采集的静脉血复检，血小板计数完全正常。至此，可以明确该患者首次血小板计数降低是由抗凝剂 EDTA 诱导的假性血小板降低。

【案例总结】

肝素抗凝血小板计数与 PLT-F 通道血小板修正值虽都在正常范围内，但相差也较大，其原因可能是 PLT-F 通道计数血小板时特异性染料不能有效地将包裹在聚集团块中央的血小板染色，导致计数偏低。因此，不能简单地将仪器 PLT-F 通道的修正值作为患者最终血小板计数报告给临床，而是应该换用肝素抗凝管重新采血检测或人工计数，以免误报结果。常菁华等[2] 报道阿米卡星可以作为处理 EDTA 依赖的假性血小板减少的一线方法在临床普及。

此外，大血小板、小红细胞、红细胞碎片等对血小板计数造成的干扰可以经过 PLT-F 通道得以有效、准确地修正。

【专家点评】

该案例为抗凝剂 EDTA 依赖性假性血小板减少的实例。其主要原因可能为血小板膜糖蛋白（GP）Ⅱ/Ⅲa 在其抗体存在下形成复合物并与 EDTA 结合形成凝块，从而导致血小板假性减少，应该引起检验医师的重视。仪器 PLT-F 通道复检血小板可有效地排除部分影响因素，常规工作中不应忽视仪器的其他使用功能。在临床工作中，当出现与临床不符的血小板结果时，检验医师与临床医师一定要沟通，共同查找原因，避免因假性减少而进行骨髓穿刺等过度医疗。

【参考文献】

[1] 冯光. 电阻抗法和光学法检测血小板数的比较评价 [J]. 广州医药，2012，43（3）：47-49.

[2] 常菁华，王剑飚. EDTA 依赖性假性血小板减少的实验室解决思路 [J]. 检验医学杂志，2014，29（7）：733-737.

20 值得深思的误诊病例

作者：余玲玲（温州医科大学附属第二医院检验科）
点评者：李惠（郴州市第一人民医院）

EDTA 依赖性假性血小板减少症（EDTA-PTCP）[1]的病例在平时检验工作中时有遇到，并可能引起误诊，尤其在基层医院时有发生，多由于检验人员镜检意识淡薄而不能及时纠正，通常在患者到上级医院重新抽血检验时才被纠正。笔者遇到过这样的病例，体会颇深。

【案例经过】

患者，女，44 岁，于 2016 年 3 月 21 日来笔者所在科室检查血常规。在审核时笔者发现该患者 PLT（Sysmex XE-5000）检测结果为 $90×10^9$/L，符合笔者所在科室制定的血细胞复检规则，故进行血涂片显微镜镜检，镜下可见 PLT 聚集成堆（图 1-53A）。众所周知，引起 PLT 聚集的原因可能是抽血不顺或未充分混匀，也可能是 EDTA 诱导[2]。于是在确认该标本无肉眼可见凝块后，对其进行了复查，仪器复检结果降为 $30×10^9$/L，故可初步断定该患者为 EDTA-PTCP，遂马上联系患者来检验科重新抽血复查，并了解其是否有皮肤黏膜瘀点或瘀斑、牙龈出血等症状。在得知该患者并无上述 PLT 减少的症状后，更加明确了该例患者为 EDTA-PTCP。于是采用空白管和枸橼酸抗凝管（抗凝剂与血液比例为 1：9）[3]抽血后马上检测以排除 EDTA 促聚作用，PLT 检测结果分别为 $190×10^9$/L 和 $186×10^9$/L（按血液与抗凝剂比例进行换算后的结果），并对枸橼酸抗凝管血液进行涂片镜检，可见 PLT 呈散在分布（图 1-53B），进一步证实了该患者为 EDTA-PTCP。

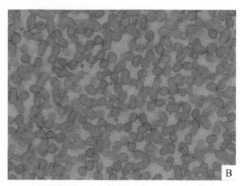

图 1-53　血涂片显微镜镜检结果（10×40 倍）

A.EDTA-K$_2$抗凝管；B.枸橼酸抗凝管

【案例分析】

本来这是一起非常常见的 EDTA 诱导引起的 PLT 假性减少事件。可患者在拿到报告单后对笔者的结果表示了质疑，说自己是特发性血小板减少性紫癜（ITP）患者，PLT 一直是低的，这次为什么这么高？说自己吃药时都没见好转，现都停药1个多月了，怎么还正常了？是不是结果不准确呢？患者自述2015年8月在市区某体检中心PLT检测结果为80×10^9/L，以往每年体检结果也都相差不多，偶有降到45×10^9/L，重新抽血复查后为90×10^9/L左右。2015年12月因关节炎就诊某专科医院（医院甲）时，检测结果PLT只有55×10^9/L。为求进一步治疗，前往另一所医院（医院乙）血液科就诊，多次检查PLT结果均较低，也做了骨髓穿刺、染色体、肝肾功能、免疫球蛋白、自身免疫性抗体等相关检查，结果均正常。2016年1月PLT检测结果低至22×10^9/L，被诊断为ITP，并遵医嘱开始服用提升血小板胶囊，共服用16盒，约20d，不见好转，又遵医嘱服用糖皮质激素，医师告知若无好转，需行脾切除术。后因害怕激素类药物副作用太大，自行停药，并赴上海某知名医院（医院丙）就诊，PLT检测结果为105×10^9/L，医师告知可以先不进行治疗，PLT虽然在数量上较低，但功能应该还是好的，其并无任何临床相关症状。出于担心，患者来笔者所在医院方便门诊开单再次复查，所以才有了上述质疑。于是笔者向患者就其血小板"减少"原因进行了耐心的解释，嘱其放心，实际上PLT数量是正常的。患者拿着报告单露出了舒心的笑容。

那么一个比较常见的EDTA-PTCP病例，何以多家医院均未发现而造成误诊、误治呢？这值得我们深思！笔者将该患者提供的各家医院血常规检验报告单信息进行了整理，见表1-12，并对可能造成误诊、误治的原因进行了分析。首先可能是体检中心和专科医院甲的检验人员过分依赖自动化仪器分析结果，不重视血涂片显微镜镜检[4]，再加上其平时患者群体的特殊性，可能较少遇到此类患者，对EDTA-PTCP认识不够，所以当该患者PLT在50×10^9/L左右时，处理依然只是重新抽血、仪器复查。其次是医院乙的检验人员，为何多次多人都未发现呢？最大的原因可能是被临床诊断所迷惑了，因开单医师录入的都是"血小板减少症"，所以可能理所当然地认为结果与临床相符，而未进行镜检。所幸，该患者在医院丙复查时，抽血后标本放置时间不长，所以PLT结果为105×10^9/L，在参考值范围内，若仪器未出现相关报警提示，则可以不镜检。

表 1-12　患者各就诊医院血常规报告单信息及 PLT 结果

就诊日期	就诊医院	就诊科室	开单医师	PLT结果（$\times10^9$/L）	检验者	审核者
2015年8月16日	某体检中心			80	a	A
2015年12月10日	医院甲	康复科	甲	55	b	无
2016年1月14日	医院乙	血液科	乙	38	c	B
2016年1月21日	医院乙	血液科	乙	22	c	C
2016年1月25日	医院乙	血液科	丙	62	d	D
2016年2月5日	医院乙	血液科	丁	33	d	E
2016年2月17日	医院乙	血液科	戊	52	e	F
2016年2月17日	医院乙	血液科	丁	45	e	F
2016年3月5日	医院丙	血液科	己	105	f	G
2016年3月21日	笔者所在医院	方便门诊	庚	190	g	H

注：甲至庚代表不同开单医师；a～g代表不同检验者；A～H代表不同审核者。

【案例总结】

以上最主要的原因还是不重视血涂片显微镜镜检。因此，检验人员应严格遵循复检规则[5]，进行镜检。此外，即使在众多医院检验结果实现互认的今日，也不能盲目地相信其他医院或他人的检验结果，必要时，还是要持怀疑的态度，尤其是当发现结果与临床症状不相符时，即使是权威机构出具的报告，也要进行确认。当然，在追求更短的 TAT 以更好地为广大患者服务的当今，可以对多次在同一实验室检测的部分符合复检规则又与临床诊断相符的结果，不进行镜检而直接报告。但对于首次来本实验室检测者，即使与临床诊断相符，建议还是要镜检复检，以保证检验质量，避免漏诊、误诊。同时，检验人员要有一定的职业敏感性，对于临床或患者有异议的结果，一定要严格遵循复检规则，进行镜检确认。如表 1-12 所示，该患者于 2016 年 2 月 17 日上午、下午各检验了 1 次血常规，同科室不同医师开的医嘱，是否可以敏感地认为下午开单的医师对其结果也有了异议呢？或者患者对检验结果表示怀疑而去重新开了医嘱复查呢？在此情况下，检验人员在审核下午那份报告时是否该意识到要进行镜检确认，并积极和临床沟通[6,7]，而不只是盲目地进行前后核对就发出报告呢？有时，检验人员的一个微小举动，给患者带来的却是一生的福音；而一个小小疏忽，给患者留下的将是长期的困扰。

【专家点评】

血小板减少有真性减少，也有假性减少，本文着重针对 1 例 EDTA 诱导的血小板聚集引起的假性减少案例进行了相应分析，多个实验室不同时期出具的血常规报告均提示血小板减少，虽无临床指征支持原发性血小板减少性紫癜，却因为太多的实验室检查结果"证实"血小板大幅度减少，临床还是给予了药物治疗，甚至提出了药物无效的情况下进行脾切除。可见每个实验室应该审视自己的报告，根据国际 41 条复检规则制定适合自己实验室的复检规则，尤其对于血小板首次结果低于 $100×10^9/L$ 的情况应多存疑而对标本进行涂片复检，排除血小板假性减少的原因，如 EDTA 诱导的血小板聚集、血小板卫星现象、巨大血小板、样品采集引起的血小板聚集等，以减少患者不必要的经济负担与心理压力。

【参考文献】

[1] Zandecki M，Genevieve F，Gerard J，et al. Spurious counts and spurious results on haematology analysers：a review. Part I：platelets [J]．Inter J Lab Hematol，2007，29（1）：4-20.

[2] 梁树芬，田芳英. 血细胞分析仪检测血小板假性减少原因分析及纠正探讨 [J]．中国药物与临床，2016，16（1）：130-131.

[3] 冯戟，罗丹，王照峰，等. EDTA 诱导假性血小板减少症的临床检验诊断 [J]．国际检验医学杂志，2012，33（21）：2592-2593.

[4] 丛玉隆. ISO15189 认可现场评审引发的对细胞形态学检验问题的思考 [J]．中华检验医学杂志，2008，31（7）：725-728.

[5] Barnes P W，Mcfadden S L，Machin S J，et al. The international consensus group for hematology review：suggested criteria for action following automated CBC and WBC differential analysis [J]．Lab Hematol Offic Pub Inter Society Lab Hematol，2005，11（2）：83-90.

[6] 戴小勇. 积极沟通解决血小板检测假性特发性减少个案 1 例 [J]．国际检验医学杂志，2013，34（10）：1342.

[7] 顾兵，郑明华，陈兴国. 检验与临床的沟通：案例分析 200 例 [M]．北京：人民卫生出版社，2011.

21 遇到冷凝集标本该如何处理

作者：戚佩谊　冯杰雄（广州市红十字会医院检验科）
点评者：邓昆（重庆医科大学附属第三医院）

血常规是临床最常用的检测项目之一，全自动血细胞分析仪提高了血常规检测结果的准确性，但仍受到多种因素的影响，其中冷凝集是影响血常规检测结果准确性的常见因素之一。下面对笔者所在医院近期的1例冷凝集标本处理方法进行探讨。

【案例经过】

患者，女，35 岁，诊断为自身免疫性溶血性贫血而入院治疗。血常规检测结果见图1-54。

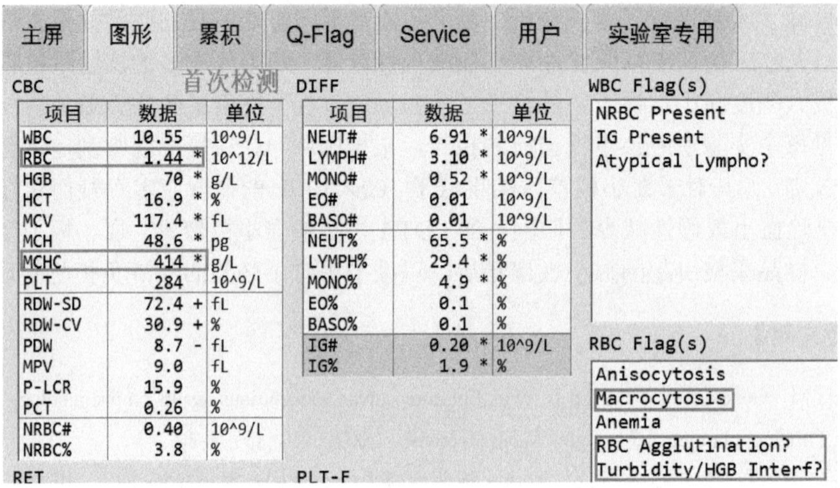

| 主屏 | 图形 | 累积 | Q-Flag | Service | 用户 | 实验室专用 |

CBC （首次检测）

项目	数据	单位
WBC	10.55	10^9/L
RBC	1.44 *	10^12/L
HGB	70 *	g/L
HCT	16.9 *	%
MCV	117.4 *	fL
MCH	48.6 *	pg
MCHC	414 *	g/L
PLT	284	10^9/L
RDW-SD	72.4 +	fL
RDW-CV	30.9 +	%
PDW	8.7 -	fL
MPV	9.0	fL
P-LCR	15.9	%
PCT	0.26	%
NRBC#	0.40	10^9/L
NRBC%	3.8	%
RET		

DIFF

项目	数据	单位
NEUT#	6.91 *	10^9/L
LYMPH#	3.10 *	10^9/L
MONO#	0.52 *	10^9/L
EO#	0.01	10^9/L
BASO#	0.01	10^9/L
NEUT%	65.5 *	%
LYMPH%	29.4 *	%
MONO%	4.9 *	%
EO%	0.1	%
BASO%	0.1	%
IG#	0.20 *	10^9/L
IG%	1.9 *	%
PLT-F		

WBC Flag(s)
NRBC Present
IG Present
Atypical Lympho?

RBC Flag(s)
Anisocytosis
Macrocytosis
Anemia
RBC Agglutination?
Turbidity/HGB Interf?

图 1-54　患者首次血常规检测结果

检测结果：白细胞（WBC）10.55×10^9/L，红细胞（RBC）1.44×10^12/L，血红蛋白（HGB）70g/L，平均红细胞体积（MCV）117.4fl，平均血红蛋白量（MCH）48.6pg，平均红细胞血红蛋白浓度（MCHC）414g/L，也许很多检验医师不太注意 MCHC，而其他结果没什么异常，会直接发出结果。

然而值班医师发现 MCHC>365g/L，血红蛋白与红细胞严重不成比例（一般健康人血红蛋白与红细胞比值为 30∶1），按照科室设置的推片规则操作。①复检条件：MCHC≥参考范围上限 20g/L；②复检要求：检查标本是否有脂血、溶血、RBC 凝集及球形红细胞。查看该患者外周血标本可见细砂状凝集（滴于玻片肉眼可见细砂样凝集，图 1-55），经血涂片镜检可见明显的红细胞凝集现象。该标本为明显的冷凝集标本。

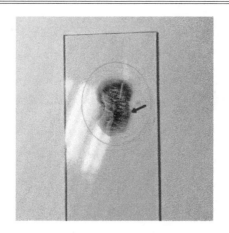

图 1-55 患者外周血标本

查看仪器，"Q-flag" 存在以下报警："RBC Agglutination?""Turbidity/HGB Interf?"
"Marocytosis"。其提示红细胞凝集，血红蛋白和红细胞比例失衡，MCHC 明显升高。报警
还提示巨大红细胞（图 1-56）。

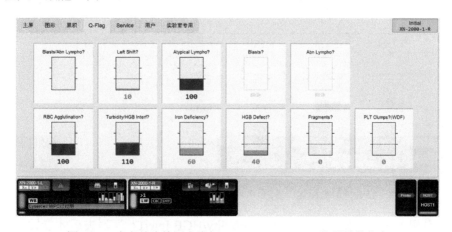

图 1-56 患者首次检测血常规，Sysmex XN-2000 仪器报警信息

【案例分析】

1. 对于该标本，重新置于 37℃水浴箱 30min，取出观察试管内抗凝血，未发现管壁内有
凝集颗粒，混匀后立即上机再次测定，结果（图 1-57）：WBC 11.32×10⁹/L，RBC 1.52×10¹²/L，
HGB 71g/L，MCV 121.7fl，MCH 46.7pg，MCHC 384g/L。一般情况，水浴后重新检测，
觉得结果应该可以发出。然而 MCHC 为 384g/L，还触犯 MCHC≥参考范围上限 20g/L，
需复检。查看"Q-flag"仍存在"Turbidity/HGB Interf?""Marocytosis"报警（图 1-58），
对于该标本，继续观察是否有红细胞冷凝集、乳糜血、溶血或球形红细胞增多等情况，肉
眼观察已经无凝集现象，推片进行瑞氏染色镜检，镜下仍可见凝集现象。对水浴后还存在
"Turbidity/HGB Interf?""Marocytosis"报警有疑惑，血红蛋白与红细胞还是不成比例，怎
么样才能获得准确结果呢？

| 主屏 | 图形 | 累积 | Q-Flag | Service | 用户 | 实验室专用 |

水浴后

CBC			DIFF			WBC Flag(s)
项目	数据	单位	项目	数据	单位	NRBC Present
WBC	11.32	10^9/L	NEUT#	7.65 +	10^9/L	IG Present
RBC	1.52 -	10^12/L	LYMPH#	3.06	10^9/L	
HGB	71 *	g/L	MONO#	0.57	10^9/L	
HCT	18.5 -	%	EO#	0.03	10^9/L	
MCV	121.7 +	fL	BASO#	0.01	10^9/L	
MCH	46.7 *	pg	NEUT%	67.6	%	
MCHC	384 *	g/L	LYMPH%	27.0	%	
PLT	271	10^9/L	MONO%	5.0	%	
RDW-SD	80.3 +	fL	EO%	0.3	%	
RDW-CV	32.3 +	%	BASO%	0.1	%	
PDW	8.7 -	fL	IG#	0.21	10^9/L	RBC Flag(s)
MPV	9.0	fL	IG%	1.9	%	Anisocytosis
P-LCR	16.3	%				Macrocytosis
PCT	0.24	%				Anemia
NRBC#	0.43	10^9/L				Turbidity/HGB Interf?
NRBC%	3.8	%				
RET			PLT-F			

图 1-57　患者外周血标本经 37℃水浴后的检测结果

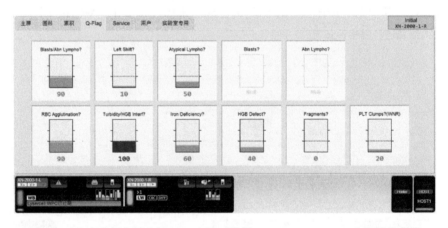

图 1-58　患者外周血标本经 37℃水浴后检测，Sysmex XN-2000 仪器报警信息

2. 查看相关文献，水浴后只有当"Turbidity/HGB Interf？"消失后才能发布结果。该标本可能是高效价冷凝集素干扰，于是采取置换血浆，将标本置于转速 800r/min、离心半径 13cm 离心机，离心 10min，避免红细胞发生变形[1, 2]，观察标本不存在乳糜血、溶血或黄疸，采用等量置换法用生理盐水将血浆置换后立即混匀重新测定，结果见图 1-59（WBC 11.63×10^9/L，RBC 1.89×10^12/L，HGB 66g/L，MCV 110.6fl，MCH 34.9pg，MCHC 316g/L）。并将标本推片，瑞氏染色后观察红细胞形态。检测完后并将标本置于 37℃水浴箱 30min，取出后立即混匀，立即上机检测，结果见图 1-60。

血浆置换并水浴后检测的结果：WBC 11.61×10^9/L，RBC 1.90×10^12/L，HGB 66g/L，MCV 109.5fl，MCH 34.7pg，MCHC 317g/L。

经过血浆置换后，RBC 及 HGB 成比例，而且不存在冷凝集的相关报警，血浆置换后立即检测的结果与血浆置换水浴后再检测的结果的差异在允许范围内，因此可以发出报告。由于血浆置换会造成 WBC 和 PLT 丢失，因而 WBC 和 PLT 结果采用水浴后未置换血浆前的结果[3, 4]，最终为 WBC 11.32×10^9/L、RBC 1.90×10^12/L、HCT 20.8%、PLT 271×10^9/L、MCV 109.5fl、MCH 34.7pg、MCHC 317g/L。

主屏	图形	累积	Q-Flag	Service	用户	实验室专用

血浆置换.

CBC			DIFF			WBC Flag(s)
项目	数据	单位	项目	数据	单位	NRBC Present
WBC	11.63	10^9/L	NEUT#	7.79 *	10^9/L	IG Present
RBC	1.89 -	10^12/L	LYMPH#	3.15 *	10^9/L	Atypical Lympho?
HGB	66 -	g/L	MONO#	0.60 *	10^9/L	
HCT	20.9 -	%	EO#	0.07	10^9/L	
MCV	110.6 +	fL	BASO#	0.02	10^9/L	
MCH	34.9	pg	NEUT%	66.9 *	%	
MCHC	316	g/L	LYMPH%	27.1 *	%	
PLT	202	10^9/L	MONO%	5.2 *	%	
RDW-SD	74.2 +	fL	EO%	0.6	%	
RDW-CV	24.4 +	%	BASO%	0.2	%	
PDW	9.7	fL	IG#	0.22 *	10^9/L	RBC Flag(s)
MPV	9.7	fL	IG%	1.9 *	%	Anisocytosis
P-LCR	21.0	%				Macrocytosis
PCT	0.19	%				Anemia
NRBC#	0.49	10^9/L				
NRBC%	4.2	%				

图 1-59　患者外周血标本经血浆置换后的检测结果

主屏	图形	累积	Q-Flag	Service	用户	实验室专用

置换血浆后水浴

CBC			DIFF			WBC Flag(s)
项目	数据	单位	项目	数据	单位	NRBC Present
WBC	11.61	10^9/L	NEUT#	8.03 *	10^9/L	IG Present
RBC	1.90 -	10^12/L	LYMPH#	3.01 *	10^9/L	Atypical Lympho?
HGB	66 -	g/L	MONO#	0.51 *	10^9/L	
HCT	20.8 -	%	EO#	0.04	10^9/L	
MCV	109.5	fL	BASO#	0.02	10^9/L	
MCH	34.7	pg	NEUT%	69.2 *	%	
MCHC	317	g/L	LYMPH%	25.9 *	%	
PLT	188	10^9/L	MONO%	4.4 *	%	
RDW-SD	73.1 +	fL	EO%	0.3	%	
RDW-CV	24.0 +	%	BASO%	0.2	%	
PDW	8.7	fL	IG#	0.22 *	10^9/L	RBC Flag(s)
MPV	9.3	fL	IG%	1.9 *	%	Anisocytosis
P-LCR	17.6	%				Anemia
PCT	0.17	%				
NRBC#	0.56	10^9/L				
NRBC%	4.8	%				

图 1-60　患者外周血标本经血浆置换后 37℃ 水浴的检测结果

3. 由于血液科患者需每天监测血常规结果，为了避免该患者抽静脉血再出现这种冷凝集干扰，以及造成其他当班人员的额外工作，笔者告知血液科医护人员，该患者检测血常规时存在冷凝集现象，为获得准确结果，与医护人员沟通后第 2 天让患者到采血室，进行采集末梢血立即在 Sysmex XS-1000i 进行检测，结果见图 1-61，并将血液标本立即按要求进行预稀释在 Sysmex XN-1000 进行检测，结果见图 1-62。末梢血结果与末梢血立即预稀释结果均无 "Turbidity/HGB Interf？" 报警，且红细胞与血红蛋白均成比例。

【案例总结】

在临床工作中，在进行血常规检测时，无论环境温度如何，当血细胞分析仪所测血红蛋白与红细胞严重不成比例及红细胞相关参数明显升高时，特别是 MCHC＞365g/L 时一定要细心注意查看仪器报警，并仔细观察标本外观，如有无脂血、溶血或黄疸，同时观察管壁上有无细砂样颗粒，若观察标本存在冷凝集，则可采用末梢血立即上机、末梢血预稀释、静脉血血浆置换等方法进行复检，能较好排除冷凝集对血常规检测的干扰，血浆置换法处

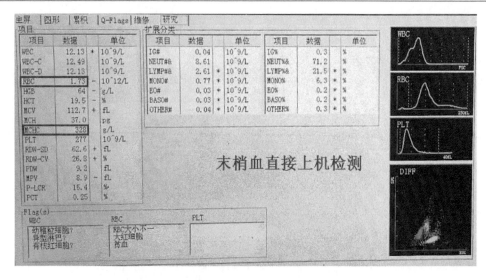

图 1-61　患者末梢血标本在 Sysmex XS-1000i 的检测结果

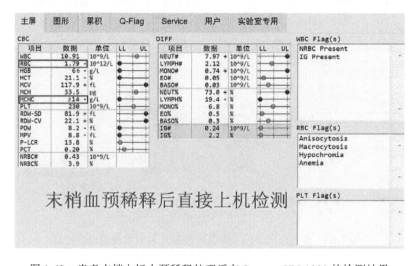

图 1-62　患者末梢血标本预稀释处理后在 Sysmex XN-1000 的检测结果

理冷凝集标本的效果优于末梢血立即上机和末梢血预稀释，RBC、HGB、HCT、MCV、MCH、MCHC 检测结果均更为准确，但血浆置换有可能导致 WBC、PLT 丢失，因此 WBC、PLT 应采用水浴法处理后的检测结果[2]，进而为临床提供更为准确的结果。

【专家点评】

正如本文所述，一般情况下 MCHC 不会高出参考值过多，当 MCHC 明显升高时，应该引起检验人员特别注意，此结果很可能不是由疾病引起的，而是由于某些外界因素引起的。最常见的原因就是冷凝集素或脂血，冷凝集素会引起 RBC、HCT 降低，其中 RBC 降低更为明显，从而导致 MCV、MCHC 升高，其中 MCHC 升高更为明显；脂血会引起 HGB 升高，从而导致 MCH、MCHC 升高。进行血浆置换后，RBC、HGB、HCT、MCV、MCH、MCHC 这 6 个项目的最终结果建议不要直接使用复查结果，因为冷凝集素只会影响 RBC、

HCT，而脂血只会影响 HGB，只需将其替换后再根据各自的 RBC、HGB、HCT 计算出 MCV、MCH、MCHC 即可，这样可以降低人员误差，使结果更加准确。

【参考文献】

［1］马骥，杨游萍，陈炜烨，等．高脂血症对两种方法测定血红蛋白的影响及其校正［J］．国际检验医学杂志，2012，33（9）：321-322.

［2］唐友云，桂满元．冷凝集素对血常规的影响及不同处理方法的分析［J］．国际检验医学杂志，2014，35（17）：2401-2403.

［3］沙超敏，兰亚婷，刘军，等．冷凝集对血常规自动化分析的影响和处理［J］．临床检验杂志：电子版，2014，3（3）：688-691.

［4］梁培松，王结珍，张秀明，等．冷凝集对血常规检测结果的影响及消除方法探［J］．国际检验医学杂志，2014，35（8）：1055-1056.

22　高胆红素血症引发的血细胞分析结果异常的正确处理

作者：杨宏斌（天水市中医医院检验科）
点评者：李惠（郴州市第一人民医院）

医学检验结果的准确性是医院检验科的生命，也直接影响临床医师对患者的诊断及治疗，更改或伪造检验结果是对患者生命的极度漠视，但有时也不尽然，在标本异常、仪器报警或结果异常等状况下可以或必须修正结果，以下案例可做参考。

【案例经过】

患者，男，62岁，反复腹胀伴尿少3年余，近来加重并伴呼吸困难，发热10d，以乙型肝炎肝硬化失代偿期、腹水及胸腔积液收治入院。既往史：患者"乙型肝炎肝硬化"3年，长期吸烟史，否认结核、伤寒等传染病史，否认高血压、糖尿病、脑梗死、肾病等病史，无外伤史，3年前在上级医院行"脾切除手术"，好转后出院，有输血史，否认药物、食物过敏史，预防接种史不详。

实验室检查结果：WBC $39.9×10^9$/L，HGB 149g/L，PLT $38×10^9$/L，白细胞仪器未分类。涂片分类：NEU% 43，LYM% 45，MONO% 11。分类100个白细胞过程中共见51个有核红细胞。凝血七项：PT 19.2s，INR 1.64，PQ 47.5%，APTT 27.5s，TT 74.8s，Fgb 1.71g/L，D-二聚体 58.3μg/L。肝炎系列：HBsAg 300ng/ml，HBVDNA $5.18×10^5$IU/ml，HAV（−），HCV（−），HIV（−），TP（−）。肝功能：TBIL 80.2μmol/L，DBIL 49.8μmol/L，IDBL 30.5μmol/L，TP 55.8g/L，ALT 158U/L，AST 338U/L，ALP 1051U/L，GGT 1804U/L。肾功能：BUN 13.75mmol/L，Cr 92.2μmol/L，CysC 1.48mg/L。心肌酶学：CK 636U/L，CBMB 41U/L，LDH 1677U/L，HBDH 1489U/L，Hs-TNT 55.1pg/ml，pro-NTBNP 113pg/ml。炎症标志物：PCT 0.813ng/ml。肿瘤标志物：AFP＞1210ng/ml，CEA 772ng/ml。尿液常规：PRO 2+，余阴性。其他：电解质正常。

【案例分析】

从血细胞分析结果可以看出，存在以下干扰因素：①有核红细胞，可能影响WBC计数结果；②高胆红素，可能干扰HGB测试结果。因此笔者进行了相应的校正实验：以生理盐水等量置换血清测定HGB（表1-13），以涂片染色镜检纠正白细胞数量。

第1次与第5次的HGB结果有显著差异，说明进行生理盐水等量置换血清试验至少重复置换多次才可消除高胆红素对结果的影响；第1次、第2次、第3次的血小板结果有显著差异，WBC随着置换次数的增加有所减少，可能是血小板与白细胞在置换时有损失所致。纠正后的结果比较见表1-14。

表 1-13 生理盐水置换血清结果

项目	第 1 次	第 2 次	第 3 次	第 4 次	第 5 次	第 6 次	第 7 次
WBC（×10^9/L）	39.9	40.2	39.8	38.9	36.9	36	36
HGB（g/L）	149	150	151	146	143	143	143
PLT（×10^9/L）	38	27	22	21	22	23	20

表 1-14 纠正后的结果比较

项目	校正前	校正后	P
WBC（×10^9/L）	39.9	26.3	0.01
HGB（g/L）	149	143	0.02

注：$P<0.05$ 结果有显著性差异。

【案例总结】

该案例为乙型肝炎肝硬化引起的黄疸和并发的炎症感染导致的白细胞计数增高。笔者参考《全国临床检验操作规程》（第 3 版）有关白细胞计数有核红细胞校正公式[1] 及血红蛋白测定影响因素及校正方法，运用经典瑞氏染色涂片显微镜分类方法，消除仪器提示"NRBC"参数报警[2-4]，胆红素血症中，胆红素和胆绿素等色素的光吸收几乎覆盖 300～900nm 的波长范围，十二烷基硫酸钠血红蛋白测定法最大吸收波峰为 538nm，胆红素的存在会引起本底吸光度升高，造成本底干扰。为消除高胆红素血症对 HGB 的影响，应用等量生理盐水置换的方法进行校正，$P<0.05$（$P=0.02$）结果与置换前有显著性差异。从本案例可以总结出，当面对标本异常、仪器报警或异常结果时要善于思考，综合分析，而不仅仅局限于仪器报告结果的发放，应用相关的纠正公式进行"修正"后才能审核发报告。

【专家点评】

更改或伪造检验结果不可取，但针对异常的标本、仪器报警或结果异常等不同情况，可以或必须进行结果修正。如此文所述：血常规异常结果必须按复检规则要求进行手工复查；高胆红素血症对很多检验项目都会有干扰作用，尤其是以比色为原理的测试项目，结果需要修正。本文检验人员工作细致、认真负责，将复检规则贯彻到实处，而且对因黄疸引起的可疑结果进行了生理盐水置换测试后修正，值得借鉴。

【参考文献】

[1] 叶应妩，王毓三，申子瑜. 全国临床检验操作规程 [M]. 3 版. 南京：东南大学出版社，2006: 11.

[2] 李杰. Sysmex XE-2100 血细胞分析仪有核红细胞提示的可靠性分析 [J]. 临床血液学杂志（输血与检验版），2009，22（4）：423-424.

[3] 邢辉，郭学霖. 血液分析仪避免有核红细胞影响血液分析 [J]. 中国误诊学杂志，2008，8（15）：3566-3567.

[4] 李建英. 血细胞分析仪自动计数外周血有核红细胞的应用研究 [J]. 中华检验医学杂志，2005，28（6）：606-609.

23　红细胞膨胀分析

作者：杨佳锦（中南大学湘雅二医院检验科）
点评者：邓昆（重庆医科大学附属第三医院）

【案例经过】

周日上班时，夜班同事告诉笔者有个血常规结果很奇怪，平均红细胞体积（MCV）高达116.1fl，但平均血红蛋白浓度（MCHC）低至265g/L。看到这样的结果，笔者想到了复检规则中提到的：当MCHC<300g/L，同时，MCV正常或增高，应考虑静脉输液污染或其他标本原因[1]。难道是输液污染吗？同时查看血生化结果，显示钠、钾、氯均很低，血生化检测值班人员也怀疑标本被稀释。输液污染可能引起了红细胞胀大而使MCV增高，并导致每个红细胞单位体积内所含血红蛋白相对减少，所以MCHC出现了下降。似乎这样的解释很合理，但同事突然问道，临床输液不都是应用等渗溶液吗，红细胞怎么会胀大呢？面对这样的质疑，笔者心生疑惑，当时确实没有考虑到临床实际，会不会患者存在高渗性脱水需要用到低渗溶液呢？为了证明这一点，笔者联系了病房护士询问患者输液情况，其为普通产科患者，没有高渗性脱水，也没有使用低渗溶液的情况。得到这样的信息后，笔者更疑惑了，到底是哪里出现了问题呢？

【案例分析】

虽然通过与临床沟通和重新抽血证实了同侧输液污染，但等渗溶液为何会导致细胞胀大的原因笔者却未明确。之后通过查询相关资料笔者才恍然大悟，原来是错误地理解了物理学概念"等渗"与红细胞形态的关系。例如，0.9%氯化钠溶液和1.9%尿素溶液都属于等渗溶液，但奇怪的是红细胞在生理盐水中不发生变化，但在1.9%尿素溶液中却会发生溶血。这是由于红细胞膜对不同溶质分子的通透性存在差异。红细胞膜对构成细胞内外渗透压的主要成分（电解质离子）都不具有通透性。因此在生理盐水中，即使细胞外高钠，患者也不会出现钠离子内流的情况，此时细胞内外的渗透压能始终保持相同，水分出入也保持动态平衡，细胞形态不改变。与之相反，尿素分子是可以通过自由扩散的方式进出红细胞膜的，细胞外尿素浓度高于细胞内，因此尿素分子不断向细胞内移动，但胞内离子仍无法外流，最后造成细胞外渗透压不断下降，引起水分向胞内移动而使红细胞胀大并最终发生破裂[2]。

正是由于存在这种现象，就有了等渗溶液的"同胞兄弟"，即生理学上的等张溶液[2]。如果红细胞在某一溶液中其形态不发生变化则称该溶液为等张溶液。因此生理盐水属于等渗等张溶液，而1.9%尿素溶液则属于等渗但非等张溶液。那临床上输液常用的液体中有类似1.9%尿素溶液特性的吗？答案是有的，5%葡萄糖溶液就符合这样的特征。5%葡萄糖溶液作为一种等渗溶液，是临床上常作为静脉输入药物的载体，但由于葡萄糖被细胞摄取后最终代谢成水及二氧化碳，因此可被认为是一种没有张力的溶液。笔者查询了患者的输液记录，果然发现了 5%葡萄糖溶液的使用记录。究竟是不是 5%葡萄糖溶液引起的呢？为了验证 5%葡萄糖溶液对红细胞的影响，笔者选取一血常规标本（MCV 99.6fl），分别吸取 1ml 样本与生理盐水及 5%葡萄糖溶液按等比例混合，然后观察红细胞体积的变化。结果表明，生理盐水组的 MCV 在 0h 及 1h 分别为 102.1fl 及 100.6fl；5%葡萄糖溶液组的 MCV 在 0h 及 1h 分别为 104.3fl 及 153.5fl。从中不难看出生理盐水对红细胞体积几乎没有影响，而 5%葡萄糖溶液由于葡萄糖分子进入细胞内后导致细胞外渗透压下降，水分内流而使 MCV 明显增大，而此时 MCHC 也降至 199g/L。由于葡萄糖分子是以借助转运载体的易化扩散方式通过红细胞膜的，因此葡萄糖分子流入速度和量同时受到胞内外葡萄糖浓度差及载体密度和活力的限制，这可能就是葡萄糖溶液不会像尿素那样容易导致红细胞胀破的原因。同时，由于 5%葡萄糖溶液中无其他物质成分，因此也造成了案例中各指标出现明显降低的情况。

【案例总结】

在工作和学习中，检验人员不能只满足于知其然，而是要追求知其所以然。除了标本被输液污染之外，陈旧标本也会出现红细胞轻度胀大，具体原因尚不清楚。但笔者认为其可能与血浆中葡萄糖消耗有关，毕竟葡萄糖是构成血浆有效渗透压的成分之一。那是否只有标本问题才能导致这种异常表现呢？未必，患者本身体内就有两种大小红细胞也是有可能的，但此时血常规中红细胞分布宽度必定是增大的。就本案例而言，其红细胞宽度变异系数（RDW-CV）为 13.8%，因此是均一性的红细胞。在思考问题时，检验人员总容易受到一些思维定式的干扰，这就需要始终保持批判的态度去看待习以为常的事物和观点，才有利于更加透彻地了解真相。

【专家点评】

上文提到的等渗溶液和等张溶液，在临床工作中很容易被忽视，检验人员很容易想到溶液中的水分子进出红细胞，但却往往忽视了其他分子也能进出红细胞，如文中提到的尿素和葡萄糖，这种情况下虽然输入的是等渗溶液，但由于其他分子进入了红细胞，也会导致红细胞体积增大。作者在面对问题标本时，不仅仅重新抽血复查后发出了一份正确的报告，还对问题进行分析后，发现了一个盲点，然后对此进行了深入的思考和求证，最终得出了一个科学合理的解释。这也提醒了检验人员，对待临床工作中遇到的问题，不要仅仅是保证了结果的准确性后就此止步，一定要多思考问题背后的根本原因，为临床答疑解惑，从而提高检验的质量。

【参考文献】

[1] 刘成玉，罗春丽. 临床检验基础 [M] . 5 版. 北京：人民卫生出版社，2012：110-111.

[2] 朱大年，王庭槐. 生理学 [M] . 8 版. 北京：人民卫生出版社，2013：10-11.

24 白细胞数量骤降分析

作者：陈文凯（中山市黄圃人民医院检验科）
点评者：邓昆（重庆医科大学附属第三医院）

某日下午笔者刚到科室接班，泌尿外科一位医师正好下班经过检验科，提到他的一个患者中午的血常规结果中白细胞计数和上午门诊时的结果数值差异很大，已重新抽血送检（结果未出），问会不会是把标本弄错了。因此，笔者开始寻找原因。

【案例经过】

患者，女，55 岁，临床诊断"泌尿系结石"于门诊收入院。查看了患者上午门诊的血常规报告，白细胞计数 21.04×10^9/L，中性粒细胞百分率（NEUT%）89.5%，入院时的结果为白细胞计数 1.95×10^9/L，NEUT% 75%，白细胞计数差异的确很大。

【案例分析】

笔者找出入院时的血常规标本，观察标本状态无异常，重新将标本上 BC-5390 仪器复查一遍，白细胞计数 2.02×10^9/L，NEUT% 73.9%，与入院时血常规结果相近。查看当天的质量控制数据属于在控，排除了仪器的偶然误差和标本错误。

然后推血涂片，瑞氏染色后显微镜下观察白细胞分布密度为每高倍视野 0～2 个白细胞，估算白细胞总数与仪器的计数相符，但镜下中性粒细胞形态出现了异常，见图 1-63，中性粒细胞的胞质或胞核出现了数个空泡。中性粒细胞胞体破烂，结构模糊，边缘不清晰，核也有点固缩。

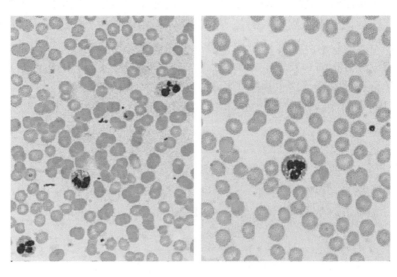

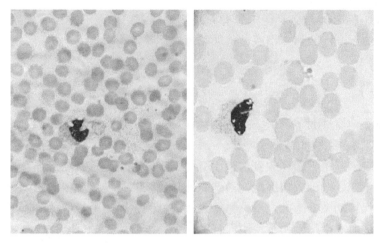

图 1-63   血常规标本推片复检（×100 倍）

再结合患者中午送检的其他感染指标的结果，CRP＞200mg/ml 和降钙素原（PCT）46.56ng/ml，初步推断患者可能是由于严重感染，从而白细胞计数骤降。

这时，患者复查的血常规结果也出来了，白细胞计数回升，为 12.38×10^9/L，NEUT% 为 94%，但 PCT 为 88.56ng/ml，约为中午结果的 2 倍，患者很有可能出现了严重的全身性感染。立即与临床医师联系说明患者的血常规报告没问题，出现白细胞计数骤降情况可能是患者严重感染所致，见图 1-64。

检验项目	结 果		参考区间
白细胞计数	12.38 10^9/L	H	3.5 — 9.5
红细胞计数	3.81 10^12/L		3.8 — 5.1
血红蛋白	114.0 g/L		110 — 150
血小板计数	140.0 10^9/L		125 — 350
红细胞压积	0.33	L	0.35 — 0.45
中性粒细胞百分率%	94.00 %	H	40 — 75
淋巴细胞百分率%	4.10 %	L	20 — 50
单核细胞百分率%	1.60 %	L	3 — 10
嗜酸性粒细胞百分率%	0.300 %	L	0.4 — 8.0

图 1-64   入院后第 2 次血常规结果

第 2 天，查看患者前 1 天送检的血培养情况，出现阳性结果，微生物室已经按危急值报告临床医师，最终血培养鉴定出来的结果是大肠埃希菌感染，见图 1-65。

检验项目		结 果		
微生物鉴定		大肠埃希菌		
抗菌药物			MIC/Zone	敏感性
头孢唑林	CFZ		<=2	敏感
头孢吡肟（马斯平）	FEP		<=2	敏感
复方新诺明	SXT		<=0.5/9.5	敏感
头孢哌酮/舒巴坦	CPS		<=2/1	敏感
头孢他啶	CAZ		<=4	敏感
阿米卡星	AMK		<=4	敏感
备注：除去天然耐药；				

图 1-65   入院后血培养结果

笔者后经与临床医师交流得知患者有左侧输尿管下段结石梗阻和左肾积液，右肾囊肿，胆囊多发结石，双侧胸腔积液，出现脓毒血症等，经手术、抗感染治疗后，病情逐渐稳定。

【案例总结】

1. 严重感染时，中性粒细胞在血液中过多被消耗或破坏，粒细胞又占白细胞总数的50%～70%，从而白细胞计数严重减少。

2. 成熟的粒细胞从骨髓释放到血液中，有一半的粒细胞进入血液循环，形成循环池，另一半则黏附于血管壁形成边缘池，白细胞计数反映的是循环池中的白细胞数。循环池与边缘池之间是保持动态平衡的，当机体受到病理性因素影响时，这种动态平衡就可以被打破。案例中患者血液中感染的革兰阴性杆菌（大肠埃希菌）很可能释放出了内毒素使大量粒细胞转至边缘池及抑制骨髓释放粒细胞[1]，导致白细胞计数下降。

3. 局部炎症、轻度感染时，血清的 PCT 不升高或轻微升高，当机体出现严重感染，脓毒血症时，PCT 会显著升高，PCT 对诊断脓毒血症有比较高的敏感度和特异度[2, 3]。

日常检验工作中，除了严重感染，出现白细胞计数大幅度减少的患者也不少见，如药物影响、化疗、血液病等。在出现比较异常的结果时，要多结合仪器的报警信息、患者的其他感染指标、患者的历史结果及显微镜下的细胞形态等信息，做到为临床提供一份及时和准确的检验报告。

【专家点评】

本文作者通过一个看似简单的案例，对同一名患者在同一天不同时间点的 3 次血常规白细胞由增高到减少再到增高的原因进行了分析，总结了感染时影响白细胞计数变化的原因，并分析了 PCT 在脓毒血症诊断时的价值。思路清晰，分析到位，有重要的临床意义。

【参考文献】

［1］熊立凡，刘成玉. 临床检验基础［M］. 北京：人民卫生出版社，2007：52.

［2］胡可，刘文恩. 降钙素原在细菌感染中临床应用的研究［J］. 中华医院感染学杂志，2011，21（1）：30-33.

［3］陈思宇. 细菌感染及感染程度与血清降钙素原（Procalcitonin PCT）的相关性分析［J］. 医学信息：下旬刊，2011，24（10）：2.

25　肿瘤患者化疗后血象异常波动

作者：黄赛林（广东三九脑科医院检验科）

点评者：赵俊伟（郑州大学第一附属医院）

肿瘤患者治疗期间一般要使用多种抗肿瘤药物和放疗或化疗方式进行治疗，这些都会不同程度影响患者骨髓造血能力，出现骨髓抑制现象，也对血细胞有很强的杀伤力。笔者所在科室观察到 1 例肿瘤患者血象变化波动较大，现对这例患者治疗期间血象变化进行分析。

【案例经过】

患者，男，4 岁，因"发现白细胞、血小板下降"于 2017 年 7 月 21 日 15：00 入院。病例特点：①患者于 2016 年 10 月中旬无明显诱因出现头痛后被诊断为（小脑蚓）髓母细胞瘤，在笔者所在医院先后进行多次放疗和化疗；②最近 1 次化疗结束后患者出现白细胞减少（2.8×10^9/L），给予升白剂对症治疗后缓解（白细胞 33.1×10^9/L），2017 年 7 月 12 日办理出院；③2017 年 7 月 21 日 9:00 于当地医院行指血常规检查提示白细胞 0.8×10^9/L，遂至笔者所在医院门诊就诊，门诊拟"化疗后骨髓抑制"收入肿瘤科。

【案例分析】

患者于 2017 年 7 月 7 日入院到 7 月 24 日查血常规结果见表 1-15。存在的问题：①该患者 7 月 12 日出院后到 21 日入院期间是否按医嘱定时复查血常规；②输入升白剂，白细胞达 33.1×10^9/L 后患者出院时是否病情稳定。患者住院期间主要血常规指标变化趋势，见图 1-66～图 1-69。

表 1-15　血常规结果

时间	WBC（$\times 10^9$/L）	RBC（$\times 10^{12}$/L）	HGB（g/L）	PLT（$\times 10^6$/L）
2017 年 7 月 8 日	3.8	3.78	113	316
2017 年 7 月 11 日	2.8	3.70	112	167
2017 年 7 月 12 日	33.1	3.59	110	147
2017 年 7 月 21 日	0.8	2.28	68	20
2017 年 7 月 22 日	1.3	2.27	69	15
2017 年 7 月 23 日	2.5	2.00	59	12
2017 年 7 月 24 日	4.3	2.67	82	60

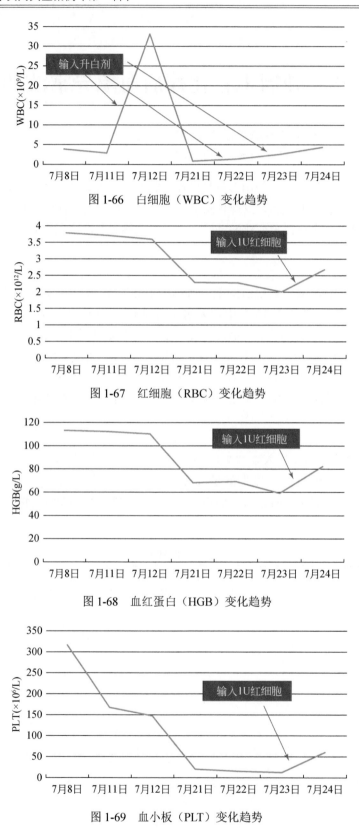

图 1-66　白细胞（WBC）变化趋势

图 1-67　红细胞（RBC）变化趋势

图 1-68　血红蛋白（HGB）变化趋势

图 1-69　血小板（PLT）变化趋势

【案例总结】

肿瘤患者在放化疗期间及结束后要定期复查血常规，以监测患者骨髓造血状态，预防感染和出血等，并根据骨髓抑制情况采取保护性隔离措施、应用粒细胞集落刺激因子、成分输血等支持治疗[1]。在放化疗结束后也要定期监测血常规，有的患者在放化疗结束时输入升白剂查血常规，白细胞可能正常或高或低，而一般的化疗药物或放疗射线还会有后期效应，这些效应并不能完全在治疗期间显现，在治疗结束后还会继续影响骨髓的造血功能，使得白细胞、血小板进一步减少。进行放化疗治疗后，经过物理化学刺激，患者骨髓受损也可能继发骨髓增生异常综合征和急性髓系白血病等[2]，并且肿瘤患者免疫力低下，容易造成感染[3]，白细胞变化过程需依据患者是否有感染症状进行相关感染性指标的监测，所以对肿瘤患者进行血常规的动态监测很有必要。

【专家点评】

短期两次检验结果差异过大引起的检验与临床的"分歧"是实验室与临床科室沟通工作的重中之重。对于标本采集错误或送检不及时，我们要及时进行复检；对于实验室人员的工作疏漏，我们要执行严谨的工作流程和严格的室内质量控制；对于临床治疗措施或药物干扰，我们要与临床进行及时的沟通。本案例实验室数据翔实，图表直观，其血常规结果发生巨大变化的可能原因主要是机体生理或代偿性变化与化疗药物的后期效应综合作用，及时有效地与临床沟通就显得尤为必要。众所周知，使用化疗药物常会引起肿瘤患者白细胞、血小板降低等骨髓功能抑制，需要动态监测患者血常规以减少感染、器官衰竭等不良反应的发生。类似的案例将极大促进我们对疾病的动态认识和对实验室指标的更确切的理解。

【参考文献】

[1] 张菁，钱羽，徐慧婷，等. 常规剂量化疗后Ⅳ度骨髓抑制临床分析 [J]. 现代预防医学，2012，39（12）：3167-3169.

[2] 李婵娟，赵海丰，赵伟鹏，等. 恶性实体瘤继发骨髓增生异常综合征急性髓系白血病11例分析 [J]. 中国肿瘤临床，2015，42（7）：373-377.

[3] 殷瑞娟，王丽丽. 肿瘤患者化疗后感染原因与预防措施 [J]. 临床医药文献电子杂志，2017，4（48）：9361.

26　肿瘤患者升白治疗后血常规结果需审视

作者：朱曼（安阳肿瘤医院检验科）
点评者：赵俊伟（郑州大学第一附属医院）

血液细胞常规分析是临床实验室的常规检测项目。随着全自动血细胞分析仪的技术革新，其结果与血涂片镜检结果符合度越来越高。但是，在某些疾病的某个阶段，传统的镜检地位仍不可撼动。本文以肺癌患者化疗后由于骨髓抑制注射升白剂后的血常规结果为例，进行详细说明。

【案例经过】

2017 年 6 月 3 日上午，笔者在审核全自动血细胞分析仪 Sysmex XE-2100i 的血常规结果时发现一患者单核细胞计数与比例对比 5 月 31 日的结果突然升高。仪器的报警信息提示：Imm Gran?（未成熟粒细胞？）、Left Shift?（中性粒细胞核左移？）、Lympho-（淋巴细胞比率下降）。分析单核细胞突然升高的原因，可能是未成熟粒细胞被误认为单核细胞。为求进一步证实，遂进行血涂片镜检，同时查阅该患者病例。

患者，男，66 岁，2016 年 10 月 26 日在笔者所在医院经支气管镜检查显示右肺上叶可见新生物；病理结果显示低分化鳞状细胞癌。2016 年 12 月 6 日至 2017 年 3 月 13 日在笔者所在医院化疗 4 个周期，效果可。2017 年 5 月 8 日再次入院行同步放化疗。2017 年 5 月 31 日，患者出现化疗后骨髓抑制。血常规：白细胞 $0.41×10^9/L$，中性粒细胞比率 34.2%，淋巴细胞比率 58.5%，单核细胞比率 7.3%。医师指示暂停同步放疗，嘱患者避免外出，病房内应用紫外灯消毒，同时应用药物地榆升白片、重组人粒细胞集落刺激因子（rhG-CSF）。2017 年 6 月 3 日复查血常规：白细胞 $3.94×10^9/L$，中性粒细胞比率 74.1%，淋巴细胞比率 9.9%，单核细胞比率 15.7%。

血涂片镜检结果：分类 100 个白细胞，成熟中性粒细胞 63 个，杆状核粒细胞 9 个，中晚幼粒细胞 11 个，淋巴细胞 11 个，单核细胞 6 个。

【案例分析】

应用全自动血细胞分析仪 Sysmex XE-2100i 特有的"WBC/BASO"和"WBC DIFF"检测通道、半导体激光流式细胞原理结合细胞化学荧光染色技术对血细胞进行检测。当半导体激光照射被检测细胞时，依据每个细胞产生的 3 种信号（FSC、SSC、SFL）来辨别细胞，并可得到细胞散射图和细胞直方图，从而保证了白细胞分类的质量[1]。

肿瘤患者在化疗后出现骨髓抑制，rhG-CSF 是一种重组生物制剂，能诱导造血祖细胞向中性粒细胞分化，对中性粒细胞的功能活性发挥调节作用[2]。由于药物的影响，未成熟粒细胞进入循环池，细胞大小接近单核细胞，故分类时将其误认为单核细胞，从而导致单核细胞增高。

那么，检验人员在临床检验工作中，遇到如下疾病患者或特殊人群应该着重注意：①白血病患者；②其他血液学疾病患者；③肿瘤患者，尤其是应用升白细胞的药物后；④新生儿；⑤疟原虫感染的患者[3]。

【案例总结】

笔者工作5年多，在各实验室轮转，虽然各类检测原理、方法不同，但是有一点是通用的，那就是检验人员的态度。用心做好实验前的标本管理和审查，认真对待仪器的室间和室内质量控制，仔细审核每一份检验报告。不要让制度和规范成为一纸空文，不要让"对患者负责"成为一句空话。

【专家点评】

目前，全自动血细胞分析仪检测的准确度越来越高，但由于方法学的局限性，常常会受到一些干扰因素的影响，即便是同一标本，不同仪器的检测结果也可能会有较大差别。该案例也再次证明了镜检依然是血常规检测的"金标准"，复检规则对于检验结果的质量保证有着极其重要的意义，尤其是对于血液病、新生儿及肿瘤放化疗患者至关重要。同时，该案例提醒我们对临床用药干扰检测项目的深入认识有助于实验室工作的开展。因此，在日常工作中，一定要严格按照国家或行业标准，对可疑的血常规结果进行涂片镜检，多学习、多思考、多与临床沟通，更好地为临床和患者服务。

【参考文献】

[1] 苏莉斯，郑小玲，冯桂玲，等. Sysmex XE-2100全血细胞分析仪白细胞分类复检率探讨 [J]. 检验医学与临床，2009，6（14）：1146-1147.

[2] 田慧芳. 地榆升白片联合重组人粒细胞集落刺激因子治疗紫杉类化疗后骨髓抑制的疗效 [J]. 实用临床医药杂志，2015，19（21）：29-33.

[3] 张小芳，尹蕾，张运刚，等. 血涂片复检在血常规检测中的重要性 [J]. 国际检验医学杂志，2016，37（23）：3345-3346.

27 红细胞参数异常

作者：贾茹（梅河口市中心医院检验科）
点评者：毛红丽（郑州大学第一附属医院）

近年对冷凝集引起红细胞参数异常的报道越来越多见，相比之下乳糜血对红细胞参数影响的报道就较为少见。现分享 1 例重度乳糜血样本，其对红细胞相关参数的影响如下。

【案例经过】

笔者在查对血液常规报告中发现一较为异常的结果。HGB（162g/L）、MCV（92.9fl）及 MCHC（399g/L）均升高，且 MCHC 显著升高。笔者认为这不像冷凝集，仪器提示"Turbidity/HGB Interf？"，并没有"RBC Agglutination"等提示，很有可能是乳糜血。刚好该患者同时做了血凝常规，离心后发现果然是乳糜血。

【案例分析】

冷凝集和乳糜血都可影响红细胞相关参数的测定结果，但在工作中如何鉴别，并采取适当的处理办法呢？笔者从以下几个方面来介绍。

1. 冷凝集及乳糜血对血常规检查参数的影响　有研究显示，冷凝集主要对红细胞的相关参数，即 RBC、HCT、MCV、MCH、MCHC 等影响；而乳糜血主要对 WBC、PLT、HGB、MCH 及 MCHC 等参数有影响。

2. 冷凝集及乳糜血对血常规相关参数影响的作用机制和仪器检测机制　冷凝集是指人机体内存在一种自身免疫性抗体冷凝集素，其主要是 IgM 抗体，这种抗体在 31℃ 以下温度时能作用于自身的红细胞抗原而发生可逆性红细胞凝集，血液离体后温度越低、较高浓度时冷凝集素可诱导自身红细胞出现凝集现象。当全自动血细胞分析仪 Sysmex XN-2000 检测冷凝集标本时，红细胞凝集致使其不能单个通过红细胞通道，使红细胞计数结果大大减少，单个红细胞平均体积增高，而血红蛋白是红细胞经溶解后使用比色法检测所得，所以结果不受影响，这就导致了 MCH 及 MCHC 等参数升高。另外，在进行白细胞和血小板检测时，仪器采用荧光流式细胞技术结合多种试剂通过仪器半导体激光光源照射待测样本，前向散射光表示细胞体积，侧向散射光可以反映细胞的内容物，这种识别方式和单独的通道设定与红细胞检测原理多有不同，所以血液冷凝集对血小板和白细胞检测结果影响较小[1]。

血浆颜色呈乳白色或血浆浑浊即为乳糜血，主要因为患者摄入了大量的脂肪，人体对脂肪吸收后呈乳糜微粒，脂肪会在红细胞表面直接被吸附，从而影响红细胞的溶血速度造成红细胞被错识别为 WBC，而且乳糜微粒也会影响溶血剂的溶血速度，造成红细胞破坏不完全而影响结果。乳糜微粒与血小板直径较为接近，在仪器检测时血液中的乳糜微粒在通过电子血细胞计数微孔时被误认为血小板而使其计数升高。上文中提到血红蛋白的测定是采用比色法，通过溶血剂溶解红细胞释放血红蛋白，在特定波长下测定溶液的吸光度，溶液颜色与血红蛋白含量成正比。如果被检测液体中含有过多的乳糜微粒,将会使溶液浑浊,导致比色法结果错误[2]。

下面是 1 例冷凝集标本及 1 例乳糜血标本在未纠正前的血常规测定结果,发现冷凝集标本的 RBC(0.40×10^{12}/L)及 HGB(109g/L)严重不匹配,RBC(0.40×10^{12}/L)及 HCT(0.055L/L)显著降低,通过 RBC、HGB 及 HCT 计算的参数 MCV(137.5fl)、MCH(272.5pg)及 MCHC(1962g/L)均显著增高;乳糜血标本中 HGB(162g/L)增高,通过计算得知 MCH(37.1pg)和 MCHC(399g/L)也升高。

3. 对于冷凝集及乳糜血样本测定结果的纠正方法(只针对血常规标本) 调查结果显示,冷凝集标本常采用 37℃温浴,1:7 预稀释法及血浆置换等方法进行结果纠正,而乳糜血标本多常采用血浆置换的方法进行结果纠正[1, 3]。

对于该患者的血常规结果的处理,笔者建议患者素食几天后重新采血复查,后期对该标本进行血浆置换。与血浆置换前相比,血浆置换后 HGB、MCH 及 MCHC 基本正常,WBC 与 PLT 未见明显变化。2d 后该患者采血复查(无乳糜),血浆置换前、血浆置换后及 2d 后复查血常规结果见表 1-16。

表 1-16 血浆置换前、血浆置换后及 2d 后复查血常规结果

	血浆置换前结果	血浆置换后结果	2d 后复查结果
WBC	10.6×10^9/L	10.21×10^9/L	14.26×10^9/L
RBC	4.37×10^{12}/L	4.16×10^{12}/L	4.09×10^{12}/L
HGB	162g/L	138g/L	130g/L
HCT	0.406	0.395	0.381
MCV	92.9fl	95.0fl	93.2fl
MCH	37.1pg	33.2pg	31.8pg
MCHC	399g/L	349g/L	341g/L
PLT	213×10^9/L	202×10^9/L	184×10^9/L

【案例总结】

在日常工作中,对于红细胞参数尤其是 MCHC 高于正常范围 20g/L 以上时就应该引起注意,结合红细胞其他相关参数,快速查找并判断存在的影响因素,采取有效的办法,保证检测结果的准确性。

【专家点评】

检验结果的正确与否与标本的质量存在一定的关系,不合格的标本导致不合格的结果,因此需要经验丰富的工作人员来辨别异常检验结果的来源。

脂血干扰 HGB 检测,可通过 HGB 与 RBC 计数不符、MCHC 升高、白细胞分类计数的白细胞数量达不到要求与白细胞分类散点图的散点少、血涂片上使用瑞氏染色时可见不着色颗粒、使用苏丹Ⅲ染色血涂片后可见着色的脂质颗粒等来判断;冷凝集是指人体内存在一种冷凝集素在低温时能与红细胞表面抗原发生反应引起红细胞可逆性聚集,当红细胞发生冷凝时,RBC 计数低,HGB 检测不受影响,RBC 计数与 HGB 不符,因而 MCV、

MCH、MCHC 均增高，通过观察试管壁或把标本置于 4℃冰箱 20～30min 后观察试管壁可见颗粒状凝块则不难鉴别。

我们在审核血常规结果时，往往忽视了仪器上的数值，如果能对白细胞分类计数和散点图加以注意，则能够快速对标本是否存在脂血干扰进行判断。因此，在临床工作中要对结果进行全面分析，好好利用仪器的分析数据信息对结果进行判断。

【参考文献】

［1］王秀芹，司元全. 强冷凝集对血常规检测结果的影响及处理措施的探讨［J］. 国际检验医学杂志，2018，39（5）：617-619.

［2］王叶叶. 60 例高脂血患者乳糜血对血常规检测指标的影响［J］. 世界最新医学信息文摘，2017，17（36）：137-139.

［3］王克迪，徐东江，苏建荣. 血浆置换法和公式校正法纠正乳糜血对仪器法测定血红蛋白影响的探讨［J］. 现代检验医学杂志，2017，32（5）：137-143.

28 以嗜酸性粒细胞为主的类白血病

作者：李艳红（东莞市清溪医院检验科）

点评者：毛红丽（郑州大学第一附属医院）

【案例经过】

"医生你能快些化验，发报告给我吗？我家孩子发高烧了"，一位妈妈急急忙忙赶来化验室说道。本以为只是儿童平常的发热化验，可是当笔者审核结果时发现，患儿的血常规结果令人十分惊讶：白细胞 64.2×10^9/L，仪器图谱中嗜酸性粒细胞比例竟高达 63%。这可不得了，一方面通知家长让患儿过来复查，另一方面让同事检查一下仪器的试剂情况。排除问题后马上检测患者样本，结果见表 1-17。

表 1-17　患者复查的血常规结果

项目	数据	单位	项目	数据	单位
WBC	63.97	10^9/L	IG	0.06	10^9/L
WBC-C	66.81	10^9/L	NEUT	14.00	10^9/L
WBC-D	63.97	10^9/L	LYMP	5.65	10^9/L
RBC	4.43	10^{12}/L	MONO	2.13	10^9/L
HGB	134	g/L	EO	41.80	10^9/L
MCV	90.1	fl	BASO	0.25	10^9/L
MCH	30.2	pg	OTHER	0.08	10^9/L
MCHC	336	g/L	IG%	0.1	%
PLT	337	10^9/L	NEUT%	21.9	%
RDW-SD	42.1	fl	LYMP%	8.9	%
RDW-CV	13.2	%	MONO%	3.3	%
PDW	10.4	fl	EO%	65.3	%
MPV	9.4	fl	BASO%	0.4	%
P-LCR	19.7	%	OTHER%	0.1	%
PCT	0.32	%			

患儿为 2 岁儿童，复查白细胞计数 63.97×10^9/L，并且是以嗜酸性粒细胞为主，达 65.3%。怀疑为白血病、过敏、寄生虫感染？但是这些常见的疾病会导致嗜酸性粒细胞这么高吗？患者就诊时的诊断为支气管炎，普通支气管炎白细胞数不可能这么高。意识到该患儿的病情比较严重，笔者马上联系医师说明此事，镜检结果待发，见图 1-70。

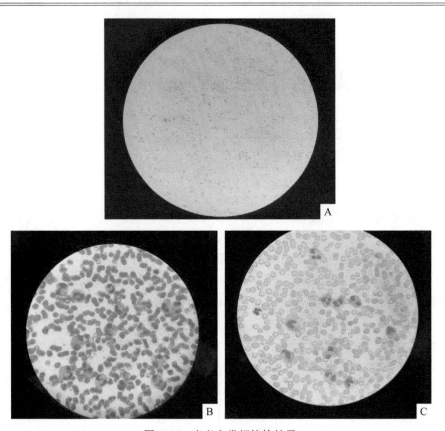

图 1-70　患者血常规镜检结果

A. 瑞氏-吉姆萨染色（×10 倍）；B. 瑞氏染色（×100 倍）；C. 瑞氏-吉姆萨染色（×100 倍）

图 1-70B、图 1-70C 分别为瑞氏染色和瑞氏-吉姆萨染色，嗜酸性粒细胞被染成暗褐色、橘黄色。镜检可见视野下遍布嗜酸性粒细胞，但是形态上未见明显异常，以成熟嗜酸性粒细胞为主。同时查看患者的历史记录并没有嗜酸性粒细胞增高的情况，那么基本上可以排除嗜酸性粒细胞白血病（嗜酸性粒细胞白血病的血常规诊断标准：嗜酸性细胞明显而持续增加>30%，绝对值>$1.5×10^9$/L，比例高达 60%，可见幼嗜酸性粒细胞）。什么原因导致嗜酸性粒细胞急性增多的呢？这种以嗜酸性粒细胞为主的类白血病究竟是怎么一回事呢？带着疑问笔者对该患儿进行了后续跟踪。

患儿后续住院进行系列常规检查，结果显示免疫球蛋白 IgM 增高，粪便常规检查正常（单次），未见虫卵、粪隐血阳性，肺炎支原体 IgM 效价>1∶160，其他无异常。就临床方面了解患儿无过敏史，由于家属叙述 1 个月前患儿曾使用过驱虫药，暂时排除寄生虫感染，CT 检查显示肺部有阴影，因此，临床考虑为肺嗜酸性粒细胞增多症。但是用药治疗 2d 后无明显效果转上级医院。跟踪了解到患儿进行骨髓和血清学等系列检查确诊为肝吸虫合并肺炎支原体感染，用药治疗后有效，嗜酸性粒细胞恢复正常后出院。

【案例分析】

该患儿的诊断和治疗可以说是比较波折的，一方面儿童不会自己描述病情，临床医师只能通过家长的叙述了解儿童的身体状况，增加了不确定因素；另一方面随着人们生活条件的改善，寄生虫感染的病例越来越少见，并且以嗜酸性粒细胞为主的类白血病也很少见，导致医务人员临床经验过少。2 岁儿童白细胞并且是嗜酸性粒细胞这么高的病例诊断为肝吸虫感染对笔者而言是没有遇到过的，为此笔者查阅了大量资料，与大家分享一下经验。

嗜酸性粒细胞是白细胞的一种，为人体固有免疫细胞，见于多种疾病，如过敏性疾病、寄生虫感染、感染性疾病、结缔组织病、肉芽肿等（表 1-18）疾病中嗜酸性粒细胞都会增多。外周血嗜酸性粒细胞计数升高分为 3 级：轻度（$0.5 \sim 1.5$）$\times 10^9$/L，中度（$1.5 \sim 5.0$）$\times 10^9$/L，重度（$> 5.0 \times 10^9$/L）[1]。

表 1-18 嗜酸性粒细胞增多的原因及机制

分类	疾病	机制
过敏性疾病	支气管哮喘、荨麻疹、风疹、血管性神经性水肿、过敏性脉管炎、食物或药物过敏、血清病	肥大细胞、嗜碱性粒细胞致敏释放嗜酸细胞趋化因子，从而导致反应性增多
寄生虫病	肠道、肠外组织寄生虫感染，如钩虫、蛔虫、血吸虫、肺吸虫	嗜酸性粒细胞趋化因子增多；与相应抗体结合激活补体，引起反应性增多
皮肤病	疱疹样皮炎、湿疹、银屑病、多形性红斑	变应性因素导致反应性增多
感染性疾病	猩红热感染期，急性传染病恢复期	反应性增多
血液病	骨髓增殖性疾病、血液系统恶性肿瘤、多发性骨髓瘤性粒细胞白血病、嗜酸性粒细胞白血病	造血干细胞克隆异常，嗜酸性粒细胞异常增殖，细胞周期及血中时间延长
恶性肿瘤	肺癌、胃癌、结肠癌	淋巴因子及肿瘤因子所介导
高嗜酸性粒细胞增多综合征	过敏性肉芽肿、嗜酸性粒细胞心内膜炎、弥散性嗜酸性粒细胞性结缔组织病	
其他	脾切除、脑垂体前叶功能减退症、肾上腺皮质功能减退症，应用白介素-2、粒细胞-巨噬细胞集落刺激因子（GM-CSF）、磺胺类、头孢类、青霉素等药物	嗜酸性粒细胞清除减少，骨髓释放嗜酸性粒细胞增多

由表 1-18 可见导致嗜酸性粒细胞增多的原因有很多，那么临床医师拿到检验科的报告单时该怎么处理呢？嗜酸性粒细胞增多症的鉴别诊断需追问病史，如鼻炎、湿疹（提示变应性疾病），有无到过蠕虫感染流行区（血丝虫），药物过敏史。大多数情况药物引起的过敏都是良性的，在停药后嗜酸性粒细胞即恢复正常，但个别如由色氨酸污染食物所引起的嗜酸性粒细胞增多-肌痛综合征，停药后嗜酸性粒细胞仍持续存在。某些疾病外周血嗜酸性粒细胞正常或稍高，但在某些器官却大量聚集，如嗜酸性蜂窝织炎、嗜酸性粒细胞性肺炎。无任何病因的中度或重度嗜酸性粒细胞增多症并累及末梢器官的，应考虑特发性嗜酸性粒细胞增多综合征，该病主要见于男性并呈进行性加重，是缺乏有效治疗措施的致死性疾病。对于中度或重度嗜酸性粒细胞增多，检验人员需进行镜检，检查嗜酸性粒细胞有无特殊形态，并及时汇报给临床医师。另外还要行尿液、持续粪便虫卵检查及寄生虫、血清学检查。寄生虫检查通常限于蠕虫感染，必要时进行骨髓和染色体分析以排除血液肿瘤，组织活检对一些嗜酸性粒细胞增多症也有诊断价值。

【案例总结】

该患者的嗜酸性粒细胞如此高，增高的机制是什么呢？嗜酸性粒细胞是由骨髓造血干细胞分化而来的，细胞因子白介素（IL）-3、IL-5、粒细胞-巨噬细胞集落刺激因子（GM-SCF）在基因的调控下促进嗜酸性粒细胞生成。3 种细胞因子无论哪种增加都会促进嗜酸性粒细胞的增加。其中 IL-5 是最具特异性的嗜酸性粒细胞选择性趋化物，可刺激嗜酸性粒细胞从骨髓释放入外周循环。寄生虫感染引起的嗜酸性粒细胞增多是由 Th2 细胞产生的 IL-5 所致，嗜酸性粒细胞参与针对寄生虫感染的免疫反应是通过其释放细胞毒性颗粒内容物来杀死寄生虫。在多种寄生虫感染中，蠕虫感染导致的外周血嗜酸性细胞增高比较常见，而原虫引起嗜酸性粒细胞增多少见。嗜酸性粒细胞增高的程度与临床症状有很大的关系，幼虫在体内的移行过程是嗜酸性粒细胞增高的主要原因。一般来说嗜酸性粒细胞增高表现在寄生虫感染的早期，随着幼虫在组织内寄居，组织内嗜酸性粒细胞增高，而外周血嗜酸性粒细胞增高反而不明显。因此，可从嗜酸性粒细胞增多的时间判断寄生虫感染的时机、幼虫移行、感染复发的情况，给临床诊断提供很大的帮助[2]。

寄生虫感染中，一些蠕虫如血吸虫感染，急性期白细胞高达（10～30）×10^9/L，嗜酸性粒细胞比率占 20%～40%，甚至达 90% 以上，而慢性期嗜酸性粒细胞增多一般＜20%。华支睾吸虫感染急性期白细胞增高，嗜酸性粒细胞比率高达 10%～40%，偶尔达 60%；肺吸虫感染白细胞可正常或增高，嗜酸性粒细胞比率普遍显著增高，急性期高达 80%；蠕虫幼虫移行期间组织和外周血的嗜酸性粒细胞均增高；丝虫感染时，急性淋巴组织炎突出表现为嗜酸性粒细胞增多，可高达 30%～80%；鞭毛虫感染外周血嗜酸性粒细胞比率达 10%～15%；姜片虫感染嗜酸性粒细胞比率一般为 10%～20%；蛔虫幼虫可使外周血和痰液的嗜酸性粒细胞明显增高；绦虫、棘球蚴、钩虫感染等也可引起嗜酸性粒细胞增多症。

文中主要介绍寄生虫感染导致的嗜酸性粒细胞增多，其他原因导致的嗜酸性粒细胞增多在这就不详述了，感兴趣的同行可以翻阅相关文献。

【专家点评】

嗜酸性粒细胞是人体固有免疫细胞中的一种，其数量增多见于多种疾病，如过敏性疾病、寄生虫感染、感染性疾病、某些皮肤病（银屑病和湿疹真菌性皮炎）、结缔组织病、肉芽肿、血液系统肿瘤等。过敏引起的嗜酸性粒细胞数量增多往往能够被临床医师及时发现，但寄生虫感染引起的嗜酸性粒细胞数量增多往往不太受临床重视，本文通过实例再现寄生虫感染与嗜酸性粒细胞数量增多之间的联系，在疾病诊疗过程提醒临床不能忽视寄生虫感染，尤其是在生活卫生条件改善、寄生虫感染率下降的现今，尤为重要，以免误诊、误治。

【参考文献】

[1] 刘成玉，罗春丽. 临床检验基础 [M]. 5 版. 北京：人民卫生出版社，2012：56-57.

[2] 张永祥. 嗜酸性粒细胞相关疾病 [M]. 北京：人民军医出版社，2010.

29 疟原虫感染引起的血常规异常分析

作者：李英（重庆市涪陵中心医院检验科）
点评者：冯强生（中国人民解放军联勤保障部队第940医院）

随着检验科各岗位的细化，许多工作人员基本不直接接触患者，这带来了便利，同时也带来了弊端。对于患者，检验工作者接触到的仅仅是贴着条码的标本，那么面对首诊患者的血小板低，且白细胞散点图异常，应当如何及时处理，给临床一份准确的报告呢？

【案例经过】

2016年3月3日，患者，男，46岁，门诊挂号就诊于血液肿瘤科，医师诊断为特发性血小板减少性紫癜（ITP），笔者所在医院查血常规结果见图1-71，使用的仪器是 Sysmex XS-1000i。

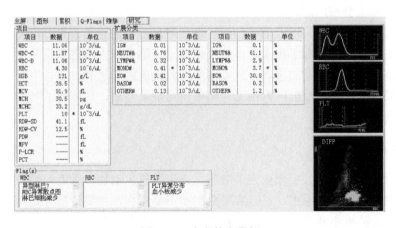

图1-71 患者的血常规

【案例分析】

患者为中年男性，血小板减少。白细胞散点图异常，仪器计算机系统的研究显示嗜酸性粒细胞比率（EO%）为30.8%（图1-71），符合笔者所在科室复片准则。处理如下：检查标本无凝块，将血常规标本混匀，取一小滴血按照科室标准操作规程制作血涂片，染色后镜检，镜下未见血小板聚集，且油镜下确实可见血小板减少。由于白细胞没有分类，笔者对细胞形态特别留意了一下，发现大量疟原虫滋养体，环状体，这也许就是白细胞散点图异常的原因[1]，由于疟原虫散点图位置与嗜酸性粒细胞靠近，所以不难解释仪器计算机系统显示 EO% 为30.8%。

正当笔者找到原因之时患者找到笔者，自述对于结果有些着急，仔细询问情况，该患者畏寒、发热3d，在某医院查血常规血小板减少，应用抗菌药物治疗无效，遂来就诊，追问患者 2015 年 6 月曾到云南、缅甸出差。笔者就患者情况及血涂片所见请教上级医师，确定为疟原虫感染。遂出报告，见图 1-72，之后追踪该患者，患者血涂片被送去重庆市涪陵区疾病预防控制中心，分型为间日疟原虫，按间日疟原虫治疗后，患者退热，不久后复查无疟原虫，予以出院。

检验项目	收费项目								
项目	结果	参考值		提示	项目	结果	参考值		提示
红细胞	4.30	4.30~5.80 10^12/L			嗜酸性粒细胞比率	0.8	0.4~8.0 %		
血红蛋白	131	130~175 g/L			嗜碱性粒细胞比率	0.2	0.0~1.0 %		
血球压积	39.50	40.00~50.00			中性粒细胞对率	10.09	2.00~7.00 10^9/L		
平均红细胞体积	91.9	82.0~100.0 fL			淋巴细胞对值	0.45	1.10~3.20 10^9/L		
平均红细胞Hb含量	30.5	27.0~34.0 Pg			单核细胞对值	0.41	0.10~0.60 10^9/L		
平均红细胞Hb浓度	332	316~354 g/1			嗜酸性粒细胞绝对值	0.01	0.02~0.25 10^9/L		
红细胞分布宽度	12.5	15.5~18.1			嗜碱性粒细胞绝对值	0.02	0.00~0.06 10^9/L		
血小板计数	10	125~350 10^9/L			镜检	血小板未见聚集，查见疟原虫			
白细胞计数	11.06	3.50~9.50 10^9/L							
中性粒细胞比率	91.20	40.00~75.00 %							
淋巴细胞比率	4.1	20.0~50.0 %							
单核细胞比率	3.7	3.0~10.0 %							

图 1-72　患者检测报告

【案例总结】

疟疾在世界上分布广泛，其中撒哈拉以南的非洲占病例的 90%，多为恶性疟[2]。在我国主要是间日疟和恶性疟，以云南和海南等地相对严重。这正与该患者出差地点相符，随着国际化经济的发展，出现了越来越多的人口流动，笔者认为当遇到反复发热，并伴血小板降低，白细胞散点图异常的患者，或者嗜酸性粒细胞高的患者，常规用药无效，怀疑疟疾可能，不要以我们不是疫情区为由就忽略疟疾可能。当然，更体现了制定实验室复片准则及显微镜镜检的重要性。

【专家点评】

该病例为疟原虫感染，疟原虫为单细胞、寄生性原生动物，感染人类的疟原虫包括四种，恶性疟原虫、间日疟原虫、三日疟原虫和卵形疟原虫，主要传播方式为携带疟原虫的按蚊叮咬传播。疟疾主要分布在非洲，我国较少见，主要分布在云南和海南等地，为间日疟和恶性疟，实验室检查为血涂片红细胞内找到疟原虫。作者从患者发热入手，结合血常规显示嗜酸性粒细胞增高，与临床沟通得知使用常规抗菌药物治疗无效和患者曾到云南和缅甸出差等，从怀疑到确诊，表现出了作者作为检验人员的责任心。

【参考文献】

[1] 高晓玲，黄琪富，杨美兰. XE-2100 血液分析仪筛选检出疟原虫感染 1 例 [J]. 现代诊断与治疗，2014，25（23）：5500-5501.

[2] 尚红，王毓三，申子瑜. 全国临床检验操作规程 [M]. 4 版. 北京：人民卫生出版社，2015：845-846.

30 急性大出血患者的红细胞检测会正常吗

作者：代春雨（南阳市第一人民医院检验科）
点评者：毛红丽（郑州大学第一附属医院）

当患者发生急性大出血时，我们一般认为红细胞检测会不正常，真的如此吗？

【案例经过】

几位检验人员一起讨论一个有趣的案例：1 例发生急性消化道大出血并便血的患者，在立即入院时检验血常规，报告结果显示红细胞数量、血细胞比容和血红蛋白均基本正常，遂复检，同一标本连续检验 2 次的结果基本相同，而同事认为急性消化道出血患者血常规中红细胞数量、血细胞比容和血红蛋白应该明显降低，因此同事认真查找了原因。

【案例分析】

消化道出血在临床上是一种常见的急症，主要表现为呕血、血便或黑便。消化道出血会引起大出血，可以在短时间内失血超过 1000ml 以上。消化道出血患者往往会出现红细胞数量下降，红细胞数量明显下降一般发生在贫血后的 3～4h。急性大失血主要的早期病理生理改变是血容量急骤减少、动脉血压降低，早期代偿机制是通过心血管动力学的调整及肾上腺素能的刺激作用使心率加快、心肌收缩力增强、心排血量增加[1]，循环血量重新分配，皮肤、肌肉和脾、肾及胃肠道血管收缩，以保证重要器官组织及对缺氧敏感器官如心、肺、肝、脑组织的血液供应，并通过血红蛋白氧离曲线右移及红细胞内合成更多的 2, 3-二磷酸甘油酸使组织氧释放增加。早期的主要临床表现是血容量不足，由于红细胞和血浆是按比例丢失，故早期测定血红蛋白和血细胞比容仍可在正常范围，但 2～3d 后血容量的恢复主要依靠水、电解质和白蛋白从血管外被动入血，血浆容量扩增，血液被稀释，黏稠度降低，血流加快，有利于组织摄取更多的氧，但血红蛋白浓度和血细胞比容不断下降，出现正常细胞和正常色素贫血。急性失血会引起组织缺氧，可刺激肾脏产生红细胞生成素，促进骨髓幼红细胞增生，急性失血约 3d 后幼红细胞开始增生，7～10d 达高峰，红细胞系列诊断指标又会不断升高直至恢复正常。所以急性出血患者的红细胞数量、血细胞比容和血红蛋白是否下降，除了与出血量和出血的缓急有关之外，还与出血后的时间有关（就急性大出血而言），出血后不同的时间有不同的病理生理情况，不同的病理生理情况决定了红细胞的检查结果，因此，红细胞检验结果也能一定程度反映患者出血后的具体阶段及是否发生再出血。

【案例总结】

血常规检验是临床检验人员非常熟悉的工作，也被认为是很简单的工作。血常规检验的仪器操作在目前确实很简单，但会操作仪器就说明血常规检验过关了吗？会操作仪器仅仅是掌握了血常规检验的一点皮毛，而审核血常规报告后发给临床并且与临床病理生理情况一致才是临床检验人员的最佳境界，能够把血常规检验结果与临床病理生理情况结合起来并合理解释才是检验人员的最高追求。在现代临床检验中，检验人员不仅要关注检验结果，更要关注提供检验标本的患者。因此，作为一名临床检验人员，不仅要熟练掌握基础医学和临床检验技能，更要充分了解疾病的发生、发展和预后。

【专家点评】

随着科技的发展，检验进入了自动化时代，操作简单快捷，但影响检测结果的因素也很多，如血样没有完全混匀、血液不完全抗凝（有凝块）、冷凝集、红细胞碎片（溶血）、部分吸样等因素，仪器无法正确判断，却能完成检测，所以审核结果这一检验的最后步骤尤为重要，本文通过急性大出血与红细胞计数之间的关系说明血常规检验结果与机体病理生理之间的联系，提示审核检验结果的技巧与重要性，具有实际意义。

【参考文献】

[1] 金惠铭，王建枝. 病理生理学 [M]. 6 版. 北京：人民卫生出版社，2003：152.

31 急性细菌感染时白细胞降低

作者：娄冬梅（北京市通州区妇幼保健院检验科）

点评者：许建成（吉林大学第一医院）

众所周知，当发生急性细菌感染时，白细胞会迅速升高，2016 年 11 月 26 日之前笔者也是这么认为，并且从来没有考虑过急性细菌感染时白细胞会降低。在本案例之后，笔者觉得需要重新审视自身的工作经验，白细胞总数骤然降低也有可能是发生了严重的细菌感染。

【案例经过】

患者，女，27 岁，顺产产后住院，血常规检查大致正常，主诉无不适，血常规检测结果见图 1-73。

代码	名称	结果	参考值	单位	代码	名称	结果	参考值	单位
*WBC	*白细胞	13.9 ↑	4.0~10.0	10^9/L	MONO%	单核细胞比率	4.7	3.0~8.0	%
*RBC	*红细胞	3.37 ↓	3.50~5.50	10^12/L	EO%	嗜酸性粒细胞比率	0.5	0~5.0	%
*HGB	*血红蛋白	112	110~165	g/l	BASO%	嗜碱性粒细胞比率	0	0~1.0	%
*HCT	*红细胞压积	32.6 ↓	35.0~50.0	%	MPV	平均血小板体积	9.2	6.0~10.0	fL
*PLT	*血小板	162	100~300	10^9/L	P-LCR	大型血小板比率	20.6	13.0~43.0	%
*MCV	*红细胞平均体积	96.9	80.0~100.0	fL	PCT	血小板压积	0.15 ↓	0.20~0.50	
MCH	平均血红蛋白量	33.2	26.0~34.0	pg	PDW	血小板分布宽度	16	15~18	fL
MCHC	平均血红蛋白浓度	343	310~350	g/l	RDW-CV	红细胞分布宽度	12.8	10.0~20.0	%
NEUT%	中性细胞比率	86.9 ↑	50.0~70.0	%	RDW-SD	红细胞分布宽度	44.3	37.0~50.0	
LYMPH%	淋巴细胞比率	7.9 ↓	20.0~40.0	%					

图 1-73　患者产后血常规检测结果

住院 9h 后，也就是 2016 年 11 月 26 日 19：00 左右患者突感寒战、发热，体温 39.2℃，急查血常规并且同时抽血培养，白细胞骤降至 1.3×10^9/L，检验科值班人员经反复复查找不到原因，马上与临床护士沟通，核对操作流程，但是仍然没有找到合理的理由解释白细胞骤降的原因，为了保证结果准确，值班人员要求护士严格按照操作规程重新采集标本复查。20：10 左右送来重新采集的复查标本，结果见图 1-74。

代码	名称	结果	参考值	单位	代码	名称	结果	参考值	单位
*WBC	*白细胞	2.7 ↓	4.0~10.0	10^9/L	EO%	嗜酸性粒细胞比率	0.3	0~5.0	%
*RBC	*红细胞	3.29 ↓	3.50~5.50	10^12/L	BASO%	嗜碱性粒细胞比率	0	0~1.0	%
*HGB	*血红蛋白	110	110~165	g/l	MPV	平均血小板体积	8.6	6.0~10.0	fL
*HCT	*红细胞压积	32.3 ↓	35.0~50.0	%	P-LCR	大型血小板比率	16.1	13.0~43.0	%
*PLT	*血小板	130	100~300	10^9/L	PCT	血小板压积	0.11 ↓	0.20~0.50	
*MCV	*红细胞平均体积	98.2	80.0~100.0	fL	PDW	血小板分布宽度	16	15~18	fL
MCH	平均血红蛋白量	33.6	26.0~34.0	pg	RDW-CV	红细胞分布宽度	13.1	10.0~20.0	%
MCHC	平均血红蛋白浓度	342	310~350	g/l	RDW-SD	红细胞分布宽度	46.2	37.0~50.0	fL
NEUT%	中性细胞比率	84.7 ↑	50.0~70.0	%	*PCT	降钙素原	0.45	<0.2为正常值	ng/ml
LYMPH%	淋巴细胞比率	13.6 ↓	20.0~40.0	%				>2可诊断为败血症	
MONO%	单核细胞比率	1.4 ↓	3.0~8.0	%	CRP	C-反应蛋白	65.6 ↑	0~8.0	mg/L

图 1-74　发现白细胞骤降后复查标本结果

考虑再三值班人员将当日的 10：00、19：30、20：10 3 次标本放在一起检查，结果也基本与当时所测结果吻合，所以排除标本混淆的情况，唯恐耽误临床诊治，将 20：10 送来的标本结果回报给临床。

2016 年 11 月 27 日早交班时，夜班人员将这一特殊情况交代给下一班值班人员，提醒当日值班人员注意。27 日早上该患者又送一标本，检测结果见图 1-75。

代码	名称	结果	参考值	单位	代码	名称	结果	参考值	单位
*WBC	*白细胞	19.9 ↑	4.0～10.0	10^9/L	EO%	嗜酸性粒细胞比率	0.1	0～5.0	%
*RBC	*红细胞	3.14 ↓	3.50～5.50	10^12/L	BASO%	嗜碱性粒细胞比率	0	0～1.0	%
*HGB	*血红蛋白	105 ↓	110～165	g/l	MPV	平均血小板体积	8.8	6.0～10.0	fL
*HCT	*红细胞压积	30.5 ↓	35.0～50.0	%	P-LCR	大型血小板比率	17.8	13.0～43.0	%
*PLT	*血小板	115	100～300	10^9/L	PCT	血小板压积	0.10 ↓	0.20～0.50	%
*MCV	*红细胞平均体积	97.3	80.0～100.0	fL	PDW	血小板分布宽度	16	15～18	fL
MCH	平均血红蛋白量	33.4	26.0～34.0	pg	RDW-CV	红细胞分布宽度	13.2	10.0～20.0	%
MCHC	平均血红蛋白浓度	343	310～350	g/l	RDW-SD	红细胞分布宽度	46.0	37.0～50.0	fL
NEUT%	中性细胞比率	95.0 ↑	50.0～70.0	%	*PCT	降钙素原	>100	<0.2为正常值	ng/ml
LYMPH%	淋巴细胞比率	1.4 ↓	20.0～40.0	%				>2可诊断为败血症	
MONO%	单核细胞比率	3.5	3.0～8.0	%	CRP	C-反应蛋白	94.1 ↑	0～8.0	mg/L

图 1-75　次日复查结果

从图 1-75 可见白细胞、降钙素原、C-反应蛋白的炎症指标均增高，并且降钙素原是前一天晚上结果的 200 倍之多，发现这个问题，首先排除检验中的操作问题，重新严格按照标准流程再操作一遍，结果同上，因从未有过降钙素原升高如此之快的工作经历，值班人员将这一情况按照特殊结果处理流程首先报告给科主任，请示下一步工作。科主任怀疑患者已发生败血症，要求高度关注该患者的每一次标本并且要求临床检验室和细菌室通力合作，及时沟通，保证及时准确的结果回报给临床。临床检验室值班人员向细菌室工作人员询问血培养情况，细菌室告知发现该患者 4 瓶血培养均报阳性，革兰氏染色为阴性杆菌，已将这一有价值的检测结果按危急值报告程序报告给临床。临床当即选用了适合革兰氏阴性杆菌的第三代头孢抗菌药物治疗，并且隔离观察，以免发生院内感染。经过 1d 治疗后，患者没有进一步出现更为严重的症状，常规监测血常规结果见图 1-76。

代码	名称	结果	参考值	单位	代码	名称	结果	参考值	单位
*WBC	*白细胞	12.2 ↑	4.0～10.0	10^9/L	EO%	嗜酸性粒细胞比率	0.7	0～5.0	%
*RBC	*红细胞	3.20 ↓	3.50～5.50	10^12/L	BASO%	嗜碱性粒细胞比率	0.2	0～1.0	%
*HGB	*血红蛋白	106 ↓	110～165	g/l	MPV	平均血小板体积	9.1	6.0～10.0	fL
*HCT	*红细胞压积	31.1 ↓	35.0～50.0	%	P-LCR	大型血小板比率	20.9	13.0～43.0	%
*PLT	*血小板	130	100～300	10^9/L	PCT	血小板压积	0.12 ↓	0.20～0.50	%
*MCV	*红细胞平均体积	97.3	80.0～100.0	fL	PDW	血小板分布宽度	16	15～18	fL
MCH	平均血红蛋白量	33.2	26.0～34.0	pg	RDW-CV	红细胞分布宽度	12.9	10.0～20.0	%
MCHC	平均血红蛋白浓度	341	310～350	g/l	RDW-SD	红细胞分布宽度	45.2	37.0～50.0	fL
NEUT%	中性细胞比率	87.3 ↑	50.0～70.0	%	*PCT	降钙素原	60.59	<0.2为正常值	ng/ml
LYMPH%	淋巴细胞比率	6.2 ↓	20.0～40.0	%				>2可诊断为败血症	
MONO%	单核细胞比率	5.6	3.0～8.0	%	CRP	C-反应蛋白	94.1 ↑	0～8.0	mg/L

图 1-76　抗生素治疗后的第 1 次复查结果

患者也如期按照产后恢复要求下床锻炼行走，没有再继续出现发热，很明显，抗菌药物治疗有效。

【案例分析】

　　大家都会好奇为何如此重症的细菌感染而且抗菌药物治疗效果显著的患者，在发热后的 30min 内白细胞下降这么快，并且已经几乎达到了粒细胞减少症的范围？带着问题笔者也从各方面查找原因。首先笔者追踪检查 2016 年 11 月 26 日的 3 次标本、27 日的 1 次标本、28 日的 1 次标本放在一起再次上机检测，然后将每次标本进行手工计数白细胞与机器复核，最后再将每次标本进行血涂片染色观察白细胞形态，结果见表 1-19。手工计数白细胞的结果与机器检测差别不大，并且仪器质量控制在控，排除仪器造成的误差；表 1-19显示，白细胞虽然降低，但是 PCT 结果却在悄悄上升，并且有细菌培养结果的支持，可肯定为细菌感染。

表 1-19　患者白细胞、降钙素原、C-反应蛋白的变化

时间	白细胞（$\times 10^9$/L）	降钙素原（ng/ml）	C-反应蛋白（mg/L）	事件提醒
2016 年 11 月 26 日 10:00	14.3	0.24	42.3	常规检查
2016 年 11 月 26 日 19:30	1.5	0.25	65.4	30min 前发热
2016 年 11 月 26 日 20:10	2.9	0.49	53.2	检验科要求重新抽血复查
2016 年 11 月 27 日 08:00	19.9	>100.0	100.1	继续监测
2016 年 11 月 28 日 15:00	12.2	60.6	94.1	第三代抗菌药物治疗后

　　第 2 次血涂片中笔者发现部分白细胞形态不规则、细胞膜边界不清晰，并且中性粒细胞的颗粒粗大，有空泡现象，见图 1-77。

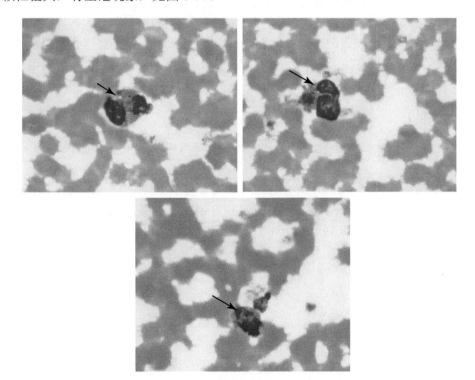

图 1-77　血细胞瑞氏染色图片（油镜 10×100 倍）

　　就在这时，笔者收到了细菌室工作人员的报告单，该患者的血培养在转种过程中发现有 2 种革兰氏阴性杆菌同时生长，这个结果更让人惊叹，血培养同时培养出两种细菌在笔者所在专科医院十分少见，继续将这份标本分离培养等待上机鉴定。2016 年 11 月 28 日下午笔者收到了细菌室的最终报告单，确定 2 种革兰氏阴性杆菌一种为大肠埃希菌，另一种是肺炎克雷伯菌。至此，问题的最终原因终于被找到。

【案例总结】

　　严重细菌感染时，白细胞面对如此大量的细菌繁殖，一时消耗过多，从而白细胞骤降。这给临床医师一个宝贵的提示；医师给予高度关注且严密观察，检验科及时检测共同配合找到一个适合患者的最佳治疗路径[1]。该患者感染的细菌为大肠埃希菌和肺炎克雷伯菌，两种细菌均属于条件致病菌，正常情况下存在于人的肠道和呼吸道，当抵抗力下降时感染机体；孕产妇属于易感人群，所以应加强防控，谨慎观察各种不适[2, 3]。严格按照操作规程操作方可找到问题的原因，如果首先是互相怀疑对方的操作是否准确，则延误了找到真正原因的宝贵时间。对工作伙伴信任并且将基础和临床有效地结合起来，这样工作思路会更广泛。检验科及时给临床医师的危急值报告得到临床医师的重视，在最短的时间内让细菌得到有效控制，病情未进一步发展，从而没有发生严重的后果。因此，团队合作非常重要，检验工作切不可因为分组而"分家"，各组应齐心协力。

【专家点评】

　　该文提供了一个急性细菌感染而外周血白细胞却下降的病例。伤寒、副伤寒杆菌等革兰氏阴性杆菌感染时，白细胞总数与中性粒细胞可能出现暂时性降低。其原因是细菌内毒素抑制骨髓释放成熟粒细胞进入血液。此外，临床可发现病毒感染患者也会出现白细胞降低。通常其是由于在病毒作用下，贴壁的白细胞即边缘池的粒细胞增多而导致循环池的粒细胞减少。

【参考文献】

[1] 伏开新. 血清降钙素原联合 C-反应蛋白及血培养在产科重症感染中的应用价值 [J]. 母婴世界，2016，23：8.

[2] 麦卫阳，陈敦金，陈欣洁，等. 高危孕产妇医院感染分析 [J]. 热带医学杂志，2005，5（6）：808-809.

[3] 苏应仙，林翀，陈少文，等. 血液中炎性指标与脓毒血症细菌感染患者病情的相关性研究 [J]. 中国现代医学杂志，2016，26（9）：97-100.

32　不可轻视的粪便常规

作者：金盼（浙江大学医学院附属第四医院检验医学中心）
点评者：丁柳美（复旦大学附属金山医院）

笔者在急诊科轮转时收到消化内科送来的一份粪便标本，诊断为上消化道出血。笔者做了隐血试验，显示+++，在标本镜检时发现有肝吸虫虫卵，肝吸虫又称华支睾吸虫，成虫寄生于人体的肝胆管内，可引起肝吸虫病。

【案例经过】

患者黑便 3d，来笔者所在医院检查，入院前 3 个月因胃部不适在其他医院做过胃镜，入院后又再次做了胃镜，诊断结果是十二指肠溃疡伴血管裸露，并已经在内镜下做了止血手术。然后一直按照上消化道出血给予治疗，但一直未见好转。

实验室检查：收到患者粪便标本后，应用金标法和化学法一起做了隐血试验，这样不会漏检，结果为隐血+++，镜下未见红细胞，很典型的上消化道出血，与临床诊断相符。翻看了前几次粪便隐血试验的检查记录，都是+++～++++，表明患者仍在出血。

接下来是镜检，笔者在涂片后先在低倍镜下观察，看到一个类似瓜子形状的物体。开始以为是灵芝孢子之类的物体，但将镜头转到高倍镜下时觉得不对，不像平时看到的灵芝孢子，而是类似卵盖的物体。笔者的第一反应这可能是寄生虫，但由于现在卫生条件提高了，寄生虫感染患病率也越来越低，工作几年也未检出过寄生虫，对它的了解也仅来自教科书的图片，所以不是很有把握。继续浏览这张片子，陆续又看到了其他的几个类似物。

这些类似物外表与灵芝孢子极为相似，但一端有卵盖，还有内容物。随后立即联系临床医师，询问患者最近有无服用过灵芝孢子类药物，得到的回复是没有，那就可以断定不是灵芝孢子，而可能是寄生虫。接下来就是研究这到底是什么虫卵。有卵盖的有肝吸虫、布氏姜片虫、卫氏并殖吸虫（肺吸虫）和斯氏狸殖吸虫这 4 种寄生虫的虫卵。对照书上的图谱仍然不确定，随即请教科室主任，询问是何种虫卵；同时还将拍摄的照片发到群里，向各大附属医院的老师请教。最终在浙江大学医学院附属第一医院老师的指导下，笔者在油镜下观察了这个虫卵的形态（图 1-78）。图 1-78 是很典型的肝吸虫（华支睾吸虫）的虫卵，形似芝麻粒，黄褐色，卵一端较窄且有卵盖，稍隆起，卵盖周围卵壳增厚突起成肩峰，另一端钝圆，有一似结节状突起（小疣）。卵内含有毛蚴[1, 2]。

如果是肝吸虫感染就会有一些相应的临床症状，翻看该患者入院以后做的血常规检查，发现血红蛋白在 4h 内下降了约 40g/L（由 129g/L 降至 89g/L），而肝功能却是正常的。

随后又翻阅了患者的 B 超图像，见图 1-79，根据 B 超图像并结合 B 超医师的诊断，得出的结论是该患者肝、胆、胰、脾均未见明显异常。

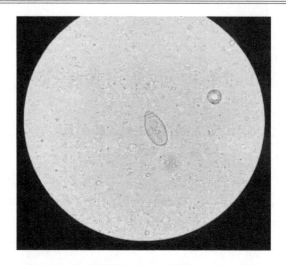

图 1-78　虫卵的具体形态（油镜 10×100 倍）

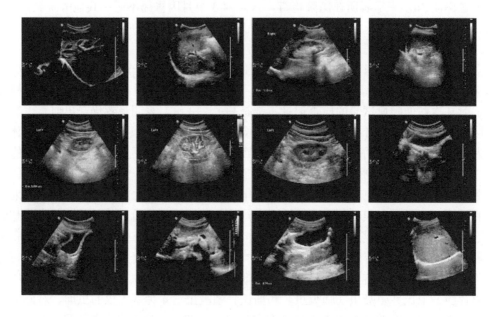

图 1-79　患者超声影像图

　　一般来说肝吸虫成虫主要寄生于肝胆管，患者早期症状不明显，主要为消化道系统的症状。体检可发现患者有不同程度的肝脾大，常以肝左叶增大较明显，血常规检查嗜酸性粒细胞多有增多[1, 2]。但该患者这些体征都没有，与常见的肝吸虫感染患者的临床症状不符。最后告知临床医师高度怀疑肝吸虫感染，希望临床继续留样观察。

　　接下来几天在该患者的粪便中都能检查到虫卵，很肯定发现虫卵不是偶然情况。随后笔者去病房对患者进行了询问，得知患者来自湖南省通道侗族自治县，这个地区是肝吸虫病流行区，当地人有生吃鱼肉的习惯。了解到该患者最近几年常住义乌，只有过年才回家，最近 2 年回家过年都有生吃过鱼肉。根据患者来自疫区，最近 2 年有生食鱼肉的经历，且有粪便中找到虫卵这些情况，可以确定是肝吸虫感染。于是将最终结论报给临床，依此对症下药。

【案例分析】

并不是所有人都有书本上描述的临床症状，在判断寄生虫感染时，不光要依据临床表现，更重要的是找到虫卵，以及了解患者的生活史。了解患者是否来自疫区，有无生食鱼、虾、淡水螺等习惯[1]。现在寄生虫感染越来越少，所以很多年轻医师在治疗过程中往往很难想到寄生虫感染，特别是临床症状不典型的患者。

这个案例很好地体现了检验科与临床沟通、信息共享的重要性，向临床提出自己专业性的判断，加快患者病情诊断的速度，使患者得到及时的诊断和治疗，也加深检验科与临床的信任，更好地为患者服务。

【案例总结】

从这个案例可以看出检验科做出精准判断对临床工作顺利开展至关重要。检验人员不光要自身基础知识扎实，更要多具备一些临床专业知识，在遇到可疑问题时及时与临床沟通交流，不同医院的检验人员也要加强交流，对可疑或特殊病例共同讨论，分享各自的观点，这也是取得共同进步的过程。

【专家点评】

本案例作者详尽介绍了镜检发现肝吸虫的虫卵，通过患者的流行病学史和实验室检查结果，及时为临床做出正确诊断提供了病原学依据。虽然仪器发展带给我们简便快速的检测，但是形态学辨认的能力依然不可缺少。寄生虫病虽然应具有地方性特点，但随着现代化交通工具的发展，以及交往、旅游、异地工作等原因，人员流动性越来越大，从而越来越多地在异地发现寄生虫病。认识、找到虫卵或虫体，那么诊断寄生虫病并不难，结合居民生活习俗、生活史依然很重要。本案例依赖以下几个方面做出明确诊断：①流行病学史，患者来自疫区，最近2年有生食鱼肉的经历；②病原学诊断，连续多天粪便标本镜检时发现肝吸虫虫卵；③临床表现，十二指肠溃疡伴血管裸露导致消化道出血；④其他检查，如超声、CT检查等。

【参考文献】

[1] 崔晶. 人体寄生虫［M］. 4版. 北京：人民卫生出版社，2013：382-399.

[2] 何蔼. 人体寄生虫学［M］. 6版. 北京：人民卫生出版社，2006：101-105.

33　消失的尿蛋白

作者：张阿芜　杨瑞钧　林曦阳（天津太山肿瘤医院/天津市肿瘤医院空港医院检验学部）
点评者：丁柳美（复旦大学附属金山医院）

尿蛋白干化学检测常用试带法，采用的是 pH 指示剂蛋白质误差原理。在 pH 3.2 时，酸碱指示剂（溴酚蓝）产生的阴离子与带阳离子的蛋白质结合生成复合物，引起指示剂进一步电离，当超出缓冲范围时，指示剂发生颜色改变。颜色深浅与蛋白质含量成正比[1]。此方法快速、简便，易于标准化，适用于健康普查或临床筛检。但在某些特殊情况下此方法也有一定的局限性，如易受药物、外源性物质或人为因素等干扰，从而造成检测结果出现假阴性或假阳性。在审核尿常规检查结果时发现一受检者结果异常，所以对此案例进行了进一步分析探讨。

【案例经过】

某肾病综合征住院患者，于 2018 年 2 月至 3 月在笔者所在医院检测尿常规，干化学结果见表 1-20。

表 1-20　该患者尿常规结果

检查项目	2018 年 2 月 19 日	2018 年 3 月 13 日	2018 年 3 月 20 日
颜色	黄色	黄色	黄色
浊度	清亮	清亮	清亮
酸碱度（正常参考范围　4.8～7.4）	6.0	6.0	6.5
比重（正常参考范围　1.003～1.030）	1.016	1.021	1.018
亚硝酸盐［正常参考范围　阴性（-）］	（-）	（-）	（-）
隐血［正常参考范围　阴性（-）］	（±）	（-）	（-）
白细胞定性［正常参考范围　阴性（-）］	（-）	（+）	（+）
葡萄糖［正常参考范围　阴性（-）］	（-）	（-）	（-）
酮体［正常参考范围　阴性（-）］	（-）	（-）	（-）
蛋白质［正常参考范围　阴性（-）］	（++）	（++）	（-）
尿胆原［正常参考范围　正常（-或±）］	正常	正常	正常
胆红素［正常参考范围　阴性（-）］	（-）	（-）	（-）

3 次检测的尿微量白蛋白结果：2018 年 2 月 19 日为 275mg/L，3 月 13 日为 288mg/L，3 月 20 日为 277mg/L。尿微量白蛋白正常参考范围为 0～19mg/L。通过表 1-20 可以看出受检者于 3 月 20 日检测尿常规时，尿蛋白干化学结果与尿微量白蛋白结果明显不符。该患者当日肝肾功能结果见表 1-21。

表 1-21 该患者肝肾功能结果

检查项目	正常参考范围	3 月 20 日检测
谷丙转氨酶（U/L）	7~40	31
谷草转氨酶（U/L）	13~35	30
谷草转氨酶/谷丙转氨酶比值		0.97
白蛋白（g/L）	40~55	20↓
总蛋白（g/L）	65~85	68
球蛋白（g/L）	20~40	48↑
白球比	1.2~2.4	0.42↓
肌酐（μmol/L）	41~73	70
尿酸（μmol/L）	154~357	350
尿素（mmol/L）	2.6~7.5	13.68
β_2 微球蛋白（mg/L）	1.3~2.7	2.94↑
胱抑素（mg/L）	0~1.03	1.42↑
胆固醇（mmol/L）	0~5.17	7.53↑
三酰甘油（mmol/L）	0.7~1.7	2.98↑

综合以上看出，患者尿微量白蛋白增高、血清白蛋白降低、血脂升高，符合肾病综合征体征。该病最明显的病理指征：①大量蛋白尿，尿蛋白>3.5g/d；②血浆白蛋白低于 30g/L；③水肿；④血脂升高。这与 2018 年 3 月 20 日尿蛋白干化学检测结果不符。

综合以上检测结果分析，怀疑尿蛋白干化学检测结果为假阴性，并采用加热乙酸定性试验验证，由于加热乙酸法是通过加热使蛋白质变性，加热乙酸使尿液 pH 接近蛋白质等电点（pH=4.7），并使变性凝固的蛋白质进一步沉淀，不易受其他因素的影响。经检测，尿蛋白为阳性，从而验证此次尿蛋白干化学检测结果为假阴性。

【案例分析】

造成尿蛋白干化学假阴性、假阳性的常见因素见表 1-22。

表 1-22 造成尿蛋白干化学假阴性、假阳性的常见因素

干扰因素	假阴性	假阳性
标本	pH<3	pH>9
药物	滴注大剂量青霉素或使用庆大霉素、磺胺类药物、含碘造影剂	应用奎宁、奎尼丁、嘧啶类药物等或尿中含有聚乙烯、吡咯酮、氯己定（洗必泰）、磷酸盐、季铵盐消毒剂等
操作过程	试带浸渍时间过短、反应不完全，或浸渍时间过长使模块中的试剂流失	试带浸渍时间过长，反应颜色变深

经分析，该样本 pH 为 6.5，排除 pH 对结果的影响。检测时按照仪器标准化操作程序（SOP）正常操作，当日仪器状态良好，质量控制结果在控，无异常报警提示，并于接收后 30min 内完成检测，排除操作问题而引起的假阴性，从而怀疑药物影响造成的假阴性结果。经过与临床沟通后得知，该患者由于病毒性感冒合并感染引发肺炎，临床使用青霉素抗感

染治疗，剂量为每次 480 万 U，每天 2 次。尿液样本为患者给药后 2h 内留取送检。

青霉素对尿干化学蛋白质检测的干扰与用药浓度及用药时间相关，丛玉隆[2]对大剂量青霉素静脉注射患者用药前后进行了尿蛋白检测。结果表明，静脉滴注青霉素 240 万 U 组 2h 内、320 万 U 组 3h 内，480 万 U 组 5h 内，尿中青霉素浓度可以到达影响尿蛋白测定水平，干化学产生假阴性，见表 1-23。

表 1-23　大剂量青霉素静脉滴注后对尿蛋白测定结果的影响（干化学法）

药物剂量（U）	给药前	给药后时间（h）						
		0.5	1.0	2.0	3.0	4.0	5.0	6.0
240 万	++	−	±	++	++	++	++	++
240 万	++	−	+	++	++	++	++	++
320 万	++	−	+	++	++	++	++	++
320 万	++	−	−	+	++	++	++	++
480 万	++	−	−	−	−	±	++	++
480 万	++	−	−	−	±	+	+	+

本案例中青霉素治疗剂量和给药时间对于尿蛋白干化学检测的影响与文献验证结果一致。

【案例总结】

（1）当发现一项报告结果异常时，要结合其他报告同时分析并逐一排查原因。

（2）尿微量白蛋白常用散射比浊法，可溶性抗原与特异性抗体形成不溶性复合物，光线通过反应悬液时发生散射并由特定蛋白分析仪检测到。该方法不易受其他因素影响，可帮助诊断早期肾损害，所以在检测尿常规的同时应增加尿微量白蛋白的检测，以弥补尿蛋白干化学法的不足。

（3）青霉素是临床上常用的抗生素，目前多趋向于大剂量冲击使用。青霉素注射后约76% 于 6h 内以原型经肾排出，主要经肾小管分泌，且注射前几小时内血中浓度越高，青霉素排泄量越大，对试验干扰越明显[3]。所以要告知临床当大剂量使用青霉素后，注意留尿时间。

（4）尿液干化学法检测其他项目也会受到一些干扰因素的影响，见表 1-24。

表 1-24　尿液干化学法检测常见干扰因素

检测项目	方法学	假阴性	假阳性
亚硝酸盐	Griess 法	高比重尿；使用利尿剂；大量维生素 C	陈旧尿；偶氮剂污染；非那吡啶
血红蛋白	过氧化物酶法	大量维生素 C 或其他还原物质；过量甲醛；大量亚硝酸盐；肾移植患者发生排异反应尿中淋巴细胞为主时	尿中含有易热性触酶；尿液被氧化剂污染或尿路感染
白细胞酯酶	中性粒细胞酯酶法	尿中含维生素 C、庆大霉素、头孢菌素等；尿蛋白>5g/L	尿液标本被阴道分泌物或甲醛污染；被在酸性尿液中呈深红色的药物或食物影响
葡萄糖	葡萄糖氧化酶-过氧化物酶法	标本久置；葡萄糖被细菌或细胞酶分解；尿液酮体过高	尿液标本容器有残留强氧化物质（如漂白粉、次氯酸盐等）；尿比重过低

续表

检测项目	方法学	假阴性	假阳性
酮体	亚硝基铁氰化钠法	尿液放置时间过长；酮体中的丙酮和乙酰乙酸具有挥发性，乙酰乙酸更易受热分解	尿中含大量肌酐、肌酸、高色素尿；尿液中含酞、苯丙酮、左旋多巴代谢物等
尿胆原和尿胆素	醛反应法	大量维生素 C；长期服用广谱抗生素	吩噻嗪类、磺胺类、普鲁卡因、氯丙嗪类药物；卟胆原、吲哚类化合物可与 Ehrlich 醛试剂作用显红色，引起假阳性
胆红素	偶氮法	维生素 C 浓度超过 1.42mmol/L；存在亚硝酸盐；保存不当，胆红素遇光易氧化	大剂量氯丙嗪；尿液中含有盐酸苯偶氮吡啶代谢产物

【专家点评】

本文作者审核检测报告时认真仔细，并且通过查阅文献，具体阐明了干化学法尿蛋白测试在青霉素干扰之下出现的假阴性，同时也列举了诸多尿液项目干化学法检测的常见干扰因素，还原了检验结果的真实性，如果干化学法检测结果与显微镜检结果不匹配，怎么分析并回复临床呢？这些都有助于有疑问结果的合理分析，如大量维生素 C 等还原性物质影响多个检测项目。本文告诉我们该如何更好地服务于临床、服务于患者，在日常最普遍尿常规工作中也一样能体现出来，总之不断学习，不断提高，要具有一双善于发现问题的眼睛，才能解决问题。

【参考文献】

[1] 刘成玉，罗春丽. 临床检验基础 [M]. 5 版. 北京：人民卫生出版社，2012：184-186.

[2] 丛玉隆. 现代尿液分析技术与临床 [M]. 北京：人民军医出版社，2007：49-50.

[3] 丛玉隆，杨建良. 大剂量青霉素对尿蛋白定性结果的讨论 [J]. 中华医学检验杂志，1994，17（3）：167-168.

34　尿高 pH 引发尿蛋白假阳性

作者：刘景波（蓬莱市人民医院检验科）
点评者：赵俊伟（郑州大学第一附属医院）

全自动尿液分析仪具有操作简单、检测速度快等优点，已在医院普遍使用，干化学试剂带由于其方法的局限性，会出现假阳性或假阴性结果。现发现 1 例尿蛋白+++，用磺基水杨酸滴定为阴性的案例，这种情况又如何解释呢？

【案例经过】

笔者上班后从病房收回大批尿液标本，放在全自动尿液分析仪上进行检验，发现 1 例尿蛋白+++、pH 8.5、浑浊的尿液标本，尿液经离心后取上清液，加稀乙酸数滴酸化后，用 200g/L 磺基水杨酸进行蛋白定性，结果为阴性。离心后上清液为澄清，底层有沉淀，镜检可见大量结晶。与临床联系，患者第 2 天重新留取尿液复查，第 2 天留取的尿液仍浑浊，结果与第 1 天相同，第 1 天已经与护士联系让她嘱患者留取新鲜尿液，为什么尿液 pH 还这么高呢？笔者带着疑问来到病房，与主管医师说明情况，得知此患者为膀胱癌患者，一直带着尿袋，让患者留取的尿液是从尿袋中放出的。原来是尿袋中的尿储留时间长，出现尿液浑浊，pH 增高，尿蛋白出现假阳性。

【案例分析】

正常情况下，留取的新鲜尿液为淡黄色或黄色，清晰透明。在正常饮食条件下，晨尿多偏弱酸性，多数尿液标本 pH 为 5.5～6.5，随机尿 pH 为 4.5～8.0，肉食者多为酸性，食蔬菜水果者可为碱性（饮茶或服中药也可致尿液呈碱性，变形杆菌、铜绿假单胞菌等所致的尿路感染可使尿液呈碱性），干化学试剂带蛋白质模块区还有酸碱指示剂四溴酚蓝、枸橼酸缓冲系统及表面活性剂[1]。当 pH 为 3.2 时，四溴酚蓝产生的阴离子与带阳离子的白蛋白结合形成复合物，当指示剂不断电离并超过缓冲范围时即发生颜色反应。当出现高度碱性尿液时，结果可能出现假阳性，如尿液被盐类化合物及某些防腐剂或清洗剂污染，结果也可呈假阳性[2]。

【案例总结】

干化学试剂带检测尿液虽然简单方便，但检测的尿蛋白只是白蛋白，它利用 pH 指示剂的蛋白误差原理，尿液的 pH 增高时可产生假阳性结果。磺基水杨酸法尿蛋白定性试验灵敏度高，50mg/L 尿蛋白就能检出，本周蛋白、黏蛋白等均可呈阳性反应。在正确处理标本的情况下，需及时与临床医师进行沟通分析，为临床早诊断、早治疗提供重要依据。

【专家点评】

分析前的质量保证包括临床医师正确选择检验项目、患者准备、标本采集及运送等环节，任何一个环节出现问题，都会对检验结果造成很大影响，目前大部分住院患者标本均由临床护士采集，然后由专人送至检验科。对于不合格的标本，检验人员可以拒收，但有些异常标本并非肉眼所能辨别，只有在检验过程或检验后才能发现。本案例中作者对于发现的异常标本能与临床及时沟通，并深入临床了解患者病情及标本留取情况，正因如此，结果异常的原因被及时找到，避免了结果的误报。另外，在日常工作中，尿液干化学法检测项目受多种因素干扰，pH、维生素 C 等指标往往也起着个体标本"内部质量控制"作用，对于尿液干化学法检测结果应全面地综合判读。

【参考文献】

［1］王蕾，刘华，符玉瑛，等. 尿液贮存温度、时间及 pH 值对尿半胱氨酸蛋白酶抑制剂 C 稳定性的影响［J］. 检验医学，2005，20（3）：224-226.

［2］潘祥坡，王焕新，张风美. 尿液高 pH 值致尿蛋白假阳性［J］. 山东医药，2001，41（2）：32.

35　尿液中的异常幼稚细胞

作者：罗嫚（西双版纳傣族自治州人民医院医学检验科）
点评者：曲林琳（吉林大学第一医院）

尿常规是医学检验三大常规检查项目之一，在检验工作中应用非常普遍，常用于肾脏病变的早期筛查，也可辅助诊断某些全身性疾病如糖尿病、肝胆疾病、出血性疾病等，还可作为一些疾病治疗效果及预后评估指标。

【案例经过】

患者，女，32岁，尿频、尿急、下腹痛，于本院急诊科就诊，怀疑为急性尿路感染，于是进行尿常规检测。尿液混浊，镜检结果白细胞++++，红细胞+++，吞噬细胞3～5个/HPF，见图1-80。

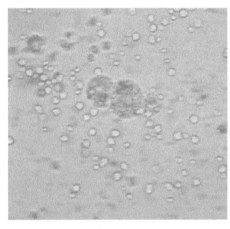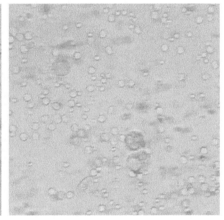

图1-80　镜检结果，未染色（×400倍）

镜检时，笔者心想"吞噬细胞怎么这么大呢，而且大小不一，等忙完离心，涂片、染色看看"。然后就继续镜检其他患者的样本。2个多小时后笔者总算有时间把那个尿液样本2000r/min离心，涂片晾干，染色。片子放到油镜下一看，懵了。形态见图1-81。

这不是吞噬细胞！胞体大、不规则、细胞质蓝色、核圆、染色质细致、多核、可见核仁，这分明就是分化程度很低的幼稚细胞。但是，尿液中为什么会有这么多幼稚细胞呢？尿液里查见脱落癌细胞的可能性很低，污染引起的？一连串的疑问出现在笔者的心中。

笔者赶紧查阅患者的检查报告，除了尿常规检测，没有做其他检查，而且报告已经被患者取走。笔者找到主管医师询问，医师已让患者转专科就诊，患者已经离开。笔者和主管医师沟通了情况，主管医师电话联系患者，患者表明放弃就诊已经回家。主管医师再

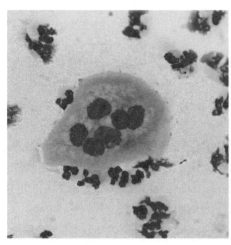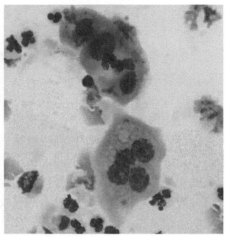

图 1-81　瑞氏-吉姆萨染色（油镜×1000 倍）

三要求患者回医院复查，并到专科诊治。患者答应前来诊治，但一直到下午下班，患者都没有出现。

第 2 天，笔者又询问了主管医师，还是没有患者的消息。

第 3 天下午，该患者出现在检验窗口，笔者让患者重新取了一份中段尿液标本。结果和前面结果一样，满视野白细胞、红细胞和细胞体积很大的异常细胞。笔者又让患者取了点水，清洗了尿道口，取中断尿，各类细胞数量明显减少，但是依然能见到这三类细胞。这到底是怎么回事，是否让患者到妇产科取一份白带样本检查？

由于反复让患者取样、等待，患者显得有点焦虑，开始着急，窗口催促："医生，到底要等多久，我宝宝还没满月，我要回家喂奶。"

"没满月？你才生产完宝宝？"

"是呀，还是在你们医院生的，宝宝刚刚 17 天。"

"恶露没有干净？"

"没有呢，量还挺多。"

怎么从头到尾就没有了解到这个情况呢？那这些异常细胞考虑可能是恶露里残留的胎盘细胞。

笔者与患者沟通了检查结果，并告知患者："你的尿里有一类细胞，可能是恶露里残留的胎盘细胞，尿液检查也受到恶露影响，结果不完全准确。你最好去泌尿外科和妇产科检查一下是否真的有尿道炎，这类细胞最好能进行病理检查确认。其他产妇出院时检查尿液，除了红细胞，也没有这么多白细胞和胎盘细胞。"

患者答应，急切地拿着单子走了。笔者询问了泌尿外科和妇产科，患者并没有挂号就诊。后来也再没有查询到该患者的相关检验信息。

因为患者放弃进一步检查，笔者只能拿着现有的资料，请教了北京大学肿瘤医院病理科同仁，与她描述了患者具体情况，她与科室老师共同讨论之后，一致认为这类细胞来自恶露，是胎盘残留的合体滋养层细胞，不是恶变细胞。但是白细胞数量那么多，也不能排除产后感染的可能。

【案例分析】

滋养层细胞指具有滋养功能的细胞，来自胚胎外的滋养层。在妊娠早期胚泡埋入子宫内膜之后，滋养层细胞分化为两个主要的细胞谱系，即绒毛滋养层（VTS）和绒毛外滋养层（EVT）细胞。绒毛滋养层包括两种细胞，与内膜接触的滋养层细胞迅速增殖，滋养层增厚，细胞分化为内外两层。外层细胞相互融合，细胞间界限消失，称为合体滋养层，起到强大的内分泌作用；内层细胞界限清楚，由单层立方细胞组成，称为细胞滋养层，其不断分裂，补充进入合体滋养层。两者构成绒毛结构，运输营养物质给胎儿。此外，细胞滋养层绒毛的尖端可以分化成另一种类型的滋养层细胞，称为绒毛膜外滋养层细胞，绒毛膜外滋养层细胞对母体子宫上皮的黏附与侵入行为是胎盘形成的前提[1]。

此案例中，该患者门诊急诊就诊，整个过程未提及产褥期，"尿频、尿急、下腹痛"的主诉和尿液分析结果容易误导临床诊治。这提醒检验人员，门诊患者也要更加警惕患者生理状况对检验造成的影响。特别是女性患者，尿液外观浑浊或呈血性，除了询问月经期，还不能忽略产褥期。

【案例总结】

一份合格的样本直接决定了一份报告的准确性。尿液检查干扰因素很多，女性患者容易受到阴道分泌物影响，多见含有来自阴道的大量上皮细胞、白细胞，甚至真菌、滴虫等。男性患者应注意不要混入前列腺液、精液[2]。

在尿液常规检查时，检验工作者应要求患者留取中段尿液，因前段、后段尿液容易受到污染。女性患者进行尿液检测应注意避开生理期、产褥期，取样前应清洁尿道口[3]。

【专家点评】

近年来，尿液异常幼稚细胞及标志物的检测越来越受到重视。目前对尿沉渣的镜检大多采用沉渣涂片后直接镜检。从本案例可见，对尿液脱落细胞进行染色后镜检，有助于实现泌尿系统肿瘤的筛查，但同时也应注意尿液检查的其他干扰因素，如来自阴道的上皮细胞、滋养细胞，其易造成假阳性，因此有必要染色后进行观察，并结合患者的临床情况进行综合分析。

【参考文献】

[1]Aplin J D. Developmental cell biology of human villous trophoblast: current research problems[J]. Int J Dev Biol, 2010, 54 (2/3): 323-329.

[2] 张明霞，徐丹. 尿沉渣假阳性、假阴性结果的鉴定 [J]. 中国社区医师：医学专业，2005，7（13）：67.

[3] 尚红，王毓川，申子瑜. 全国临床检验操作规程 [M]. 4 版. 北京：人民卫生出版社，2015：160-161.

36 粪便里的"真菌"

作者：罗嫚（西双版纳傣族自治州人民医院医学检验科）
点评者：杨丽华（湖南省第二人民医院/湖南省临床检验中心）

【案例经过】

2017年12月19日，笔者中午下班回到家，正好1岁的女儿刚刚排便。除了赶紧帮她清理干净，职业病又犯的笔者当然要观察：颜色黄色，性状半稀便，稍微有一点点黏液。心想"一会儿上班带去镜检"。

下午上班到了科室，笔者赶紧拿出用一次性纸杯取的粪便样本。用生理盐水涂片，10倍镜浏览全片，未发现寄生虫及虫卵。40倍镜观察，没有细胞，"这是真菌？又转了几个视野。还挺多。怎么会有真菌呢？"镜检结果见图1-82、图1-83。

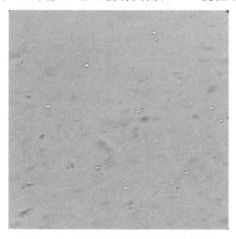

图1-82 未染色（高倍镜10×40倍）

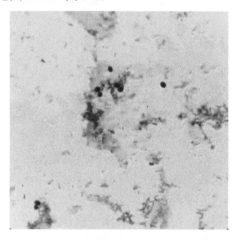

图1-83 革兰氏染色（油镜10×100倍）

首先，这是一份合格的粪便样本，取样新鲜，没有被污染，1h规定时限内送检。其次，真菌性肠炎主要是由白念珠菌引起的。白念珠菌是肠道正常菌群之一，长期使用广谱抗菌药物或肾上腺皮质激素，真菌大量繁殖引起肠炎[1]。

笔者女儿身体一直不错，也很少腹泻，前一天还是排正常黄软便，近半个月也没有服用过广谱抗菌药物。笔者迅速把近3天女儿食物捋了一遍，没有吃菌菇类食物，也没有吃什么特殊食物，而且腹泻症状也不明显。心想重新取样复查。

第2天早晨6:30，女儿还在熟睡，笔者像往常一样起床，给女儿准备早餐，小米南瓜粥盛进碗里，鸡蛋放锅里，洗了两个秋葵，拿出做好的玉米馒头蒸上。"馒头？"瞬间回想起昨天粪便里的真菌。女儿吃的东西笔者都本着一个原则：能自己做的，尽量不买！馒头也不例外。尝试过好几次食用碱发酵失败后，用酵母发酵，效果还挺不错。时不时就会给女儿做两三天的量，配上粥给她当早餐。难道粪便里的真菌是发酵的酵母菌？笔者带着疑问取了酵母粉来到科室，立即用生理盐水溶解观察。视野下密密麻麻的酵母菌证实了笔者的想法，心中的疑惑也解开了，镜检结果见图1-84、图1-85。

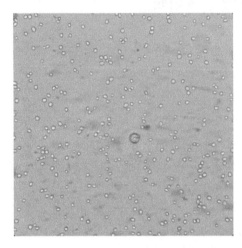
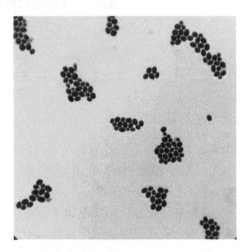

图 1-84　酵母样本未染色（高倍镜 10×40 倍）　　　图 1-85　酵母样本革兰氏染色（油镜 10×100 倍）

【案例分析】

对于真菌性肠炎，2 岁以下婴幼儿发病较多。起病可急可缓，排便次数增加，为黄色稀水便，泡沫多，有黏液，有发霉气味，有的像豆腐渣样，严重的可为脓便或脓血便，患者可有低热、呕吐、腹胀及腹痛症状[1]。

案例中，笔者女儿粪便里查见真菌，排除了污染和药物因素之后，依次排查饮食摄入影响。最终发现食用酵母发酵的馒头后，粪便内可检出真菌孢子。那平时工作中有部分患者，尤其是饮食面比较窄的婴幼儿，不明原因反复取样检出真菌，也有可能是摄入酵母发酵类食物引起的。

目前，很多面食制作过程都用酵母发酵，市面上很多自发粉，添加的发酵成分也是酵母。如果平时工作中遇到粪便性状不典型，患者没有明显诱因，反复取样检出真菌的患者，检验工作者和临床医师应该留心更详尽排除饮食因素，是否存在食用发酵型酵母可能，以免误诊，带来不必要的抗真菌治疗。

【案例总结】

粪便常规检测可以了解消化道细菌、病毒及寄生虫感染状况，以及早发现胃肠炎、肝病等，还可以作为消化道肿瘤的诊断筛查试验。粪便常规对于判断人体健康状况是必不可少的检查项目。粪便样本采集后，应放入干燥、清洁、无吸水性的有盖容器内。应在 1h 内完成检查，否则可因 pH 及消化酶等影响，粪便中细胞成分被破坏分解。不应采集尿壶、便盆中粪便样本，因混入尿液、消毒剂、植物、泥土、污水、花粉等均会干扰检测结果[2]。

近年来，随着生活水平提高，添加灵芝粉、花粉等成分的保健品越来越受到人们青睐，很多成分不能在胃肠道中被分解吸收,直接通过粪便排出。其与粪便中寄生虫虫卵、真菌等大小相近,形态上容易混淆[3]。粪便检测过程中,如果遇到可疑成分,应注意排除饮食成分干扰。

【专家点评】

粪便中的真菌可分为普通酵母菌、人体酵母菌、假丝酵母菌(念珠菌)。普通酵母菌是一种环境中常见的真菌,由于环境污染或服用酵母片之后在粪便镜检时可见。人体酵母菌为一种寄生于人体中的真菌,正常粪便中常可见到,以上2种酵母菌一般无临床意义,也可在腹泻的粪便中出现,但总量不超过10%。含有灵芝粉、花粉等的保健品中类似真菌形态不被消化的成分,也可能被错认。假丝酵母菌在正常粪便中极少见,粪便中见到此菌时应首先排除是否由容器污染而来,如文中所述怀疑真菌性肠炎出现的酵母菌——白色假丝酵母菌最为多见,常见于长期使用广谱抗生素、激素、免疫抑制剂和放疗、化疗之后患者粪便中及各种慢性消耗性疾病患者粪便中。作为一名医学检验工作人员,既要做到求真求实,不放过任何蛛丝马迹,也要结合临床症状及发病机制深入分析检测结果。

【参考文献】

[1] 沈晓明,王卫平. 儿科学 [M] . 7版. 北京:人民卫生出版社,2007:274-255.

[2] 尚红,王毓川,申子瑜. 全国临床检验操作规程 [M] . 4版. 北京:人民卫生出版社,2015:175.

[3] 林桂玲,张波. 粪便常规检查警惕灵芝孢子 [J] . 中外医疗,2010,20(16):98.

37 不一样的茶色尿

作者：王柏丽（三门峡市中心医院检验科）
点评者：丁柳美（复旦大学附属金山医院）

【案例经过】

一位母亲带着 14 岁的儿子来化验小便，发现儿子小便颜色发红已有两天。留取尿液标本后发现颜色竟是茶色的，检验结果为满视野红细胞，尿隐血阳性，+++，并伴有少量白细胞。当时各种病症都浮现在笔者脑中：尿路感染、结石、肾炎、横纹肌溶解？询问这位母亲后得知她儿子最近天天打篮球，难道是运动过量？听到这里，笔者更加怀疑为横纹肌溶解而导致的酱油色尿，立即行血肌酸激酶测定，结果竟然正常。笔者陷入茫然中，患者母亲说："每次躺下来就会舒服很多，腰也不怎么疼了。"看着眼前这个瘦高的少年，笔者怀疑是胡桃夹综合征。待患者做完 B 超检查之后，结果竟真是胡桃夹综合征。检查结果见表 1-25。

表 1-25 患者尿常规检验结果

检测项目	结果	提示	参考范围	单位
颜色	棕色			
浊度	浑浊			
葡萄糖（GLU）	−			mmol/L
尿潜血（NQX）	3+		−	mg/L
尿白细胞（LEU）	−		−	leu/L
尿蛋白（PRO）	−			g/L
亚硝酸盐（NIT）	−		−	
尿胆原（URO）	−		−～+	μmol/L
胆红素（BIL）	−			μmol/L
尿酮体（KET）	−			mg/L
pH	6.0		4.6～8.0	
尿比重(SGI)	1.025		1.003～1.03	
维生素 C（VC）	−		−	mmol/L
红细胞（RBC）	7 792	↑	0～5	个/μl
白细胞（WBC）	47	↑	0～10	个/μl
结晶	0		0～10	个/μl
管型	0		0～2	个/μl
上皮细胞（EC）	3		0～12	个/μl

续表

检测项目	结果	提示	参考范围	单位
滴虫	0		0	个/μl
黏液丝	0.00		0.00	个/μl
真菌	0		0	个/μl
正常红细胞	85			%
异常红细胞	15			%

【案例分析】

胡桃夹综合征[1]又称肾静脉受压综合征，好发于青春期至 40 岁左右的男性，儿童发病年龄为 4～7 岁，多发年龄见于 13～16 岁，是儿童非肾性血尿常见的原因之一，为左肾静脉汇入下腔静脉的行程中，因走行于腹主动脉和肠系膜上动脉之间形成的夹角受到挤压而引起的临床症状。临床上通常借助超声诊断。其诊断标准：仰卧位左肾静脉狭窄前扩张部位近端内径比狭窄部位内径宽 2 倍以上，脊柱后伸位 15～20min 后，其扩张部位内径比狭窄部位内径宽 4 倍以上，取两个体位即可诊断[2]。

胡桃夹综合征临床表现：多数以血尿伴或不伴腰痛就诊，产生的血尿一般是直立性血尿，即血尿出现在身体直立时，平卧位消失，多见于较为瘦高的青少年，30 岁以上者少见。具有非肾小球源性血尿的特点，但也有少数患者可以表现为肾小球源性血尿，并且可以合并直立性蛋白尿。患者预后良好，大多数成年后血尿会逐渐好转。

对于胡桃夹综合征引起无症状血尿和直立性蛋白尿的患者无须特别治疗，只需随访，一般随患者年龄增长，肠系膜上动脉与腹主动脉夹角处脂肪和结缔组织的增加或侧支循环的建立，淤血状态得以改善而症状缓解。只有个别表现为持续血尿伴有疼痛的患者需要行左肾静脉分流术。对一些严重持续反复血尿、出血、疼痛、精索静脉曲张的成人患者，保守治疗效果差，才考虑手术治疗[1]。

【案例总结】

身为检验人员，经常能够见到血尿的患者，其中很多人对出现血尿忧心忡忡。无症状的内科性血尿，在没有继发性疾病的情况下，绝大多数患者不会因此发生进一步的肾损伤，因此，患者不必担忧，也无须治疗，要适当多饮水，并在医师指导下进行定期监测即可。同时也建议患者在生活中尽量避免各种可能导致或加重肾损伤的因素。

【专家点评】

引起血尿的疾病有很多，本文作者在万千变化的各种症状和临床表现中，能抽丝剥茧考虑到胡桃夹综合征的可能，检验与临床知识相结合的优势突显出来，但要排除引起血尿的其他疾病（如肿瘤、结石、感染、畸形和肾小球疾病等），检验工作者不仅仅只追求报告一个检测结果，而且要成为具有将检测结果与临床相结合的综合思维能力的检验师。

胡桃夹综合征目前较为公认的诊断指标如下。

（1）尿红细胞形态为非肾小球源性（即尿中红细胞形态正常比例＞90%）。

（2）尿中钙排泄量比正常（钙/肌酐＜0.20）。

（3）肾活检正常或轻微病变。

（4）腹部 B 超、CT 和 MRI 表现为左肾静脉受压、扩张。

（5）下腔静脉和左肾静脉测压证实左肾回流障碍，左肾静脉压与下腔静脉压力差在 4mmHg 以上（也有报道压力差为 5mmHg）。

（6）排除其他可能引起血尿的病因。

本病诊断的"金标准"是左肾静脉造影，测量其远端与下腔静脉的压力差＞0.49kPa，即可确诊。但血管造影是有创检查，相比之下，B 超检查方便易行，应作为最常用的检查手段。多普勒超声检查在仰卧位、直立位、左侧卧位、右侧卧位时显示受压的左肾静脉内径扩张 3 倍以上即可确诊。

【参考文献】

［1］吴升华. 儿科治疗指南［M］. 南京：江苏科学技术出版社，2012：563-564.

［2］张小红. 腹部常见疾病超声诊断分册［M］. 太原：山西科学技术出版社，2014：235.

38　舌尖上的血尿

作者：武文平（秦皇岛市中医医院检验科）

点评者：刘冰（秦皇岛市中医医院）

【案例经过】

2018 年 6 月 18 日晚，笔者值夜班时，收到一体格健壮的中年男性尿液标本，呈洗肉水样淡红色。第一感觉血尿无疑（图 1-86）。上机检测，隐血阴性，维生素 C 阴性，高倍视野未见红细胞，复检，结果与之前一致（图 1-87）。考虑为食物或药物引起[1-4]，想起前几天的一篇关于尿液的文章，甜菜、黑莓[5, 6]等食物会引起尿液颜色改变。只等着患者来取结果时询问情况，10min 后患者来了。

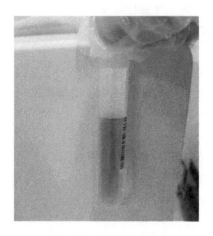

图 1-86　患者尿液性状

代号	项目	结果	参考值	单位	代号	项目	结果	参考值	单位
1	WBC 白细胞	0.76	0～9.2	uL	14	MUCUS 粘液丝	42.71		uL
2	RBC 红细胞	1.52	0～13.1	uL	15	PH PH(干化学)	5.5		
3	EC 上皮细胞	0	0～5.7		16	NIT 亚硝酸盐(干化学)	-	-	
4	CAST 管型	0	0～2.25	uL	17	VC 维生素C(干化学)	-		mmol/L
5	BACT 细菌	0	0～130	uL	18	SG 比重(干化学)	1.030		
6	RBC-M 红细胞(高倍视野)	0.26		/HPF	19	NBLD 尿潜血(干化学)	-	-	Cell/uL
7	WBC-M 白细胞(高倍视野)	0.13		/HPF	20	NPRO 尿蛋白(干化学)	-	-	g/L
8	EC-M 上皮细胞(高倍视野)	0		/HPF	21	NBIL 胆红素(干化学)	-	-	umol/L
9	GX_H 管型(低倍视野)	0		/LPF	22	KET 酮体(干化学)	-	-	mmol/L
10	XTAL 结晶	0		uL	23	NWBC 白细胞(干化学)	-	-	Cell/uL
11	LXMJ 类酵母菌	0		uL	24	NGLU 尿葡萄糖(干化学)	-	-	mmol/L
12	XYBC 小圆细胞	0		uL	25	URO 尿胆原(干化学)	Normal	-	
13	PCAST 病理管型	0		uL					

图 1-87　尿沉渣报告单

笔者：尿什么时候变色的？最近吃过什么药或特别的食物吗？

男子：今天下午，突然就这样了。心里害怕，就来医院验一下尿。没吃药，中午点的外卖（炒凉皮、肉炒口蘑），还有樱桃，别的没有了。

笔者：外卖的菜，有没有颜色特深的呢？

男子：没有，我经常吃这家饭店的菜，也没发现尿液变色啊，难道是樱桃，今天买的樱桃有点不新鲜，颜色特别深。

笔者：这个时候正是樱桃成熟的季节，加上本地又盛产樱桃，几乎每个人都吃，包括笔者自己，也没发现尿液变色，难道是自己没仔细观察。

详细询问后，建议男子今晚不要再吃类似食物、水果，明天复查看看情况。

夜班下班前进行最后的检查，查看工作是否有所纰漏。又看到了那管"血尿"。笔者给患者打了一个电话，询问今天早晨的尿的情况？电话那头传来激动的声音：好了，颜色消失了，谢谢您！

笔者：那就好，有空再来医院复查一下。

【案例总结】

本事件是典型的食物导致尿液颜色异常的案例。到底是何种食物导致的呢？

（1）饭店食品：为了使菜品色香味俱全，有些商家会添加食用色素，超量色素进入人体不能被分解，随尿液排出体外，导致尿液变色[6]。

（2）樱桃：搜索樱桃导致尿液变色，会出现许多这样的报道。大致这样解释，红樱桃里花青素、维生素 C 和维生素 A 含量都特别高，这些天然色素的水溶性很强，如果未被人体完全吸收和分解，就会使尿液呈红色。

因此，外卖虽方便，不如家里的饮食健康；樱桃虽好吃，但不要贪多。

【专家点评】

这是 1 例检验医师与患者交流而获得尿液变色原因的案例。医疗工作中，不只是临床医师可以向患者问诊，检验医师同样也可以跳出自己的"一亩三分地"，向患者问诊，进一步参与到疾病的诊疗当中，为患者服务。

【参考文献】

[1] 于海洋，程治平. 尿液颜色浅析 [J]. 西藏科技，2015，11：36-37.

[2] 黄学超. 一些尿变色是药引起的 [N]. 健康时报，2008-09-18（021）.

[3] 薛京. 用"头孢"勤看尿液颜色 [N]. 健康时报，2008-03-10（020）.

[4] 王开贞. 注意药物引起粪便尿液颜色改变 [J]. 中国农村医学，1989，10：38.

[5] 赵成龙. 12 种让尿液变红的药，你可别误诊为血尿 [EB/OL]. [2018-1-12]. http://www.dxy.cn/bbs/ topic/38167433? keywords=%E5%B0%BF%E6%B6%B2%E9%A2%9C%8%89%B2 [2018-8-8].

[6] 周梦. 尿液红未必是血尿或因食用了含天然色素的食物 [EB/OL] [2018-7-19]. https:// sh. qihoo. com/ 9806ea0e4 d5c68ccc?cota=1&sign=360_e39369d1 [2018-8-8].

39　粪便中黑线状物体

作者：肖霄（复旦大学附属金山医院检验科）
点评者：丁柳美（复旦大学附属金山医院）

在急诊做检验工作2年了，虽说急诊工作量大、节奏快，但是笔者每次有新的发现都会兴奋好久，检验人的成就感油然而生。现在就和大家分享一个夜间急诊"黑线宝宝"的故事。

【案例经过】

夜间急诊有一患儿做粪便常规、粪便隐血、粪便转铁及寄生虫镜检。粪便黄稀，肉眼有大量黑线样物体，镜检未见红白细胞，转铁阴性、隐血阴性。患儿6月龄，精神状态良好，家属表示黑线样物体拉出时不蠕动，送到急诊检验科做检查，时间不超过1h。黑线量比较多，乍看像虫体，生理盐水洗涤后更类似黑棉线，见图1-88。

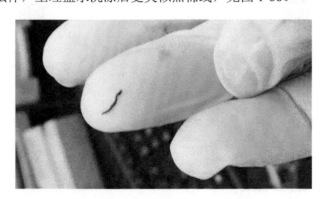

图1-88　生理盐水洗涤后黑色线状物

洁净玻片上加等渗盐水1～2滴，选择可疑物体显微镜下观察[1]。镜下结构不像虫体，见图1-89。同组室检验师加酸加碱后，中央螺线管形态逐渐清晰。后来为了与棉线比较，我们模拟真正的棉线生理盐水涂片检查（图1-90），镜下图片与之完全不同。初步排除误食棉线。

又再次询问患儿的饮食有无特殊，家属强调患儿还小，只能喝奶。在笔者绞尽脑汁之际，似乎找不到任何相关的线索，突然患儿妈妈说自己下午吃香蕉时也喂了宝宝一点。豁然开朗，螺线管样的结构肯定与患儿摄入的香蕉纤维有关。于是赶快搜索查找相关资料，原来真的是香蕉纤维的原因。0～6月龄是人一生中生长发育的第一个高峰期，对能量和营养素的需要高于其他任何时期，但婴儿消化器官和排泄器官发育尚未成熟，功能不健全，食物的消化吸收能力及代谢废物的排泄能力仍较低[2]。6月龄患儿消化功能尚未发育完，消化不了香蕉的粗纤维。香蕉纤维通过患儿的消化道变成黑线样残渣排泄出来。

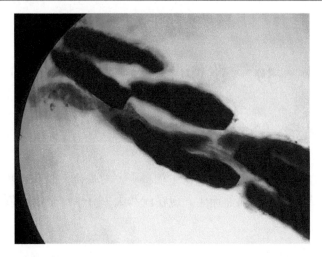

图 1-89　标本涂片后镜下检查（×100 倍）

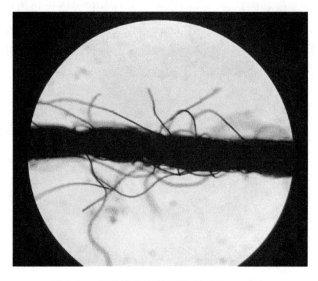

图 1-90　棉线涂片后镜下检查（×100 倍）

【案例分析】

本案例主要原因是婴儿消化系统发育还未完全，比较容易因为饮食不当而引起消化不良。在工作当中如果遇到患儿粪便存在特殊有形成分，一定要多与患儿父母沟通，不要放过任何线索。接下来给读者介绍下几种婴儿粪便。

（1）胎便，出生一两天的粪便。正常情况下一天 2～5 次，通常呈黑色（类似深黑色或墨绿色，黏土状），出生 3 天后转变为绿黄色黏稠便。

（2）绿便，由于肠道蠕动过快，绿色的胆汁还未转变成黄色就排泄出去了，如受凉、乳糖摄入过多等。婴儿处于饥饿状态时也会肠道蠕动过快，出现稀且量少的绿便。此外铁元素吸收不完全，排出体外氧化为绿色，也可见绿便，此情况多见于奶粉喂养的婴儿。

（3）泡沫便，是糖代谢不完全的产物，母乳喂养者考虑母亲甜食摄入过多；奶粉喂养者，则考虑奶粉中糖分过多。

（4）奶瓣，是没有消化的脂肪，由于某种原因导致消化不良，或者吃得多导致营养过剩。

（5）油状便，黄色油状物，油摄入过多未消化，常见于母乳喂养，母亲饮食过于油腻。

【案例总结】

临床检验的结果常常受药物、饮食、运动等因素的影响。遇到问题要多比较、多沟通。我们一直学习的都是有病理意义的成分，遇到这种非病理典型成分反而摸不着头脑。

最后，图 1-91 为此次黑线粪便图片，以供参考。希望读者能在遇到类似情况时认出它，然后淡定地问：宝宝几个月啦？有没有吃过香蕉啊？

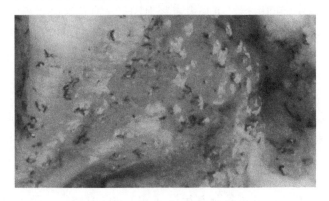

图 1-91　纸尿裤上的黑色线状物

【专家点评】

粪便显微镜检查主要检查粪便中有无病理成分，如各种细胞、寄生虫及致病细菌、真菌、原虫等。此外我们还需掌握食物残渣中的脂肪、淀粉颗粒、肌纤维、植物细胞及植物纤维，还有特殊的结晶（如 Charcot-Leyden 结晶、血红素结晶）。本文中的植物纤维肉眼可见，镜下可见螺线管结构，很有代表性。

【参考文献】

[1] 尚红，王毓三，申子瑜. 全国临床检验操作规程 [M]. 4 版 北京：人民卫生出版社，2015：117.
[2] 中国营养学会膳食指南修订专家委员会妇幼人群指南修订专家工作组. 6 月龄内婴儿母乳喂养指南 [J]. 临床儿科杂志，2016，34（4）：287.

40　10s 的差错

作者：朱秋红（郑州大学第二附属医院检验科）

点评者：杨再林（重庆医科大学附属第三医院）

【案例经过】

患儿，女，12 岁，口腔黏膜出血，在外院检查活化部分凝血活酶时间（APTT）超出正常范围 10s 以上，遂来笔者所在医院就诊，送检凝血因子全套及凝血四项。凝血四项全部正常。笔者赶紧给医师回电话，可是患者凝血因子全套已经外送检验了，不过患儿家属听过临床医师的解释后，拿到凝血四项检验报告，焦灼不安的心情瞬间放松了。

【案例分析】

APTT 超出正常范围 10s 即为异常，如果没有做好全程质量控制，APTT 在凝血四项中是最不稳定的试验，一不留神就超出真实值 10s。造成 APTT 假性延长的常见因素有 3 点。①采血量。如果标本血细胞比容在正常范围内，抗凝剂枸橼酸钠与血液的容积比为 1∶9，标准蓝帽采血管应采血 1.8ml，如果采血量不足 1.8ml，就可造成 APTT 假性延长[1]。血细胞比容大于 55%，常见于新生儿、呼吸科的肺源性心脏病、红细胞增多症，一定要用公式矫正，调整采血量，矫正公式为抗凝剂用量（ml）=0.00185×血量（ml）×（100－血细胞比容）[2]。因此，如果采血量不足 1.8ml，需重新抽血检验。②试剂保存。溶解好的试剂放进试剂减蒸器，盖上穿孔盖，上机保存 24h。如果超过 24h，室内质量控制低值尚在控，高值很可能超出 2s，甚至 3s，高值超出 10s 也是常见的。③$CaCl_2$ 污染。

【案例总结】

检验科是为各临床科室服务的医技科室，提供的数据一定要精准，全程质量控制不能只停留在口头，不合格的标本一定要退回，试剂的保存一定严格按标准操作规程（SOP）。错误结果的盲目审核是对临床医师的误导，是对患者的不负责任，也是对自己工作的不负责任。

【专家点评】

本文通过一个看似简单的案例，对 APTT 假性情况下延长的原因进行了分析，并总结了 APTT 假性延长的常见因素，强调了临床检验质量控制的重要性。

【参考文献】

[1] 杨继明，张爱华，肖中华，等. 标本采集量对凝血项目检测结果的影响 [J]. 试验与检验医学，2011，29（1）：75.

[2] 熊立凡，李树仁. 临床检验基础 [M]. 3 版. 北京：人民卫生出版社，2005：89.

41 以低纤维蛋白原为表现的实验室鉴别与分析

作者：费鲜明　沃铭毅（浙江省人民医院检验中心）

点评者：杨军军（温州医科大学附属第二医院）

【案例经过】

患者，女，28岁，外院多次检查显示凝血功能中纤维蛋白原（FIB）极低，凝血酶原时间（PT）、活化部分凝血活酶时间（APTT）均正常，凝血酶时间（TT）明显延长，诊断为凝血障碍。患者拟再生育，但凝血结果异常而原因不明，对生育有顾忌。为进一步查明原因，该患者于2017年5月1日来笔者所在医院血液科就诊，问诊无出血和异常出血史，无出血家族史，月经正常。实验室检查显示PT 13.3s，APTT 30.0s，D-二聚体（D-D）100ng/ml，PLT 231×10^9/L，TT 30.5s↑，FIB 0.32g/L；其他生化及血液学检查无异常发现。实验室人员对此异常结果标本按如下常规流程处理：进一步检查标本性状、血量和血细胞比容，基本正常，无凝块；室内质量控制在控，原模式和浓缩模式重测标本结果相似，结合外院检查凝血异常可排除标本错误，询问患者确定未使用任何抗凝和抗血小板药物，认为结果符合实际，确认无误后报告结果FIB 0.32g/L。

【案例分析】

结合患者的临床表现，无出血和出血史，月经正常等症状体征不支持低FIB；PT、APTT正常也不支持低FIB。FIB 0.328g/L极低时PT和APTT都会延长（一般凝血因子含量低至健康人的30%～40%，APTT和PT延长），高度怀疑结果的真实性。进一步查PT演算法FIB结果为1.798g/L，与FIB-C法结果（0.328g/L）差异显著，怀疑可能为特殊类型FIB所致。

（1）复查：联系患者，通知其重新采血进行凝血功能检验（2017年5月8日FIB结果，FIB-C法，0.35g/L；PT演算法，2.00g/L），印证前次结果。怀疑为异常FIB血症。

（2）鉴别异常FIB血症：本方法为笔者根据工作经验自创的鉴别方法。取该患者样本和FIB浓度正常样本各一份，采用手工法同时测定两者的PT，反应5min后比较纤维蛋白（Fb）凝块大小；结果发现患者样本凝块大小与正常样本基本一致，推测可能为特殊FIB所致，不能以FIB-C法的原始结果报告。立即联系患者和通知临床，最后以演算法结果报告为2.0g/L，并在报告单上注明造成低FIB的原因和检测的注意事项。

（3）FIB测定方法比较：目前，不同血凝仪FIB-C法测定FIB浓度均采用基于血浆凝固的比浊法或磁珠法，凝血试剂中含高浓度凝血酶（过量），能将血浆中有活性的FIB全部转化为纤维蛋白。一般来说，FIB在0.05～0.80g/L时其浓度与血浆凝固时间成反比，该方法为推荐的常规方法，目前多数单位在应用；而PT演算法采用比浊法，检测是基于PT测定过程，采用PT试剂，FIB浓度与浊度呈正相关。该方法在FIB正常范围内与FIB-C法有较好的相关性，但测定结果普遍高于FIB-C法，而在FIB异常水平时两者结果可存在较大差异[1, 2]。由于该方法直接使用PT测定反应结果，无成本，部分单位仍在使用。

FIB 结果差异显著，采用上述鉴别方法笔者认为的依据如下。

（1）对凝血酶的敏感度差异：FIB 分子具有多态性，包括 312 种分子，多数分子量为 340kDa（约 70%），其他分子量的 FIB 约占 30%，具有不均一性。不同分子量的 FIB 对凝血酶敏感度无显著差异[3, 4]。

（2）异常 FIB 血症与 FIB 多态性的区别：异常 FIB 为 FIB 遗传性缺陷，其对凝血酶反应的敏感性存在不同程度降低，表现为纤维蛋白肽 A 或 B 释放障碍，纤维蛋白多聚体形成障碍或多聚体交联障碍，从而引起 FIB 无法转化为交联纤维蛋白或转化速度减慢或形成的多聚体稳定性差[5]；该类患者约 55% 无任何临床异常，20% 表现为血栓倾向，约 25%（纯合子型）表现为出血[6]。因此，异常 FIB 与 FIB 多态性所致的其他类型 FIB 增多有明显区别。

（3）FIB 测定特点：以 Sysemx 血凝仪测定血浆凝固时间为例。一般实验室检查中 FIB-C 法检测 <100s，时间较短，而异常 FIB 对凝血酶敏感度降低，反应慢，在设定检测时间范围内绝大多数 FIB 未及时参与反应，导致血浆严重凝固不全，表现为 FIB 结果显著降低；而 PT 和 APTT 检测时间较长，PT 约为 200s，APTT 约为 240s，并且仅需 30%~40% FIB 参与反应两者即可表现正常，所以在 PT、APTT 检测时间范围内，可有足够的 FIB 被凝血酶裂解而变成纤维蛋白，血浆凝固时间正常。有研究资料表明，异常 FIB 血症患者实验室检测可表现为 PT 或 APTT 正常或轻度延长，TT 延长或正常，FIB-C 法测定 FIB 浓度降低，而 PT 演算法表现为正常 FIB 浓度[7]。本案例的 FIB 结果与报道相符。

【案例总结】

临床实验室的血凝仪应同时建立 FIB-C 法和 PT 演算法两条标准曲线，并在实际工作中应用，以排除异常 FIB 引起的 FIB 测定假性降低。

【专家点评】

本文通过一个特殊的案例，对患者 FIB 极低的原因进行分析，并采用作者自创的鉴别方法鉴别并推测可能为特殊 FIB 所致，以演算法结果报告，并对 FIB 结果差异的原因进行了分析，文献参考理论充分，提出临床实验室的血凝仪应同时建立 FIB-C 法和 PT 演算法两条标准曲线，并在实际工作中应用，以排除非常规 FIB 增多或异常 FIB 引起的 FIB 测定假性降低的观点，值得推荐。作者善于思考，认真负责，值得每位检验工作人员学习。

【参考文献】

[1] 程烽，王丹，朱晓辉，等. 克劳斯法测定纤维蛋白原及其影响因素 [J]. 中华检验医学，2006，23（6）：346-349.

[2] 陈同庆. Sysmex CA7000 血凝仪 2 种方法测定纤维蛋白原结果的比较 [J]. 国际检验医学杂志，2015，36（11）：1546-1547.

[3] 刘泽霖，贺石林，李家增. 血栓性疾病的诊断与治疗 [M]. 2 版. 北京：人民卫生出版社，2006：98.

[4] Xiang L，Luo M，Yan J，et al. Combined use of class and prothrombin time-derived methods for determining fibrinogen concentrations：Screening for congenital dysfibrinogenemia [J]. J Clin Lab Anal，2018，32（4）：e22322.

［5］闫婕，邓东红，邓雪连，等. 纤维蛋白原 γ 链 Arg275His 突变所致的遗传性异常纤维蛋白原血症家系分析［J］. 中华遗传学杂志，2016，33（2）：160-163.

［6］Shapiro S E，Phillips E，Manning R A，et al. Clinical phenotype，laboratory features and genotype of 35 patients with heritable dysfibrinogenaemia［J］. Br J Haematol，2013，160（2）：220-227.

［7］Casini A，Neerman-arbez M，Ariëns R A，et al. Dysfibrinogenemia：from molecular anomalies to clinical manifestations and management［J］. J Thrombo Hemost，2015，13（6）：909-919.

42　活化部分凝血活酶时间异常升高的凝血报告

作者：侯利霞（安徽医科大学附属阜阳医院检验科）
点评者：汪春新（安徽医科大学附属阜阳医院）

【案例经过】

患儿，男，7 岁 5 个月。送检凝血六项，转速 3000r/min，离心 10min 后取出，外观淡黄色，清亮，标本量达 2ml，外观无异常，编号，核对姓名、科室、项目后上机检测。审核结果：活化部分凝血活酶时间（APTT）异常升高，为 123.2s，属于危急值，检测结果见图 1-92。

项目名称	代号	结果	异常提示	参考值	单位
血浆凝血酶原时间	PT-SEC	13.40		11--14	s
血浆凝血酶原时间活动度	PT%	98.00		70--120	%
国际标准化比值	PT-INR	1.01		0.8--1.2	
活化部分凝血活酶时间	APTT_SEC	123.20	↑*	28--45	s
纤维蛋白原	FIB-G/L	2.29		2--4	G/L
血浆凝血酶时间测定	TT-SEC	17.10		14--21	s
D-二聚体	D-Di	1.57	↑	0--0.5	ug/ml
纤维蛋白降解产物	FDP	6.14	↑	0.0-5.0	ug/ml

图 1-92　患儿凝血全套（六项）结果规截图

【案例分析】

笔者第一反应怀疑血凝固、试剂恰好没了，打开试剂仓核对 APTT 试剂、CaCl$_2$、DESORB U 深度清洗液，都足够。又检查了质量控制：在控。然后复 A 做标本，结果为 134.7s。查看患者信息，诊断血友病 A 型。同时送检的血常规中血小板、急诊生化中血清钙离子、肝功能和其他结果也基本正常。结果见图 1-93 和图 1-94。

推测凝血因子Ⅷ缺乏，内源性凝血途径异常，而 APTT 正是反映内源性凝血途径的，如果采血顺利，标本无异常则可以解释。然后，笔者从仪器取出标本，用吸管吹吸反复查看几次未见凝块，并且同时送来的血常规、急诊生化标本都合格。查看病历：患儿是刚刚以消化道出血、（左）膝关节积血、血友病 A 型收住院，2012 年在外院被确诊，经治疗好转，未给予预防性治疗，患儿近 1 周有呕血，鲜血样，无腹痛，病程中膝关节疼痛，活动受限。然后笔者通过电话询问临床护士患儿采血是否顺利和患儿情况，回答采血顺利，目前在救治。随后向病房报告了危急值。

结果报告后，笔者翻阅工具书，看到可以通过纠正试验来证明是否为凝血因子缺乏导致的 APTT 增高。于是为了验证结果开始做纠正试验，找到当天刚完成的一份正常血浆，按 1∶1 分别吸出部分血浆，孵育 2h 后混合，再测定 APTT，结果为 51.1s，可以被纠正。

项目名称	代号	结果	异常提示	参考值	单位
白细胞计数	WBC	6.27		3.5--9.5	10^9/L
嗜中性粒细胞百分比	NEUT%	47.2		40--75	%
淋巴细胞百分比	LYMPH%	36.6		20--50	%
单核细胞百分比	MONO%	6.3		3--10	%
嗜酸性粒细胞百分比	EOS%	9.2	↑	0.4--8	%
嗜碱性粒细胞百分比	BASO%	0.7		≤1	%
嗜中性粒细胞绝对数	NEUT#	2.96		1.8--6.3	10^9/L
淋巴细胞绝对数	LYMPH#	2.30		1.1--3.2	10^9/L
单核细胞绝对数	MONO#	0.39		0.1--0.6	10^9/L
嗜酸性粒细胞绝对数	EOS#	0.58	↑	0.02--0.52	10^9/L
嗜碱性粒细胞绝对数	BASO#	0.04		≤0.06	10^9/L
红细胞计数	RBC	3.45	↓	4.3--5.8	10^12/L
血红蛋白	HGB	86	↓	130--175	g/L
红细胞比容	HCT	27.80	↓	40--50	%
平均红细胞体积	MCV	80.5	↓	82--100	fL
平均RBC血红蛋白含量	MCH	24.9	↓	27--34	pg
平均RBC血红蛋白浓度	MCHC	309	↓	316--354	g/L
红细胞分布宽度-CV值	RDW-CV	16	↑	≤15	%
红细胞分布宽度-SD值	RDW-SD	44.4		35--56	fL
血小板计数	PLT	368	↑	125--350	10^9/L
血小板压积	PCT	0.285	↑	0.108--0.282	%
血小板分布宽度	PDW	15.30		15--17	fL
平均血小板体积	MPV	7.8		6.5--12	fL
大血小板比率	P-LCR	11.6		11--45	%
未成熟网织红细胞比率	IRF	14.3		2.1--17.5	%
网织红细胞百分比	RET%	3.360	↑	0.5--1.5	%
网织红细胞绝对数	RET#	0.1158	↑	0.024--0.084	10^12/L
低荧光强度网织红细胞比率	LFR	85.7	↓	87.8--99.5	%
中荧光强度网织红细胞比率	MFR	12.3		1.8--14.4	%
高荧光强度网织红细胞比率	HFR	2.0		≤2.4	%

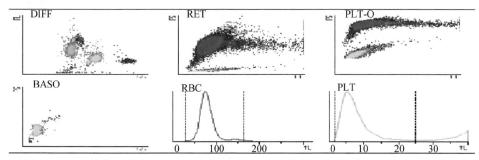

图 1-93　患儿血常规检测结果截图

【案例总结】

血友病 A 型是一种由凝血因子Ⅷ缺乏所导致的伴 X 连锁遗传病，发病者主要为男性，女性由于携带两个 X 基因，罕见发病，但携带致病基因的女性是血友病的传递者。临床表现以出血和积血导致的压迫症状为主[1]。

APTT 是在体外模拟体内内源性凝血的全部条件测定血浆凝固所需的时间，用以反映内源凝血因子是否异常及异常抗凝物的筛查，是筛检止凝血功能最基本的常用试验之一。APTT 反映了血浆内源性凝血系统凝血因子（Ⅻ、Ⅺ、Ⅸ、Ⅷ）及共同途径中凝血因子（Ⅱ、Ⅰ、Ⅴ、Ⅹ）的水平，对内源性途径凝血因子（Ⅷ、Ⅸ、Ⅺ、Ⅻ）、激肽释放酶原和高分子量激肽原非常敏感。APTT 超过正常对照 10s 以上即为延长，主要见于轻型的血友病，可检出血友病 A 型患者的凝血因子Ⅷ活性低于 15%[2]。

项目名称	代号	结果	异常提示	参考值	单位
C反应蛋白	CRP	5.00		≤10	mg/L
总蛋白	TP	66.0		63--82	g/L
白蛋白	ALB	35.7		35--50	g/L
球蛋白	GLOB	30.30		20--40	g/L
白球比	A/G	1.18	↓	1.2--2.4	
总胆红素	TBIL	4.2		3--22	umol/L
未结合胆红素	BU	0.0		≤19	umol/L
结合胆红素	BC	0.0		≤5	umol/L
碱性磷酸酶	ALP	129	↑	38--126	U/L
谷氨酰转肽酶	GGT	10	↓	15--73	U/L
谷丙转氨酶	ALT	20	↓	21--72	U/L
谷草转氨酶	AST	30		17--59	U/L
谷草/谷丙	AST/ALT	1.5			
乳酸脱氢酶	LDH	466		313--618	U/L
肌酸激酶	CK	39	↓	55--170	U/L
肌酸激酶同功酶	CK-MB	6		<24	U/L
甘油三脂	TG	0.57		0--1.69	mmol/L
总胆固醇	CHOL	3.17		≤5.2	mmol/L
尿素	UREA	4.1		3.2--7.1	mmol/L
肌酐	CREA	22.9	↓	58--110	umol/L
尿酸	UA	352.2		208--506	umol/L
葡萄糖	GLU	3.99	↓	4.2--6.1	mmol/L
钾	K	3.84		3.6--5.0	mmol/L
钠	NA	141.1		137--145	mmol/L
氯	CL	105.9		98--107	mmol/L
钙	CA	2.32		2.10--2.55	mmol/L
磷	P	1.78	↑	0.81--1.45	mmol/L
镁	MG	0.80		0.7--1.0	mmol/L
二氧化碳	CO2	22		22--30	mmol/L

图 1-94　患儿心肌酶谱、C-反应蛋白及生化检测结果截图

APTT 单独增高在实际工作中很常见，如标本凝固、使用肝素类抗凝剂或避孕药等，而检验医师又无法直接与患者沟通，这就需要检验工作者多思考、多学习、多与临床医师沟通，掌握更多的知识，以便能更准确地解释结果。

【专家点评】

一份常规的凝血检验，从标本接收到发出报告要经过反复检查，核对无误后方能发出报告。作者在发现 APTT 结果异常时，能够想着进行纠正试验，足以表现出一位检验医师工作的责任心和对异常结果进行认真分析的态度，值得每位检验人员学习与参考。

【参考文献】

[1] 肖超群，王克，杨芳，等. 血友病基因携带孕妇 258 例产前诊断结果分析 [J]. 广东医学，2018，39（4）：521-523.

[2] 熊立凡，刘成玉. 临床检验基础 [M]. 4 版. 北京：人民卫生出版社，2010.

43 常规凝血与血栓弹力图在同一病例中的联合应用

作者：李琦　徐佳（中国中医科学院西苑医院检验科）
点评者：陈佳宁（首都医科大学附属北京友谊医院）

【案例经过】

患者，女，79 岁，2018 年 4 月 23 日因心房颤动入院，之前服用阿司匹林 100mg，每天 1 次，粪便隐血阳性，怀疑消化道出血，血栓弹力图（TEG）检测结果显示花生四烯酸（AA）抑制率（阿司匹林）为 100%（图 1-95），二磷酸腺苷（ADP）受体途径抑制率（氯吡格雷）为 0（图 1-96）（AA 抑制率＜50% 提示阿司匹林的抗血小板作用不足；ADP 抑制率＜30% 提示氯吡格雷的抗血小板作用不足），PT 12.0s，APTT 27.2s，TT 17.9s，纤维蛋白原（Fbg）2.56g/L，D-二聚体（D-D）0.83mg/L（Sysmex CS5100）；24 日改用达比加群酯 110mg，每天 2 次，4 月 27 日检测 AA 抑制率为 24.5%（图 1-95），ADP 抑制率为 9.3%（图 1-96），凝血检测结果 PT 12.9s，APTT 34.8s，TT 115.0s，Fbg 3.25g/L，D-D 0.73mg/L。

该患者 2018 年 5 月 3 日出院，于 5 月 6 日再次发现消化道出血严重而入院，血常规显示血红蛋白由 4 月 23 日的 107g/L 降至 5 月 7 日的 96g/L，凝血检测结果 PT 13.8s，APTT 75.0s，TT＞150.0s，Fbg 2.48g/L，D-D 0.23mg/L，其间粪便隐血持续阳性，于是降低达比加群酯用量，继续观察。

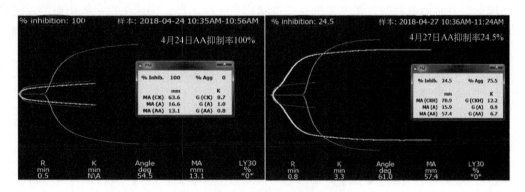

图 1-95　患者 AA 抑制率的变化

【案例分析】

本案例中，患者在 2018 年 4 月 24 日停用阿司匹林，改为达比加群酯，4 月 27 日监测其 AA 抑制率由 100% 降至 24.5%，抗血小板作用由有效变为无效，说明患者对阿司匹林非

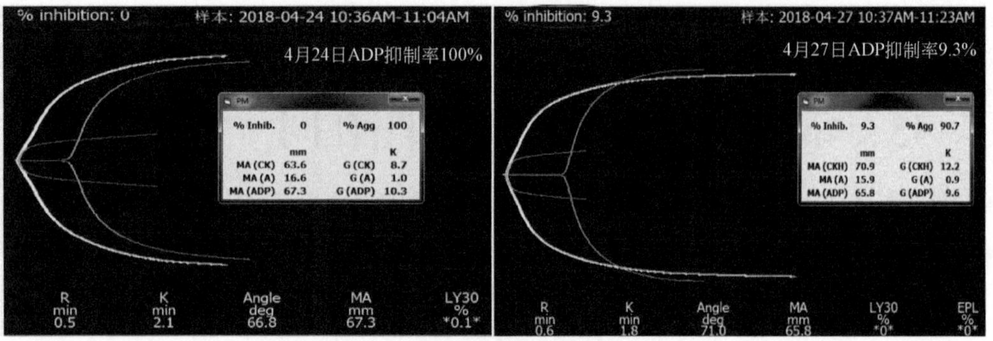

图 1-96　患者 ADP 抑制率的变化

常敏感，停药 3d（超过了阿司匹林的半衰期）便有明显改变。由于患者一直未服用氯吡格雷，所以 ADP 抑制率持续＜30%。以上检测结果与患者诊疗过程相符，也达到了医师的预期效果。

患者服用达比加群酯之后 APTT 由 27.2s 上升为 34.8s，TT 由 17.9s 上升为 115.0s，D-D 由 0.83mg/L 降为 0.73mg/L，表明达比加群酯开始起效，并且药物疗效较好。但 5 月 6 日发现患者消化道出血严重时 APTT 由 34.8s 上升为 75.0s，TT 由 115.0s 上升为 150.0s 以上，D-D 由 0.73mg/L 降为 0.23mg/L，提示患者达比加群酯用药可能过量。因该患者在 5 月 3 日出院时未进行凝血状态检测，无法获知其出院时的体内凝血状况，如果当时对其进行凝血检测，或许对该患者后续的诊疗会有所帮助。

1. 在抗血小板治疗过程中，如果治疗方案发生变化（如换药、停药或药量发生变化），建议用 TEG 普通检测和血小板图对患者的血小板功能进行评价，动态观测药物的抗血小板效果，防止血栓或出血的发生。

2. 达比加群酯为新型口服抗凝药，与华法林相比，其药物相互作用少，不良反应少[1]。达比加群酯具有出血风险，最常见的是胃肠道出血、鼻出血、泌尿生殖系统出血等。达比加群酯与抗血小板药物（包括阿司匹林）合用会增加出血风险。通常认为，达比加群酯不适合应用常规凝血检测项目进行监测。

（1）TT 对达比加群酯反应敏感，TT 值的大小和达比加群酯药物浓度有线性关系，但其对达比加群酯过于敏感，一般仅用于判断达比加群酯是否存在[2]。如果 TT 正常，提示未使用达比加群酯；有研究表明，达比加群酯正常给药时，TT 值升高，为正常值的 8~12 倍（按本实验室方法计算为 104~252s）[3]。

（2）APTT 在服药前后有所延长，对低血药浓度不敏感，但对于临床判断抗凝过度有帮助。有研究表明，服用达比加群酯 12h 后（血药浓度谷值）只有不到 10% 的患者 APTT 超过正常值上限 1.5 倍，如果在谷值时检测高于正常值上限 2 倍，则提示出血风险增高，所以有专家认为 APTT 保持在正常值 1.5 倍（60s）内较为安全，APTT 高于正常上限值 2 倍（80s）时，出血风险明显增大[4]。

（3）PT 和凝血酶原时间国际标准化比值（INR）不适用于监测达比加群酯的抗凝活性。PT 受达比加群酯的影响较小，且不同方法检测的敏感度差异较大，尽管 INR 与达比加群酯的血药浓度呈线性相关，但是敏感度较低，因此不适用于监测达比加群酯的抗凝活性。

【案例总结】

以上检测项目可以提供达比加群酯抗凝活性的评估信息，但不建议以单一试验评估达比加群酯给药后的抗凝活性。另外，达比加群酯的血药浓度受肾功能、体重、年龄等因素的影响，而且具有一定的个体差异，需要结合患者的临床症状、体征和肾功能等综合考虑其出血和血栓风险。

【专家点评】

作者能够在工作中积极思考、总结，对抗血小板药物和新型口服抗凝剂的实验室监测进行探讨和数据积累，专业精神令人钦佩。如能回顾更多的病例数据，进行总结分析，则意义会更大。

【参考文献】

［1］孙秀波，铁远，陈晴，等. 达比加群酯抗凝治疗安全性的系统评价［J］. 中国临床药理学杂志，2015，31（24）：2465-2467.

［2］徐蕾，杨婉花. 达比加群酯抗凝治疗的安全性研究进展［J］. 世界临床药物，2016，37（11）：781-785.

［3］刘千军，张维，郑治渊，等. 凝血指标在服用达比加群酯的老年非瓣膜性心房颤动患者抗凝监测中的应用［J］. 老年医学与保健，2018，24（2）：114-117.

［4］Heidbuchel H，Verhamme P，Alings M，et al. European Heart Rhythm Association Practical Guide on the use of new oral anticoagulants in patients with non-valvular atrial fibrillation［J］. Europace，2013，15（5）：625-651.

44 晚发型维生素 K 依赖性出血

作者：罗娅莎（广东省妇幼保健院检验科）
点评者：穆小萍（广东省妇幼保健院）

【案例经过】

患儿，男，1 月龄。凝血酶原时间（PT）和活化部分凝血活酶时间（APTT）结果均大于 170s，而凝血酶时间（TT）和纤维蛋白原（Fbg）浓度正常。标本的外观、血量，仪器的状态、质量控制等情况均正常，复查后，PT 和 APTT 结果仍均大于 170s。与患儿家长进行电话沟通，询问患儿近来喂养、口服用药的情况及出生时状况和检查结果，都未发现明显异常。近几日发现患儿皮肤瘀斑、瘀点。重新采血进行复查，可结果依旧。

【案例分析】

是凝血因子缺乏吗？为何患儿出生早期又无异常呢？为了证实是否为凝血因子缺乏，检验人员采用 1∶1 的正常血浆进行了纠正试验，PT 和 APTT 均能被纠正到正常值附近。类似情况曾见于 1 年前的一个病例——4 岁男童，反复鼻出血 13 天，再发 1h 入院，同样是 PT 和 APTT 明显延长，而 TT 和 Fbg 正常，纠正后 PT 和 APTT 也可回到正常值，病因是患儿误食了抗凝活性为华法林 100 倍的溴敌隆（第二代杀鼠剂）。本案例患儿仅 1 月龄大，自己误食溴敌隆的可能性几乎为零，家长也否认有异物或药物服用史，那究竟是什么原因呢？

患儿以"凝血功能异常，凝血因子缺乏？"收入了儿科重症监护病房，检验人员将凝血结果和纠正试验的结果与医师进行沟通。出现 PT 和 APTT 明显延长，其余项正常这种模式常见的原因：①缺乏维生素 K；②口服抗凝药（华法林）；③先天性凝血因子缺乏；④特定类型的鼠药中毒。医师综合了患儿出生早期情况良好，1 个月来以纯母乳喂养，近几日无明显诱因突然多处出现瘀斑等情况，考虑患儿最可能的情况是"晚发型维生素 K 依赖性出血"，遂给予补充维生素 K₁ 治疗，第 2 天夜间再复查凝血四项，PT 为 13.9s，已回到正常值范围，APTT 为 38s，也已接近正常范围。

3d 后患儿情况稳定，办理出院。再经 3d，门诊再复查凝血四项，结果也已全部正常。检验人员将患儿几次关键的凝血检验结果进行总结，见表 1-26。

表 1-26　患儿凝血检验结果

项目（参考范围）	4 月 12 日（第 1 次）	4 月 12 日（纠正）	4 月 13 日（补充维生素 K₁ 后）	4 月 19 日（门诊复查）
APTT（24~35s）	>170	34.4	38.0	33.4
PT（10~14s）	>170	14.3	13.9	10.8
Fbg（2~4g/L）	3.18	—	2.95	2.75
TT（14~21s）	18.3	—	19.0	19.4

注：—表示无数据。

维生素 K 是合成凝血因子Ⅱ、凝血因子Ⅶ、凝血因子Ⅸ、凝血因子Ⅹ、血浆蛋白 C、血浆蛋白 S 和血浆蛋白 Z 的必要辅助因子。新生儿出生时几乎均存在维生素 K 的相对缺乏。婴儿维生素 K 缺乏所致的出血称为维生素 K 缺乏性出血（VKDB），又称婴儿维生素 K 缺乏症。VKDB 可分为早发型、经典型和晚发型 3 种。早发型 VKDB 发生于出生后 24h 内，最常见原因是产妇服用干扰体内维生素 K 代谢的药物，包括抗凝血药（如华法林），抗癫痫药（如苯巴比妥、苯妥英钠），抗结核药（如利福平、异烟肼）等，本型可能发生严重的出血并发症。经典型 VKDB 通常发生在新生儿出生后 24h 至 1 周内，也可能发生在出生后 1 个月内，并可能与晚发型 VKDB 混淆，主要原因：①喂养延迟；②母体通过胎盘传输给婴儿的维生素 K 较少；③新生儿缺乏合成维生素 K 的肠道菌群，导致维生素 K 短暂不足，本型主要出血部位是脐部、胃肠、鼻腔、皮肤、损伤部位，较少发生颅内出血。晚发型 VKDB 通常发生于新生儿出生后 2~12 周，也可能发生于出生后 6 个月内。发病过程隐匿，在未发生出血之前多无任何先兆。几乎全部发生于纯母乳喂养儿。纯母乳喂养的婴儿摄入维生素 K 明显不足，人乳中维生素 K 为 15μg/L，而牛乳中维生素 K 为 60μg/L[1]。约 50% 的晚发型 VKDB 会发生颅内出血并导致死亡，幸存者可能会遗留严重的神经精神障碍[1, 2]。目前，确认造成晚发型 VKDB 的危险因素包括腹泻、肝炎、囊性纤维化、乳糜症、α 抗胰蛋白酶缺乏症、短肠综合征、肠道细菌过度增殖及长期使用广谱抗生素。

【案例总结】

患儿得到了早期正确的诊断和治疗，避免了发生脑出血、留下后遗症的风险。作者参与了这一病例诊治过程，挽救了一个新生命的同时，也对知识加深了印象。

若纯母乳喂养的新生儿突然无诱因地出现瘀斑、瘀点，患儿父母可要留心了，应及时带新生儿到医院就诊及检查新生儿的凝血功能。而对于稍年长的儿童，家长还应避免儿童接触鼠药类的毒物，以免不慎误服。

【专家点评】

本文思路清晰，十分有临床意义。前后两个病例凝血结果相似，产生原因却全然不同，通过对比加深对内外源性凝血途径均延长原理的理解和记忆，体现检验人对每一份检验结果的敬畏、探索与责任。我们的工作中不缺丰富多样且有意义的病历资料，只待有心人去整理、总结与分享。

【参考文献】

[1] 张冰玉，金润铭. 婴儿维生素 K 缺乏症诊断与治疗 [J]. 中国实用儿科杂志，2013，28（9）：665-668.

[2] 张会丰，王卫平. 认识和警觉晚发型维生素 K 缺乏性出血 [J]. 中华儿科杂志，2003，41（1）：9-10.

45　老年女性反复血尿、牙龈出血

作者：覃彩丽　张福勇（广西医科大学第一附属医院检验科）
点评者：岳保红（郑州大学第一附属医院/郑州大学医学）

实习轮转到凝血检查岗位后，笔者感到这是一个既简单又复杂的岗位。说它简单，是因为离心、上机几分钟后凝血四项结果就出来了，而且大部分患者结果都是正常的；说它复杂，是因为单独活化部分凝血活酶时间（APTT）延长、单独凝血酶原时间（PT）延长、PT 和 APTT 同时延长……各种结果看起来相似，但原因各有不同，其诊断和治疗更是大相径庭。

某日，一位门诊患者：老年女性，以反复血尿、牙龈出血就诊，在外院曾先后被诊断为血友病 B 型，获得性凝血因子IX缺乏症（怀疑为药物引起）。后经分析，终于明确了诊断——抗凝血类灭鼠药中毒。

【案例经过】

患者，女，70 岁，因"发现凝血功能异常 1 个月余，牙龈出血、血尿 2d"在 A 医院就诊，PT 173.4s，APTT 100.4s，检查凝血因子VIII、凝血因子IX活性，发现凝血因子IX活性降低，怀疑血友病 B 型，经对症治疗好转后出院。2 周前又因牙龈出血、血尿在 B 医院就诊，PT 79.5s，APTT 53.4s，凝血因子VIII 325%，凝血因子IX 27%，考虑获得性凝血因子IX缺乏症（怀疑药物引起），予以输注新鲜冰冻血浆、冷沉淀等止血治疗好转后出院。1 周前又出现牙龈出血，为求进一步诊治到笔者所在医院就诊。既往史：高血压 10 年余，未规律诊治，风湿性关节炎病史 10 年余。青霉素过敏，已绝经。体格检查：神志清醒，精神一般，对答切题，双上肢抽血处可见瘀斑，余未见；心肺、腹部检查无异常。2018 年 3 月 15 日在笔者所在医院门诊查凝血七项，凝血因子全套，结果见表 1-27、表 1-28。血常规：血红蛋白 104g/L，白细胞 10.84×10^9/L，血小板 256×10^9/L；肝肾功能未见明显异常。

表 1-27　患者凝血七项结果

项目	结果	参考范围
PT（s）	77.3	9～15
Fg（g/L）	4.16	2～5
APTT（s）	35.6	23～40
TT（s）	13.7	9～15
D-D（ng/ml）	199	0～450
FDP（μg/ml）	3.08	0～5
AT（%）	125	80～120

表 1-28 患者凝血因子活性全套结果

项目	结果	参考范围
凝血因子Ⅷ（%）	214.6	78～128
凝血因子Ⅸ（%）	36.5	68～128
凝血因子Ⅺ（%）	34.4	82～118
凝血因子Ⅻ（%）	95.5	78～112
凝血因子Ⅱ（%）	26.1	79～131
凝血因子Ⅴ（%）	87.1	62～139
凝血因子Ⅶ（%）	1.4	50～129
凝血因子Ⅹ（%）	16.7	77～131

患者凝血七项结果表现为单独 PT 延长，首先考虑：①凝血因子Ⅶ缺乏症？②凝血因子Ⅶ抑制物？于是对 PT 进行纠正试验：PT（1∶1 混合，即刻）13.4s，PT（1∶1 混合，2h）15.8s。凝血因子全套结果出来后，主要表现为凝血因子Ⅱ、凝血因子Ⅶ、凝血因子Ⅸ、凝血因子Ⅹ、凝血因子Ⅺ降低。此时，笔者侧重考虑：①维生素 K 依赖性凝血因子缺乏？②凝血因子Ⅶ抑制物干扰了依赖 PT 途径检测的凝血因子？针对第 2 点考虑，笔者对凝血因子Ⅱ进行了 4 倍稀释，检测结果为 28%，而稀释前为 26.1%，似乎差异不大（但一个稀释度还是缺乏说服力），而文献检索并未发现凝血因子Ⅶ抑制物的相关报道。

在联系患者进一步了解情况后发现，患者已经有 1 个多月的病史，发病初始，无明显诱因出现牙龈出血、血尿，表现为 PT 和 APTT 同时延长，既往无出血病史，这让推测更加倾向于维生素 K 依赖性凝血因子缺乏的可能。考虑到患者已经辗转 3 家医院，仍未能得到确诊，在治疗上也一直以补充血浆为主，然而病情却反反复复。莫非是鼠药中毒？在征得患者及其家属同意后，笔者决定送检患者血样及尿样到北京某专业机构进行鼠药残留检测。经过 1 周的等待，结果是"在送检血液中检测到溴鼠灵（浓度为 195ng/ml）、溴敌隆（19ng/ml）"，抗凝血类灭鼠药中毒。

【案例分析】

鼠药中毒的案例屡见不鲜，但其诊治过程却各有各的曲折，从本案例的处理过程，引发了笔者的一些思考。

1. 该类鼠药为何能影响凝血功能　该类鼠药是维生素 K 拮抗药，抑制维生素 K 在肝脏由环氧化物向氢醌型转化，从而阻止维生素 K 的反复利用。维生素 K 是 γ-羧化酶的辅酶，其循环受阻则影响含有谷氨酸残基的凝血因子Ⅱ、凝血因子Ⅶ、凝血因子Ⅸ、凝血因子Ⅹ、血浆蛋白 C（PC）和血浆蛋白 S（PS）的 γ-羧化作用，使这些凝血因子停留于无凝血活性的前体阶段，从而影响凝血过程。对已经 γ-羧化的上述因子则无抑制作用[1]。

2. 该患者为何曾被怀疑为血友病 B 型、获得性凝血因子Ⅸ缺乏症　原因：①当地医院开展项目的局限性，如果只开展凝血因子Ⅷ、凝血因子Ⅸ，鼠药中毒表现为凝血因子Ⅷ升高或正常，凝血因子Ⅸ降低，倘若临床医师不加以鉴别，可能会因此误下结论；②对凝血四项结果的解读存在误区，不应只看到降低的凝血因子Ⅸ，还需全面评估同时延长的 PT 和 APTT，一般血友病 B 型或获得性凝血因子Ⅸ缺乏症不会表现为 PT 延长；③血友病是 X 连锁隐性遗传病，通常表现为女性携带，男性发病，女性血友病的诊断实在罕见，更何况是老年女性。

3. 该患者初始发病时 PT、APTT 同时延长，为何辗转到笔者所在医院后表现为仅 PT 延长，而 APTT 正常　原因：①患者经对症治疗后，内源性凝血因子 IX、凝血因子 XI 都有所提高，有文献报道，凝血因子活性降低至正常人的 30%～35% 以下时，才会出现 PT、APTT 延长[2]，该例内源性凝血因子活性并不太低；②维生素 K 缺乏也可以导致 PC、PS 活性降低，在抗凝系统中，PC、PS 通过拮抗活化的凝血因子 V、凝血因子 VIII 从而起抗凝作用，当 PC、PS 降低，凝血因子 V、凝血因子 VIII 活性可增高，高活性的凝血因子 VIII 对 APTT 起到了代偿作用，综合两方面因素，APTT 可以正常。

4. 鼠药中毒的治疗注意事项

（1）鼠药呈脂溶性，可以蓄积在细胞膜上，其抗凝作用持续时间长，有文献报道可持续 51d 至 13 个月[3]，因此应坚持应用维生素 K_1 序贯治疗，停药半个月内无出血表现且凝血象正常，方可认为治愈。

（2）应尽量寻找鼠药来源，根除病因，如果未能脱离与鼠药接触，病情将难以得到控制。

（3）补充维生素 K_1 以后，凝血因子活性将很快得到提高，应注意凝血因子 VIII 活性较高的患者避免血栓形成，尤其是同时采用输注新鲜冰冻血浆治疗的患者。文献报道鼠药中毒的患者可以同时存在血栓与出血两种症状[4]，可动态监测 D-D 变化，预测血栓风险。

【案例总结】

鼠药中毒并不可怕，可怕的是如果不及时明确诊断，严重者可有颅内出血，甚至会危及患者的生命。血栓与止血方面疾病的诊断主要依靠临床表现、病史、家系和实验室检查，因此就需要医师结合临床和实验室信息，做出专业的判断，从根源出发，为患者查找病因。多一份思考，也许一切都会不同。每一份检验报告都需要检验人细心、认真对待。

【专家点评】

这个案例的价值就在于"跳出医学检验的小圈子思维，扩展到检验医学、临床医学的大而开阔的空间"，这也是医学检验、检验医学的走向和未来。文章中也提到了一开始也曾考虑"获得性凝血因子 IX 缺乏症（怀疑为药物引起）"，可惜没有继续顺着"药物引起"继续追下去，否则可能会在更短时间内确诊。

【参考文献】

[1] 杨宝峰，陈建国. 药理学 [M]. 9 版. 北京：人民卫生出版社，2018：264-265.

[2] 陈海飞. 非婴儿获得性维生素 K 依赖性凝血因子缺乏症的临床和实验研究 [D]. 苏州：苏州大学，2013.

[3] 王迎，杨仁池，刘永泽，等. 抗凝血杀鼠药中毒九例临床观察 [J]. 中华劳动卫生职业病杂志，2006，24（6）：379.

[4] 廖桂萍，尹晓林，王丽，等. 出血合并血栓形成为表现的获得性维生素 K 依赖性凝血因子缺乏症 1 例 [J]. 临床血液学杂志，2014，27（3）：432-433.

46 抗凝管出错

作者：朱秋红（郑州大学第二附属医院检验科）
点评者：窦心灵（酒泉市人民医院）

【案例经过】

某天上午，笔者与往常一样一大早就进入忙碌的工作状态，开机、上试剂、做质量控制，室内质量控制通过之后，逐个审核结果，临近11：00，产科的4例患者凝血四项异常结果（表1-29）引起了笔者的注意。正常产妇临产前处于高凝状态，凝血四项通常表现为PT、APTT、TT缩短，FIB偏高。

表 1-29 产科 4 例患者凝血四项结果

病例编号	PT（s）	PT%	INR	FIB（g/L）	APTT（s）	TT（s）
1	11.6	133	0.86	4.17	51.7	25.1
2	12.4	112	0.94	4.55	50.3	27.9
3	11.8	127	0.88	4.46	58.6	42.9
4	12.5	110	0.95	3.45	64.1	30.0

注：PT%，凝血酶原活动度。

患者 PT、FIB 结果与临床符合，而 APTT（参考范围 30~46s）、TT（参考范围 14~21s）结果明显高于正常参考范围。为什么会出现这样的结果呢？逐个查找原因。①难道是试剂、仪器出现了问题？但审核其他患者的结果，大多数 APTT、TT 都正常，没有出现与临床诊断不符的情况。质量控制在控，换试剂重新检测的重复性好。②难道是标本采血量少，标本不合格？把这 4 例标本从仪器上卸下来仔细检查，没有凝块，抽血量2ml 也没有问题。③使用肝素 APTT、TT 会延长，是否患者应用肝素了？联系主管医师，主管医师回复未使用肝素。④难道是护士抽血时从留置针取血了？询问护士长，也排除了从留置针抽血。

在产科，PT、APTT、TT 均明显延长，患者没有任何出血情况，产科主任对检验结果充满怀疑，但是蓝帽抗凝血 2ml，血量不少，也没有凝块，实验室内部怎么也找不到原因。笔者考虑是抗凝管的原因。于是去产科，对比产科的采血管，除了批号不一样，均是 2ml的采血管。与护士长沟通后，征得患者同意，采用 2 个不同批号的采血管同时抽血复查，结果见表1-30。

表 1-30 2 个不同批号采血管同时抽血复查 APTT、TT 的结果

项目	APTT	TT
产科新批号采血管	46.6	79.0
门诊旧批号采血管	29.1	16.0

验证结果显示，问题还是出在采血管上。产科是第一个领到新批号采血管的，还好及时发现了问题。如果是使用肝素的科室心内科、神经内科第一个用到有问题的采血管，会很难发现问题，问题就严重了。

【案例分析】

目前，血液检验标本采集基本上都采用真空采血管，这些采血管中添加了促凝剂或抗凝剂，如果促凝剂或抗凝剂的质量不合格就可以严重干扰临床标本的检测，造成假阳性或假阴性结果，从而影响医师的诊断。平时工作中确实忽视了采血管的质量控制，原因是过分相信厂家的质量保证。如果在平时室内质量控制中，只注重仪器、试剂和标本等的质量控制，忽视了采血管的质量监测，这样就产生了质量控制的盲点，造成结果不可靠。笔者查阅文献，发现了两起因一次性真空采血管质量问题而发生的不良事件，一起是湖北十堰某检验科 2006 年 4 月，接连几例血氨假性增高，为不合格抗凝剂干扰所致[1]。另外一起是昭通市某医院 2015 年 5 月，57 例患者标本 TT 值远超过正常值及仪器不能做出检验结果，通过多次对比实验确认问题发生在一次性真空采血管上[2]。

【案例总结】

采用 PT、APTT 监测抗凝药华法林、肝素的用量，其结果关系到患者的生命安全，一定要做好分析前、分析中、分析后的质量控制。通常我们会很重视分析前标本有无凝块、抽血量够不够，分析中仪器、试剂、质量控制是否正常，然而，采样试管在生产、运送和发放过程中出现问题，检验科难以发现。作为检验工作者，不能只会操作仪器，更要掌握血栓与止血的基础理论与临床，结合临床诊断、用药审核结果，结果与临床不符，及时与临床沟通，查找原因。尽量避免任何一个流程出现纰漏而导致结果不准，误导临床。当遇到与临床不符，无法解释的结果，实验室内部找不到原因，需考虑采血管的原因。

【专家点评】

检验结果的质量控制包括分析前、分析中及分析后质量控制，后两者是检验科医师能够控制的，而分析前质量控制却主要发生于临床血液采集及运送环节，甚至可以追溯到采血试管的采购环节，是检验科医师基本不可控制的。本文作者通过对同一科室 4 位患者凝血功能的检测结果的对比观察，发现 4 个标本均表现为 APTT 和 TT 明显延长，与临床严重不符，在排除了仪器和试剂、肝素抗凝治疗、静脉留置管抽血等因素后，最终找到了真正的"元凶"——不合格的枸橼酸钠抗凝试管。作者这种勇于探究的工作作风值得每位检验工作者学习，更要引起我们对分析前质量控制的重视和警惕。

【参考文献】

[1] 杨胜久，吕枫，何雪芹. 真空采血管也应做质量监测 [J]. 现代检验医学杂志，2007，22（6）：29.

[2] 符明丽，吕燕，李玲莉，等. 真空采血管致群体性医疗器械不良事件的原因分析 [J]. 中国社区医师，2016，32（12）：186.

47 围绕"凝血酶时间显著增高"的讨论

作者：朱秋红（郑州大学第二附属医院检验科）

点评者：庄顺红（浙江大学金华医院）

【案例经过】

患者，男，86岁，以"发现血糖高18年，双足水肿1年，加重1个月"为主诉，于2016年3月9日入住笔者所在医院内分泌科，诊断为2型糖尿病合并冠心病、痛风等。入院检查：血糖、糖化血红蛋白、尿酸增高，肝功能、血脂、尿素、肌酐正常。3月19日凝血结果与3月10日结果见表1-31。

表1-31　凝血结果比较

检查项目	3月19日结果	3月10日结果	参考范围
PT（s）	16.5	13.7	11～14
PT%	63	88	85～150
INR	1.37	1.09	0.82～1.12
Fbg（g/L）	4.10	4.62	2～4
APTT（s）	63.5	40.1	30～46
TT（s）	110.1	16.7	14～21
FDP（μg/ml）	9.12	3.15	0～5
D-二聚体（μg/ml）	0.42	0.92	0～0.5
Anti-Xa（UFH）	0.01		0～0.1 未用肝素
Anti-Xa（LMWH）	0.01		0～0.1 未用肝素

凝血酶原时间（PT）、凝血酶时间（TT）、活化部分凝血活酶时间（APTT）、纤维蛋白（原）降解产物（FDP）都明显升高，打开"医师工作站"，查阅病历，自3月14日，患者每日服用华法林。PT、APTT增高有理论依据，然而，TT显著增高是什么原因呢？当天的质量控制很好，其他结果也与临床诊断符合，试剂、仪器问题可以排除。肝素、低分子肝素血浆浓度检测结果也在正常范围。与临床医师沟通，也证实了没有用肝素/低分子肝素治疗。医师还强调：因为尿素、肌酐正常，也没必要透析。疑惑重重，笔者将这一病例发到某交流群，请各位同仁给予帮助。于是，在群中展开了一次别开生面的讨论。

好友A：怀疑继发性纤维蛋白溶解引起TT增高，D-二聚体却是正常的，或许所用的D-二聚体试剂不够敏感。

好友B：临床早期可出现FDP、D-二聚体不同步升高。

笔者突发奇想：华法林会不会引起 TT 增高？服用华法林就好像慢慢放入上游的水，而受检血浆里直接加了凝血酶试剂，就好像封死下游的闸门，TT 几乎不受影响。很明显此路不通。

好友 C：怀疑用了抗凝剂。

好友 D：考虑试管、试剂、标本等因素。

这一审核结果让笔者忐忑不安。周一上班后，仔细查阅病历：3 月 14 日，患者出现心房颤动，为了预防血栓，使用达比加群酯，每次 110mg，口服，每日 2 次。达比加群酯，这是什么药？药物作用机制是什么？经查阅资料，得知：达比加群酯是达比加群的前体；达比加群酯是一种小分子前体药物，本身无任何药理学活性，经口服进入体内后，可以被迅速吸收，并在血浆和肝脏经由酯酶催化水解转化为活性形式达比加群；达比加群是高选择性的直接凝血酶抑制剂，其竞争性结合凝血酶与纤维蛋白的结合位点，阻止纤维蛋白原裂解为纤维蛋白，从而阻断了凝血瀑布网络的最后步骤及血栓形成[1]。达比加群是强效、竞争性、可逆性直接凝血酶抑制剂。凝血酶时间是最敏感的用于分析达比加群在血液中活性的指标[2]。至此，TT 延长有了理论依据。随后跟踪病历，该患者 3 月 20 日停用达比加群酯，改为华法林后 TT 降为 20.9s。

【案例分析】

TT 延长，日常工作中常见于：①纤维蛋白原降低；②血中存在 FDP/D-二聚体等异常纤维蛋白原；③使用肝素/低分子肝素治疗[3]；④肾衰竭患者透析及血液净化治疗时血浆中混有肝素。对于难以解释的 TT 异常，还要考虑抗凝管质量、护士有没有从留置针取血。此外，检验人员应查阅病历或者联系临床有无使用达比加群酯等直接凝血酶抑制剂这类新型的抗凝药，尤其是心房颤动的患者。对于找不到理论依据无法审核的结果，不妨发到相关讨论群，寻求帮助，群策群力，互相学习，也是一个很不错的办法。

【案例总结】

血栓与止血检验涉及人体内多个系统。检验结果的解读，在排除检测误差等外在因素后，患者病历，所用药物尤其是各种经典的、新型的抗凝药、止血药，药理机制均要考虑。

【专家点评】

血栓与止血检验是检验科的重要内容，血栓与止血的理论比较复杂，在工作中经常会遇到一时无法解释的异常凝血结果。本文作者工作细致，刨根问底，将凝血酶时间延长的原因、机制研究明白，不仅带大家复习了凝血、止血理论，同时也学习了分析药物对凝血影响的思路，作者的探索钻研精神值得我们学习。

【参考文献】

[1] Wienen W，Stassen J M，Priepke H，et al. In-vitro profile and ex-vivo anticoagulant activity of the direct thrombin inhibitor dabigatran and its orally active prodrug, dabigatran etexilate [J]. Thromb Haemost, 2007，98（2）：155-162.

［2］Stangier J，Rathgen K，Stahle H，et al. The pharmacokinetics，pharmacodynamics and tolerability of dabigatran etexilate，a new oral direct thrombin inhibitor，in healthy male subjects［J］. Br J Clin Pharmacol，2007，64（3）：292-303.

［3］熊立凡，李树仁. 临床检验基础［M］. 3 版. 北京：人民卫生出版社，2005：92-93.

48 一再输血活化部分凝血活酶时间仍不降

作者：朱秋红（郑州大学第二附属医院检验科）
点评者：罗年秀（衡阳市第一人民医院）

1 例再平常不过的头外伤患者，伤口不愈合，输入血浆，活化部分凝血活酶时间（APTT）没有下降。

【案例经过】

2015 年 12 月 19 日，笔者完成质量控制审核患者结果时发现 1 例异常的凝血结果（表1-32）。

表 1-32 该患者凝血结果

检查项目	结果	参考范围
PT（s）	12.6	11～14
PT%	113	85～150
INR	0.93	0.82～1.12
Fbg（g/L）	3.09	2～4
APTT（s）	101.4	30～46s
TT（s）	<13	14～21s
FDP（μg/ml）	38.78	0～5
D-二聚体（μg/ml）	11.60	0～0.5

为什么会出现这样的结果呢？笔者首先想的是标本不合格吗?抽血量少吗？有凝块吗？输液侧抽血吗？将标本从机器里取出，重新检查，标本很好，没有任何问题，与护士联系，否定了输液侧采血。排除了标本因素，怀疑此为血友病患者。打开"医师工作站"，进入首次病程记录：×××，男，67 岁，4h 前突发头晕摔倒后出现左枕部头皮裂伤，长约 5cm，无肢体活动障碍、肢体抽搐、恶心、呕吐等情况。急诊"120"入院，经头皮清创缝合后，以"颅脑损伤"收入神经外科，发病来，神志清，精神可。血常规白细胞（WBC）17.84×10^9/L，中性粒细胞（N）比率 88%，淋巴细胞（L）比率 6.6%，红细胞（RBC）1.48×10^{12}/L，血红蛋白 48g/L，血小板 257×10^9/L。肝功能：白蛋白低，其余正常。肾功能、血糖正常。医嘱记录为了止血使用过凝血酶，导致凝血酶时间（TT）可能出现最小值。普通的头外伤 APTT 如此高，怎么解释呢？这是血友病患者吗？找不到理论依据，即使报告了危急值，也存在疑惑。笔者又联系了临床医师，提出疑问，患

者有没有血友病？有没有使用肝素？患者有没有异常情况？笔者的疑问，主管医师一一否定："无血友病，没有使用肝素，只是简单的头皮外伤，不过，有个奇怪的现象，患者外伤后出现自发性皮肤发硬，身上鼓了好多包，不知原因。"谨慎起见，为了排除抗凝管质量造成的错误结果，第 2 天抽血复查凝血，APTT 稍有下降（78.6s），这是由于患者输过血浆，用过凝血酶止血剂。但是笔者依然怀疑内源性凝血因子Ⅷ、凝血因子Ⅸ、凝血因子Ⅺ、凝血因子Ⅻ缺乏，再次联系医师，这次为上级医师："多谢提醒，我们已经请血液科、皮肤科会诊，做凝血因子全套。"后连续数日输血浆，见图 1-97。

项目	本次 (80)	16/01/01 (36) STAGO2	15/12/31 (211) STAGO1	15/12/26 (239) STAGO1	15/12/24 (213) STAGO1	15/12/21 (205) STAGO1	15/12/19 (207) STAGO1	均值
住院号								
姓名								
性别	男	男	男	男	男	男	男	
年龄	67岁	67岁	67岁	67岁	67岁	67岁	67岁	
费别								
标本	血浆	血浆	血浆	血浆	血浆	血浆	血浆	
备注								
PT	11.4	13.2	12.9	13.8	13.4	12.8	12.6	12.917
%	148	101	107	92	98	109	113	109.167
INR	0.82	0.99	0.96	1.05	1.01	0.95	0.93	.963
Fbg	3.83	3.86	3.28	3.69	3.78	2.48	3.09	3.487
APTT	102.7	100.9	101.1	97.2	94.3	78.6	101.4	95.8
TT	13.0	13.3	14.0	13.9	13.7	13.6	<13	13.583

图 1-97　患者多次输注血浆凝血结果

　　APTT 仍然居高不下。笔者又做了 APTT 纠正试验，患者血浆与正常血浆 1∶1 混合，测 APTT 为 52.2s，每逢遇到血液科的老师，就询问该患者会是什么病，会诊结果怎么样。后该患者转到了血液科，因为离检验科很近，笔者去问血液科医师："很明显是内源性凝血因子缺乏，我做纠正试验，APTT 也缩短了，为什么输血浆没效果呢？"血液科医师说："如果是先天性血友病，年轻时磕碰时肯定会出血，怀疑患者体内存在凝血因子抑制物。"我们又进病房检查了患者，患者是一位很瘦的老先生，躺在病床上。他女儿在旁边，我们了解到患者过去身体很好，没有出过血，3 个月前外伤后出现肢体大面积血肿，未检查，这次在公园踢毽子摔倒后，头部出现伤口，身上出现鼓包。看到瘦弱的患者身上多处大片大片的血肿，后背、腰上、大腿、臀部都是巴掌大的紫红色印。血液科做了全面检查后，凝血因子Ⅷ活性仅 0.1%（0.1IU/dl），凝血因子Ⅷ抑制物 38.4BU/ml，体内存在高效价抗体，获得性血友病 A 型诊断明确。诊断依据：病因＋临床表现＋实验室检查（APTT 延长，凝血酶原时间和凝血酶时间均正常；APTT 纠正试验，APTT 延长不能被完全纠正；凝血因子Ⅷ活性<50IU/dl；凝血因子Ⅷ抑制物>0.6BU/ml；狼疮抗凝物阴性）[1]。鉴于患者反复出血，命悬一线，取得家属同意，使用凝血酶原复合物补充凝血因子治疗，后又以糖皮质激素联合环磷酰胺行免疫抑制治疗，患者的凝血结果明显好转。某日，主管医师欣喜地告诉我："患者伤口不再渗血，瘀斑也明显好转了。"期间，恰逢过年，年后见到主管医师，得知患者凝血因子Ⅷ抗体浓度降至 0，血红蛋白也升至 120g/L，做了膀胱镜、胃肠镜等相关检查也未发现相关肿瘤疾病,病情稳定，已出院。治疗后凝血结果见图 1-98。

项目	本次 (37)	16/01/25 (26) STAGO2	16/01/23 (31) STAGO1	16/01/20 (32) STAGO1	16/01/18 (28) STAGO1	16/01/16 (26) STAGO1	16/01/14 (231) STAGO3	均值
住院号								
姓名								
性别	男	男	男	男	男	男	男	
年龄	67岁	67岁	67岁	67岁	67岁	67岁	67岁	
费别								
标本	血浆	血浆	血浆	血浆	血浆	血浆	血浆	
备注								
PT	11.4	12.4	10.0	9.4	10.8	12.5	13.0	11.083
%	129	118	200	200	175	116	105	156.333
INR	0.87	0.91	0.72	0.72	0.76	0.92	0.97	.817
Fbg	1.86	2.31	1.75	1.85	1.82	1.73	1.89	1.887
APTT	52.3	59.8	56.0	62.4	74.5	74.0	83.1	63.167
TT	15.3	15.2	15.2	17.0	17.4	17.2	16.5	16.217

图 1-98　患者连续监测凝血结果

【案例分析】

APTT 是内源性凝血因子缺乏最可靠的筛选试验，超过正常对照 10s 以上即为延长。在日常工作中审核结果时，遇到 APTT 延长，首先要排除标本量不足、有凝块、输液侧采血等标本因素。再结合临床诊断及用药考虑：①先天性凝血因子Ⅷ、凝血因子Ⅸ、凝血因子Ⅺ、凝血因子Ⅻ缺乏；②严重肝病造成凝血因子生成减少；③弥散性血管内凝血使凝血因子消耗过多；④使用肝素、口服抗凝药治疗；⑤体外血液净化过程中使用肝素；⑥血液循环中有狼疮抗凝物、抗磷脂抗体、凝血因子抑制物等抗凝物。本患者为老年男性，肝功能、血小板正常，未使用肝素、未血液透析治疗，否认年幼出血史。血液科做了凝血因子全套、自身免疫性疾病、恶性肿瘤的检查，最后找出真正的原因为体内存在高效价凝血因子Ⅷ抗体。那么笔者做 APTT 纠正试验为什么能纠正呢？可能是由于血浆没有经水浴，没有给抗原抗体充分接触的机会。今后工作中遇到不明原因的 APTT 延长一定按照《全国临床检验操作规程》（第 4 版）做纠正试验（图 1-99）[2]。这是笔者过去十几年的工作中首次遇到该类病例，也许以前遇到过，可只是报结果没有追问原因，对"血液循环中有狼疮抗凝物、抗磷脂抗体、凝血因子抑制物等抗凝物导致 APTT 延长"这句话没真正理解，通过这个病例和与血液科的沟通，到病房看患者，对这个病的病因、临床表现、诊治终身难忘。

【专家点评】

本文内容实用，在日常工作中这种情况很容易被忽视，而在质量控制合格情况下不假思索地发出报告。该案例提示广大一线检验工作者要保持多思善思、刨根问底的工作态度。

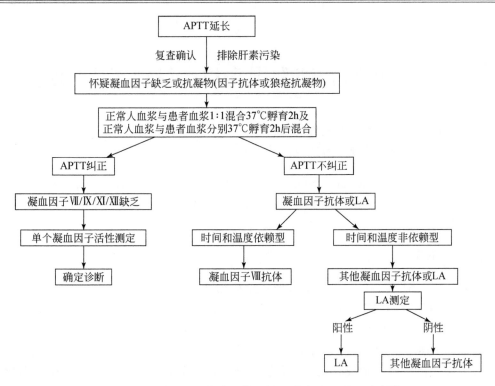

图 1-99 《全国临床检验操作规程》（第 4 版）纠正试验图

LA. 狼疮抗凝物

【参考文献】

[1] 沈悌, 赵永强. 血液病诊断及疗效标准 [M]. 4 版. 北京: 科学出版社, 2018: 221-222.

[2] 尚红, 王毓三, 申子瑜. 全国临床检验操作规程 [M]. 4 版. 北京: 人民卫生出版社, 2015: 97.

49　小小脑脊液常规帮患者解决了大问题

作者：段春艳（腾冲市人民医院检验科）
点评者：杨世华（腾冲市人民医院检验科）

不要以为小小的常规检查不起眼；不要以为临检人员天天只化验一些常规项目，不起什么作用，帮不上医师的忙，其实错了，小小的常规化验也能起到大作用，好的习惯能让人少走弯路。

【案例经过】

患者，女，51 岁，因"反复关节及皮肤疼痛 4 个月余，头疼 2 个月余"于 2017 年 12 月 30 日到笔者所在医院内分泌科住院治疗，既往已诊断为"系统性红斑狼疮"，头痛待查，怀疑血管神经性头痛、狼疮脑病。入住内分泌科后，患者出现头痛，胀痛，阵发性加重，2018 年 1 月 4 日行脑脊液检查，标本送到体液室，笔者看到脑脊液有点浑浊，由吸管吸取一滴标本到载玻片上在显微镜下观察，镜下看到很多圆形或卵圆形似红细胞的小体，细看不是红细胞，可能是新型隐球菌（图 1-100）。经墨汁染色压片后镜检，果然是新型隐球菌，镜下菌体呈圆形或卵圆形，有的有圆形芽管，外围有宽厚的荚膜（图 1-101）。看到这个结果，笔者平时只是在 HIV 感染患者的脑脊液里看到过此菌，而且很少，密度没有这么大，一般的患者标本中从来没有看到过此种情况，带着疑问联系到主治医师，询问患者情况。得知患者 4 个月前无明显诱因出现四肢关节肿痛，活动受限，伴有皮肤刺痛，住院诊断为"系统性红斑狼疮"，病程中双下肢皮肤曾出现紫癜样改变，之后逐渐缓解，出院后再次到昆明某医院风湿免疫科住院治疗，诊断同前，出院后继续服药治疗，关节疼痛已明显缓解，双下肢皮肤刺痛减轻，但近 2 个月来，无明

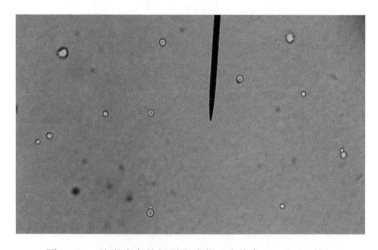

图 1-100　脑脊液中的新型隐球菌（未染色，10×10 倍）

显诱因出现头痛，以前额、颞部波动性疼痛为主，自服"克感敏或索米痛片"稍能缓解，患者病后精神、饮食、睡眠差，二便正常，体重下降8kg，患者曾接触过鸽子。笔者所在医院内分泌科没有治疗隐球菌脑炎的经验，经过会诊患者被转入感染性疾病科治疗，通过1个月的对症治疗，患者头痛已明显好转。

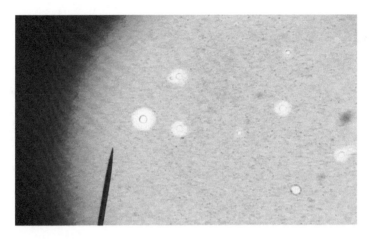

图1-101　脑脊液中的新型隐球菌（墨汁染色，10×40倍）

【案例分析】

新型隐球菌又称溶组织酿母菌，在土壤中广泛存在，有人推测鸽子可能是本菌的自然宿主[1]。其主要经呼吸道侵入人体，在肺部引起轻度炎症，当机体免疫力下降时，向全身蔓延，易侵袭中枢神经系统，发生慢性脑膜炎。临床症状类似结核性脑膜炎，容易误诊。本案例脑脊液常规结果：外观无色微浑浊；无凝块；蛋白定性试验阳性；脑脊液白细胞409×10^6/L；脑脊液红细胞未见；多个核细胞占69%；单个核细胞占31%；隐球菌检出。这例新型隐球菌脑膜炎的患者是幸运的，仅仅通过小小的脑脊液常规就找出了"真凶"，为患者及时有效治疗节约了时间，我们临检人员是自豪的，能够为临床医师快速提供诊断依据。有文献报道，1例误诊时间长达2年的患者，脑脊液查找隐球菌的过程中在第9次才找到隐球菌[2]。

【案例总结】

脑脊液常规一般包括颜色、透明度、蛋白定性试验、细胞计数及分类。笔者所在体液室平时化验各种穿刺液常规（脑脊液常规、胸腔积液常规、腹水常规等），不管标本怎样都习惯先涂片镜检，镜下观察有无异常，细胞多少，然后冲池计数或上机计数，上述标本如果不涂片，直接上机计数，仪器就会把新型隐球菌计数成红细胞，造成红细胞计数升高，而隐球菌则被漏检。通过这个案例，笔者认为化验各种穿刺液常规涂片这个习惯很好，应保持，值得与同行分享，在做好检验的同时应该加强与临床医师沟通。

【专家点评】

随着仪器自动化的普及，可用仪器进行各种体液常规计数，涂片镜检依然重要，不要过分依赖仪器，检验人员应细心认真对待每一份标本，当好临床医师的"眼睛"，更好地为患者服务。

【参考文献】

［1］杨履渭. 微生物学及检验技术［M］. 广东：广东科技出版社，1989：349.

［2］何俊瑛，何红彦，孟兆华，等. 隐球菌性脑膜炎早期诊断及疗效探讨（附 30 例报道）［J］. 中国神经精神疾病杂志，2007，33（7）：343.

50 肺里可怕的"虫影"

作者：罗嫚（西双版纳傣族自治州人民医院医学检验科）
点评者：吴燕（兰州大学第一医院）

支气管肺泡灌洗液常规检测主要用于肺部感染的病原学诊断、肺部寄生虫感染诊断，以及间质性肺疾病诊断、疗效评价、预后评估。

【案例经过】

2017 年 9 月 26 日，一天紧张的检验工作快接近尾声，患者样本渐渐减少，做好报告的核对工作，笔者正以为可以顺利下班时，接到一份支气管肺泡灌洗液常规样本，开始检测。颜色：白色。性状：浑浊有黏液。涂片镜检：白细胞++++，红细胞（3～5）个/HPF，吞噬细胞（2～3）个/HPF。

视野中出现会动的物体，是污染吗？笔者转动到两个高倍镜，在视野中又出现一个，很活跃，继续找，还有……

于是笔者重新涂了一张玻片，同样的景象：个体呈椭圆形、柱形或锥形，一端有一簇明显的毛在不停地波动，从而带动个体不停波动。但是它一直在原地不停波动，不像阴道毛滴虫一样在液体里穿行。

笔者默想：污染的可能性很小。这到底是什么？是寄生虫吗？但是肺泡灌洗液里有寄生虫的可能性非常小！

笔者立即找来科里经验丰富的前辈一起观察，均表示不知道是什么，以前没见过。笔者查阅了患者入院检查血液常规样本，显示嗜酸性粒细胞正常。马上联系主管医师询问病史：患者，男，75 岁，慢性阻塞性肺疾病（COPD），呼吸困难入院，精神状态可，后续检查待补充。

当时已经是下班时间，夜班同事开始忙碌了。笔者把晾干的片子进行了染色，一分钟一分钟焦虑地等待。染好后迫不及待拿到油镜下观察，会动的个体呢，怎么找不到，为什么会没有了。

无计可施的情况下，笔者只能保存样本。但是离开科室并不等于停止工作，笔者带着用高倍镜拍摄的照片和录制的视频开始到处求助，见图 1-102。求助的结果分为两组：①假复层纤毛柱状上皮细胞；②超鞭毛虫（又称肺蠊缨滴虫）。因为没有拍到染色后清晰的油镜照片，仅凭模糊的视频和图片均无法确定上述两种可能。不知不觉已是深夜，笔者辗转反侧，如果是细胞，以前曾看到过小鼠心肌细胞的节律运动。做过多次肺泡灌洗液常规，为什么第一次见到这种情况。如果是滴虫，运动性又明显差。

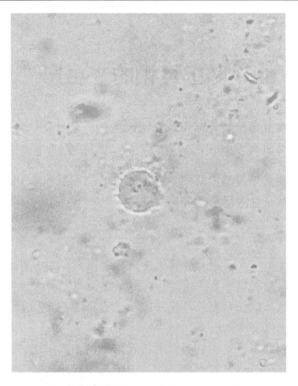

图 1-102　未染色（高倍镜，10×40 倍）

2017 年 9 月 27 日早早来到科室，拿出保存的样本，立即涂片继续观察。笔者发现个体居然还在波动，已经超过 12h，活力太强了。这时笔者心里已经更加偏向为细胞了。因为查阅众多资料显示：超鞭毛虫离体后只能存活 4h 左右[1]。假复层纤毛柱状上皮细胞可存活 2～9h 以上[2]。但是要怎么才能拍到染色放大 1000 倍的图片呢？

笔者开始了一系列解疑工作。涂片、推片、厚片、薄片、生理盐水洗涤浓集涂片，然后染色观察。结果只得到了几个不是特别清晰的细胞图片，见图 1-103。

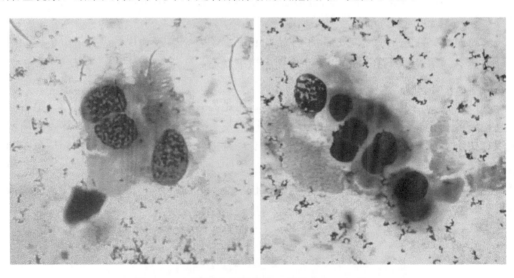

图 1-103　瑞氏-吉姆萨染色（油镜 10×100 倍）

　　图片不够清晰，细胞和寄生虫之争就不会停止。又在昨天染好后没有找到目标的片子继续寻找。忽然，一个清晰的目标跳入视野，笔者难以抑制心中的兴奋！又一个，又一个……昨天正好错过了这个区域，见图1-104。凭借清晰的图片，"细胞"和"寄生虫"的"拔河"已经明显偏向细胞一侧。再次向各求助方发出清晰图片确认，一致通过：假复层纤毛柱状上皮细胞可能。此时听说：空军军医大学西京医院杨麦贵老师之前做过关于超鞭毛虫（肺螺樱滴虫）和纤毛柱状上皮细胞相关研究。经转发图片咨询杨老师，他给出了确定的结果：支气管脱落的假复层纤毛柱状上皮细胞。

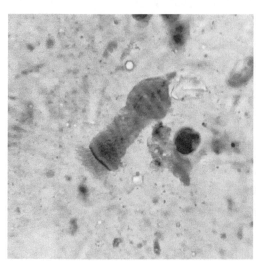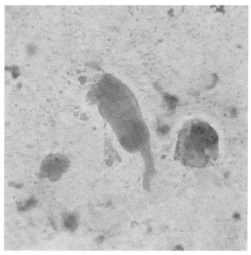

图1-104　瑞氏-吉姆萨染色（油镜，10×100倍）

【案例分析】

　　1. 超鞭毛虫　超鞭毛目原生动物，构造复杂，单核，多鞭毛，在白蚁、蟑螂及木蜚蠊等的消化系统中寄生或共生。鞭毛成簇，螺旋状或成横列。其依靠寄生吸收作用摄食，通过体表吸收营养，或靠伪足摄取木屑、淀粉或其他食物。无性（分裂）或有性生殖，有时形成包囊。披发虫属在宿主木蜚蠊脱皮以前，即开始形成包囊和有性生殖。生活于白蚁体内的超鞭毛虫对白蚁的消化功能是必不可少的，其重量可占宿主总重量的一半。代表属为寄生在蟑螂中的缨滴虫属，以及白蚁中的全鞭毛虫属。某些超鞭毛虫则只能生活在特定的白蚁体内[3]。

　　2. 假复层纤毛柱状上皮细胞　由柱状细胞、棱形细胞和锥体细胞组成。细胞高矮不等，细胞核的位置参差不齐，好似有多层，但每个细胞的基底部都附于基膜上，所以称假复层。柱状细胞可达游离面，细胞核的位置较高，细胞向基底部伸入时，胞体逐渐变细；锥体细胞紧靠基膜，细胞核位置较低；棱形细胞位于柱状和锥体细胞之间，细胞核位于中部，基底部附着于基膜。在柱状细胞的游离面附有能摆动的纤毛，故这种上皮称假复层纤毛柱状上皮，主要分布在呼吸道内表面。在假复层纤毛柱状上皮细胞之间有分泌黏液的杯状细胞，分泌的黏液能黏着并清除灰尘和细菌等异物，借助纤毛有节律性的摆动，将含有灰尘、细菌的黏液排至喉部[3]。

本案例中，患者由 COPD 引起呼吸道具有活动性假复层纤毛柱状上皮细胞脱落。急性气管-支气管炎患者具有活动性假复层纤毛柱状上皮细胞大量脱落的情况较为少见。近年来，国内时有关于超鞭毛虫引起肺炎报道。两者在湿片下高倍镜观察形态不易分辨，容易混淆。鉴别是假复层纤毛柱状上皮细胞，还是超鞭毛虫感染，直接影响到临床治疗用药。染色后油镜下形态在鉴别过程中起到了较为重要的作用。

【案例总结】

反思整个检测过程，总结如下：①第一次染色未能找到假复层纤毛柱状上皮细胞，可能支气管肺泡灌洗液太黏稠、太厚，染色过程中容易脱落，只有边缘部分保留，观察中出现遗漏。②次日样本留存时间过长，再次涂片找到的细胞形态不典型，有的纤毛脱落不利于辨认。细胞涂片染色应该尽量保证样本新鲜。③结合临床诊断，仔细询问患者生活接触史，有助于排除超鞭毛虫感染可能性。

【专家点评】

超鞭毛虫在人体内罕见，国内报道甚少，2006 年以来有上升趋势。其传播途径可能为其排泄的粪便污染食物，经咽部进入呼吸道，或吸入含有超鞭毛虫的粉尘致病，继而引发患者呼吸道炎症。临床表现为咳嗽伴脓痰、畏寒发热、胸闷气短等。放射影像学表现为肺部片状密度增高影，病变周边可见长毛刺，增强后呈中等强化等。

本案例作者在患者肺泡灌洗液中发现了呈椭圆形、柱形或锥形的个体，一端有一簇明显的毛在不停地波动，从而带动个体不停波动，而且存活时间能够超过 12h，作者高度怀疑其为超鞭毛虫，在多次涂片、推片、厚片、薄片、生理盐水洗涤浓集涂片，染色后得到了珍贵的瑞氏-吉姆萨染色图片，凭借清晰的图片，作者心里已有大致结论，通过咨询空军军医大学西京医院杨麦贵老师，确定了结果，其为支气管脱落的假复层纤毛柱状上皮细胞。

【参考文献】

[1] 朱云凤，王昌壁，谢宝元，等. 超鞭毛虫支气管肺感染 1 例 [J]. 中国感染与化疗杂志，2007，7（2）：130-131.

[2] 苏振伦，孙燕荣，杨伟炎，等. 鼻黏膜纤毛细胞的分离及观察 [J]. 中华耳鼻咽喉科杂志，1998，33（4）：203-205.

[3] 王建中. 临床检验诊断学图谱（下册）[M]. 北京：人民卫生出版社，2012：816，886.

51 从胸腔积液发现多发性骨髓瘤胸膜浸润

作者：杨桂芳（北京大学第三医院检验科）
点评者：王小林（北京大学第三医院）

【案例经过】

患者，男，68岁，因呼吸困难伴发热3d就诊。患者夜间睡眠时无明显诱因出现呼吸困难，右侧卧位稍好转，无胸痛、咳嗽、咳痰、咯血；实验室检查：WBC $11.67×10^9$/L↑，中性粒细胞79%↑；B型钠酸肽415pg/ml，肝肾功能、心肌酶未见明显异常；胸部X线片提示"双侧胸腔积液伴双肺下叶膨胀不全，纵隔宽"，为进一步诊治收入血液科病房。

既往史：患者2年前体检发现三系降低，后入院诊断为多发性骨髓瘤IgGκ型，Ⅱa期，行规律化疗。

此次入院后常规检查：血常规WBC $8×10^9$/L，RBC $3.92×10^{12}$/L↓，HGB 124g/L；白蛋白33g/L↓，B型心房钠尿肽172.9pg/ml，AST 58U/L，LDH 250U/L↑；IgG 56.5g/L↑，IgA<0.0667g/L↓，IgM 0.071g/L↓，κ-轻链5310mg/dl↑，λ-轻链 51mg/dl↓，$β_2$微球蛋白7.25mg/L，免疫球蛋白电泳显示M蛋白带。胸部CT报告"多发性骨髓瘤复查，前纵隔新发巨大占位，范围约为 5.4cm×8.6cm×8.8cm，考虑肿瘤复发可能"。胸腔积液常规结果：橙色，浑浊，比重1.035，细胞总数14 004/L，WBC 980/L，以单个核细胞为主，占91%。

胸腔积液脱落细胞学检查：将胸腔积液离心、制成涂片后干燥、固定，经巴氏染色和瑞氏染色，可见大量骨髓瘤细胞，见图1-105，骨髓瘤细胞的形状、大小、染色不一致，细胞核明显增大，并出现多个核，核内的DNA增多导致核染色深，染色质呈粗颗粒状，分布不均，常聚集于核膜下，而使核膜增厚。同时，还可见到浆细胞样骨髓瘤细胞，核圆偏于细胞一侧，细胞质呈碱性，瑞氏染色为蓝色，胞质中可见大量空泡，见图1-106。

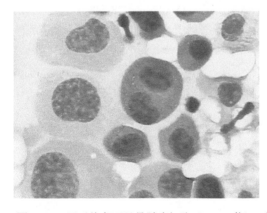 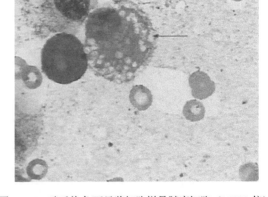

图1-105 巴氏染色可见骨髓瘤细胞（×100倍）　　图1-106 瑞氏染色可见浆细胞样骨髓瘤细胞（×100倍）

该患者诊断为多发性骨髓瘤胸膜浸润，伴发肺部感染。

【案例分析】

该患者既往诊断为多发性骨髓瘤 IgG κ 型，Ⅱa 期，并常规化疗，此次因呼吸困难伴发热就诊，且胸部 X 线片提示"双侧胸腔积液伴双肺下叶膨胀，纵隔宽"，进一步胸部 CT 检查显示"多发性骨髓瘤复发，前纵隔新发巨大占位"。实验室免疫学检查提示"血 IgG 和 κ-轻链增高"，免疫球蛋白电泳显示"M 蛋白带"。胸腔积液常规显示细胞总数增高，WBC 980/L，以单个核细胞为主；脱落细胞学检查可见大量骨髓瘤细胞。综合患者临床表现、影像学检查和实验室结果，多发性骨髓瘤复发、胸膜浸润诊断明确。

【案例总结】

多发性骨髓瘤是浆细胞的恶性肿瘤，60 岁以上人群多发。骨髓瘤细胞在骨髓内克隆性增殖，单克隆免疫球蛋白或轻链过度分泌，本案例中患者 IgG κ-轻链显著增高，综合患者实验室检查结果和临床特征，多发性骨髓瘤 IgG κ 型诊断明确。多发性骨髓瘤患者常伴有贫血、肾衰竭，或骨髓瘤细胞髓外浸润所致的各种损伤[1]。患者常规化疗后易复发，肿瘤细胞可浸润髓外器官，但多发性骨髓瘤浸润胸膜且发生胸腔积液的病例并不多见，此类患者多化疗效果不佳，预后差[2]。本案例中患者出现胸腔积液，且在胸腔积液中发现大量骨髓瘤细胞，提示患者出现了胸膜浸润。

【专家点评】

多发性骨髓瘤临床并不罕见，但出现胸膜浸润并不常见，该案例结合了患者临床特征、影像学检查和实验室检查等资料综合分析，明确诊断。其中胸腔积液实验室检查为诊断提供了直接证据。因此规范化的胸腔积液常规、生化、脱落细胞形态学及肿瘤标志物等相关检查在查找积液原因、确定病因中具有重要意义。

【参考文献】

[1] Rajkumar S V, Dimopoulos M A, Palumbo A, et al. International myeloma working group updated criteria for the diagnosis of multiple myeloma [J]. Lancet Oneol, 2014, 15 (12): e538-548.

[2] 杨捷，宁红娟，耿艳鸣，等. 胸腔积液为首发表现的多发性骨髓瘤 8 例临床分析 [J]. 临床肺科杂志，2013，18（12）：2298-2299.

第二部分

生化检验

52 患者的白蛋白低

作者：肖辉辉（天津市静海区医院检验科）

点评者：李艳（天津市静海区医院）

每项检查和检验都不是单独存在的，它们像一个个点，聚在一起便勾勒出整个病情，而每份检验单也都是围绕病情出现的，如果有异，必有原因。

【案例经过】

患者查血，白蛋白仅 14.7g/L，已经是危急值了，结果如图 2-1 所示。

项目名称 共25项	英文缩写	结果	上次结果	状态	参考范围
胱抑素C测定	CysC	1.200			0-1.16
★谷丙转氨酶	ALT	16			9-50
★谷草转氨酶	AST	21			15-40
AST/ALT	AST/ALT	1.31			
碱性磷酸酶	ALP	68			45-125
★γ-谷氨酰转移酶	γ-GT	13.0			10-60
前白蛋白	PALB	19.5		↓	20-40
★总蛋白	TP	31.5			65-85
★白蛋白	ALB	14.7		↓↓	40-55
球蛋白	GLOB	16.8			20-40
白球比值	A/G	0.88		↓	1.2-2.4
总胆红素	TBIL	2.0			0-20.5
直接胆红素	DBIL	0.9			0-6.8
间接胆红素	IBIL	1.1			0-15.2
总胆汁酸	TBA	6.1			0-20
★钙	Ca	1.72		↓	2.15-2.55
★磷	P	1.17			0.84-1.45
镁	Mg	0.88			0.7-1.05
铁	Fe	7.30		↓	10.6-28.3
★葡萄糖	GLU	4.69			4.22-6.11
★甘油三酯	TG	1.70			0.38-1.71
★胆固醇	CHOL	5.83			3.8-5.1
★高密度脂蛋白	HDL-C	1.03			0.9-1.45
★低密度脂蛋白	LDL-C	4.25			1.58-4.03
同型半胱氨酸	HCY	18.1			5-15

图 2-1 患者生化检查结果

该患者 35 岁，根据生化检查结果判断，病情已十分严重，但却忽觉诧异，这么低的血清白蛋白，为何患者的尿微量白蛋白只是稍高呢？如图 2-2 所示。

【案例分析】

血清白蛋白降低存在以下原因：由肝病或摄取不足所致的白蛋白合成减少；由组织损伤（严重烧伤）或炎症引起的代谢增加；氨基酸吸收障碍（如 Crohn 病）；肾病综合征引发的蛋白尿；经由粪便的蛋白质流失（如肿瘤性疾病）。

项目名称 共8项	结果	状态	参考范围	上次结果	原始结果	复查
★肌酐	7447.0		3200-12500		7447.0	0
β2-微球蛋白	0.340		0.1-0.3		0.340	0
β2MG/Cr	0.404					
a1-微球蛋白	93.60		0-12		93.60	0
氨基葡萄糖苷酶	42.00		7-20		42.00	0
微量白蛋白	35.7		0-20		35.7	0
β-D半乳糖苷酶	7.00		2-18		7.00	0
微量白蛋白/肌酐	42.43		0-20			

图 2-2　患者尿液肾功能八项检查结果

归纳总结为"要么合成减少，要么消耗过大，要么丢失过多"。这位患者属于哪一种呢？

检验人员联系了主治医师，医师确认该患者是肾病综合征。肾病综合征的诊断要点[1]：①尿蛋白≥3.5g/d；②血浆白蛋白<30g/L；③水肿；④血脂升高（其中前两项为诊断必需的）。肾病综合征是肾小球基膜通透性增高，导致血浆大量蛋白从尿中丢失而引起的一种临床综合征[2]。换句话说，尿液中的尿蛋白实际上就是血浆中的蛋白从肾小管基膜漏出来，然而，若以最终排出体外的尿微量蛋白定量来计算的话，远远不足以解释该患者的血清白蛋白为 14.7g/L。当即复查，第二次的结果与第一次区别不大，尿微量白蛋白的质控良好，机器没有报警，也没有需要稀释的提示，更没有达到机器自动稀释的限度，那么检测值到底准不准呢？

在查到该患者当天的尿常规检查结果时解开了这个疑惑，如图 2-3 所示。

项目名称 共30项	英文缩写	结果	上次结果	状态	参考范围
白细胞	WBC	52.8			0-9.2
红细胞	RBC	114.0			0-13.1
上皮细胞	EC	115.4			0-5.7
管型	CAST	15.64			0-2.25
红细胞形态信息		未提示			
白细胞(高倍视野)	WBC	9.5			0-1.6
红细胞(高倍视野)	RBC	20.5			0-2.3
上皮细胞(高倍视野)	EC	20.8			0-1.0
管型(低倍视野)	CAST	45.36			0-6.53
小圆细胞	SRC	0.0			
类酵母菌	YLC	0			
结晶	X″TAL	1.6			
未溶红细胞绝对值	NL-RBC#	285.70			
未溶红细胞比率	NL-RBC%	66.40			
病理管型	P.CAST	6			
电导率	Cond.	12.7			5-38
总粒子数	zlzs	36683			
干化学分析：					
白细胞	LEU	−			
隐血	BLD	中3+			
葡萄糖	GLU	−			
尿蛋白	PRO	中3+			
比重	SG	1.025			
尿胆原	URO	Normal			
胆红素	BIL	−			
酮体	KET	−			
亚硝酸盐	NIT	−			
PH	PH	6.0			
VC	VC	1			
微白蛋白	mALB	>0.15			

图 2-3　患者尿液常规检查结果

　　尿蛋白+++，尿微量白蛋白不可能升高一点，那么患者的蛋白到底去哪了？这个答案还要在机器的帮助下寻找，那就是反应曲线。

　　有位检验的老前辈曾说过：反应曲线才是通往真相的阶梯。图 2-4 为尿微量白蛋白的反应曲线：很明显，仪器检测第二个值时反应并没有达到平衡，这就造成了结果不准。微量白蛋白测定的方法是免疫比浊法，黄疸、溶血、药物均不产生明显影响，但是如果微量白蛋白浓度超过 2500mg/L 时可能出现未检测到的高点浊度钩状，那么是否为钩状效应的影响呢？当班检验技师稀释该患者尿液后上机的反应曲线如图 2-5 所示。

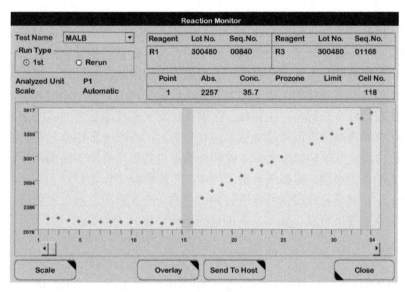

图2-4　尿微量白蛋白反应曲线

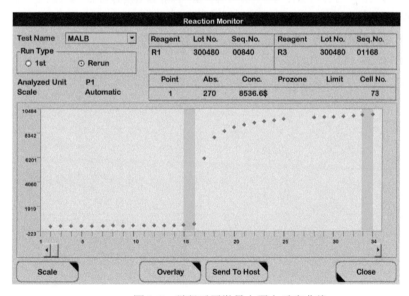

图 2-5　稀释后尿微量白蛋白反应曲线

　　稀释后的反应达到了平衡，结果高达 8536.6mg/L，确定了该患者的尿微量白蛋白结果偏低的原因正是钩状效应，稀释后的结果也与该患者的尿常规和血清白蛋白的结果相吻合。

【案例总结】

在免疫浊度分析中，当抗原与抗体比例合适时，抗原抗体形成的沉淀量就会随着样本浓度的增加而增加。一旦样本中抗原浓度继续升高，超出其安全范围就会出现钩状效应，导致无任何报警提示的负偏差结果的出现[3]。而仪器是根据沉淀量产生的浊度来计算结果的，因此当样本浓度过高时，测出的结果必然不准确。

【专家点评】

如何保证检验结果的正确性？在20世纪40年代该问题就引起了人们的重视。检验结果的准确性直接影响医疗质量，如何保证结果的可靠性就是质量管理的目的所在。一个实验室分析的质量保证有分析前、分析中、分析后三个阶段的控制过程，每一阶段对于检验结果的准确性都是至关重要的。本案例主要是从质量管理的分析中阶段入手，通过对患者检测结果的比较、综合分析，产生怀疑。在确认仪器工作状态正常的情况下，首先与临床医师沟通确认患者情况，进而对检测标本进行复检，在两次结果相差无几的情况下查看反应曲线，反应曲线能反映临床患者标本检测结果是否正常，有助于正确回报检验结果、快速发现导致不准确的原因。在临床检验工作中，作为检验工作者要对正常反应曲线了然于心，更要善于对异常反应曲线的特征进行归纳总结，查找原因，对患者负责，及时与临床医师沟通，为临床提供可靠、真实、有价值的检验结果。

【参考文献】

[1] 周光宇，边晓惠，王艳秋. 肾病综合征［J］. 中国实用乡村医生杂志，2015，18：11-12.

[2] 梁晓锋，谭妙红. 年轻肾病综合征患者合并肺栓塞、深静脉血栓的观察及护理［J］. 当代护士，2019，26（3）：144-146.

[3] 夏勇，薛灏，李明洋，等. 免疫透射比浊法自建检测系统钩状效应性能确认方法的建立［J］. 检验医学，2018，33（12）：1132-1135.

53 麻醉剂对生化指标的影响

作者：刘婷婷（信阳市第四人民医院检验科）
点评者：蒋丽云（兰州大学第一医院）

【案例经过】

这是笔者在实习期间遇到的一个案例。早上，正当笔者忙碌时，临床的一位外科医师打来电话寻问："为什么今天一共32例患者，29例患者的胆碱酯酶都在3300U/L左右（参考范围4300～11 300U/L），都相对偏低呢？有的患者肝功能是正常的，是否你们的仪器有问题？"笔者翻了一下科室的标本检查结果，还真是这样。笔者拿出了一本生化检查方面的参考书，书中提到麻醉剂可引起胆碱酯酶的降低。外科使用的麻醉剂种类和剂量都不相同，常用的有利多卡因、丁哌卡因、罗派卡因等。这说明几乎所有的麻醉剂都会使胆碱酯酶降低，但降低的幅度不算太大，可以结合肝功能其他指标排除肝损伤引起的降低。然后，笔者回复外科医师检验科的质控很好，仪器也很稳定，很可能是麻醉剂的原因，参考书中有麻醉剂引起胆碱酯酶偏低的情况，外科医师接受了这个理由。

可为什么麻醉剂会影响胆碱酯酶呢？它还影响其他生化指标吗？

【案例分析】

首先要弄清楚麻醉剂的特点。麻醉剂分为全身麻醉和局部麻醉。全身麻醉剂由浅入深地抑制大脑皮质，使人神志消失。全身麻醉剂用于大型手术或不能用局部麻醉剂的患者。局部麻醉对神经的膜电位起稳定作用或降低膜对钠离子的通透性，阻断神经冲动的传导，起局部麻醉作用。其次要了解一下胆碱酯酶的情况。血清胆碱酯酶是肝细胞合成的酶类之一，能够反映肝细胞合成的功能。肝脏有问题时，肝细胞合成胆碱酯酶减少，血清中胆碱酯酶活性下降。胆碱酯酶偏低见于有机磷中毒、肝炎、肝硬化、营养不良、恶性贫血、急性感染、心肌梗死、肺梗死、肌肉损伤、慢性肾炎、麻醉剂使用后等。胆碱酯酶主要存在于胆碱能神经末梢突触间隙，特别是运动神经终板突触后膜处。既然麻醉剂和胆碱酯酶都与神经有关，可能是使用麻醉剂后阻滞了神经传导，从而抑制了胆碱酯酶的活性。而具体的案例需要具体分析，结合临床及其他检测指标来判断。一般麻醉剂引起的胆碱酯酶不会太低，而且大多术后2周左右恢复正常。还有一些其他生化指标也受麻醉剂的影响，因此在审核外科检验单时要多留意。有研究表明，酗酒、服用治疗精神病的药物或长期接受无机氟麻醉剂等均可导致谷丙转氨酶活性升高[1]。也有研究表明，麻醉剂对血电解质有不同的影响，从而影响血清电解质检查结果[2]。麻醉剂可使血钾降低，原因可能是其使钾离子和钠离子在体内发生了再分布。另外，戊巴比妥钠使血磷升高，而氨基甲酸乙酯使血磷降低，乙醚使血钙升高，所以麻醉剂对血清电解质的影响是多样的。

血清生化检验结果显示，麻醉剂对血清酶、蛋白质和胆红素的影响较为明显。麻醉剂可使总胆红素降低。戊巴比妥钠和氨基甲酸乙酯使总蛋白和白蛋白明显降低。血清酶方面，氨基甲酸乙酯和乙醚使谷丙转氨酶、谷草转氨酶、乳酸脱氢酶、肌酸激酶、α-羟丁酸脱氢酶降低，而葡萄糖显著升高。另外，戊巴比妥钠可升高尿素，乙醚可降低尿酸。麻醉剂对肌酐、胆固醇和三酰甘油无明显影响。表明麻醉剂对血清生化结果的影响也是多方面的。

有文献报道称，麻醉剂胺碘酮使血液中肌酸激酶、谷草转氨酶明显升高，葡萄糖在使用麻醉剂 1min 内表现为一过性升高[3]。也有文献报道称，复合麻醉剂 846（氟哌啶醇、胺碘酮、保定宁、芬太尼、氯丙嗪）对肝、肾功能没有明显影响，淀粉酶先升后降，但在生理学范围内，乳酸脱氢酶和肌酸激酶升高，葡萄糖暂时性显著降低[4]。

【案例总结】

外科的患者一般情况较危急且复杂，麻醉剂更是外科经常使用的药物，因此检验人员要多留心、勤思考、多读文献，不断提升自己，同时要多与临床医师沟通，并结合临床症状及其他检查进行综合分析。

【专家点评】

在本案例中，外科医师对检验结果产生怀疑时应及时与检验科医师沟通，检验科医师仔细分析原因后发现麻醉剂对生化结果有影响。通过检验科与临床科室的积极沟通，可以及时对检验结果做出综合的分析和判断。

【参考文献】

[1] 陈军. 实用临床检验诊断手册 [M]. 北京：化学工业出版社，2013：215-216.
[2] 赖关朝，刘振中，何康玟，等. 部分麻醉剂对雌性大鼠体内电解质和生化指标的影响 [J]. 中国职业医学，2010，37（5）：361-364.
[3] 程树军，黄韧. 氯胺酮麻醉对恒河猴血液学指标的影响 [J]. 中国兽医杂志，2003，39（3）：23-25.
[4] 吴庆荣. 复合麻醉剂 846 合剂对犬生理、血液生化指标的影响研究 [D]. 北京：中国农业大学，2006.

54　胆红素在捣乱

作者：代春雨（南阳市第一人民医院检验科）

点评者：朱槿宏（兰州大学第一医院）

笔者偶尔在教科书或检验方面的期刊上看到胆红素会对氧化酶法检测血糖产生影响的案例，在日常检验工作中却很少遇到这种情况。但从儿科的一份生化报告中发现，高浓度胆红素对氧化酶法检测血糖的干扰应引起检验人员的重视。

【案例经过】

一天上午笔者在值班，本院儿科送来一份生化标本，检测肝肾功能、心肌酶、免疫球蛋白与血糖。该标本经离心后进行检测，检测后的结果见表 2-1。

表 2-1　患儿异常生化指标结果

项目	结果
总胆红素（TBIL）	466.0μmol/L
直接胆红素（DBIL）	250.9μmol/L
间接胆红素（IBIL）	215.1μmol/L
血糖（GLU）	2.3mmol/L

由表 2-1 可以发现，胆红素浓度很高而血糖很低，但是试剂合格，操作没有错误，血清标本情况、仪器状态及其他标本情况也均良好，排除实验室误差后，及时联系临床医师确认患儿临床情况及采血情况，临床反馈采血规范，采集的血液的确是该患儿的，患儿有黄疸，但没有血糖明显减低的异常症状，检验结果中总胆红素高达 466.0μmol/L，当时笔者猜想可能是高浓度胆红素对血糖检测结果产生了影响。通过查阅文献，笔者发现胆红素，尤其是高浓度胆红素（＞240μmol/L）会对氧化酶法检测血糖产生明显影响，于是换用己糖激酶法检测该标本的血糖含量，检测结果为 4.59mmol/L，与临床说明情况并得到了认可。在后来的检验工作中，笔者也遇到了几位存在上述情况的患者，说明高浓度胆红素会对氧化酶法检测血糖产生影响。

【案例分析】

胆红素是胆色素的一种，是人胆汁中的主要色素，呈橙黄色。胆红素是临床上判定黄疸的重要依据，也是判断肝功能的重要指标，因此在临床上应用极为广泛，但它是体内的一种主要代谢产物，有毒性，可对大脑和神经系统引起不可逆的损害，同时也有抗氧化剂功能，可以抑制某些物质的氧化，它可与色原性物质竞争过氧化氢，从而消耗反应过程中产生的过氧化氢，产生竞争性抑制[1]，因此对氧化酶法检测血糖产生明显负影响。该患儿就是因为当天胆红素浓度过高，对氧化酶法检测血糖产生影响，导致血糖检测值偏低。而采用己糖激酶法检测血糖则正好避免了高浓度胆红素的这一影响，从而得出准确的血糖结果。同时有研究表明，当总胆红素水平大于 240μmol/L 时，会对氧化酶法检测血糖产生明显影响，并且总胆红素水平与血糖降低程度呈正相关[2]，因此检验人员检测血糖时要注意这种情况的发生，必要时采用己糖激酶法确认检验结果的准确性，务必要给临床提供一个准确可靠的结果以供参考。

【案例总结】

血糖检测是检验科重要的常规检测项目之一，在糖尿病诊断、指导临床用药、发现低血糖昏迷和高渗性非酮症昏迷等方面具有不可替代的作用。从这一病例中，笔者吸取了经验教训，遇到血糖标本一定要注意，排除各种干扰是临床与检验医师都不能回避的问题，真正做到在实际工作中解决临床问题，同时也深刻认识到平时要多积累专业知识，了解业务新动态，这将有助于找出干扰所在并解决问题，必要时可以采用己糖激酶法予以确认，力求报告一个准确的结果，从而正确指导临床诊治，这也是对患者负责、对工作负责和对自己负责的必然选择。

【专家点评】

在临床检验工作中每种检验方法都有其一定的局限性，常见的干扰有三酰甘油、血红蛋白、维生素 C、胆红素等。厂家一般在说明书中有声明，检验科也会对干扰物质做验证。但日常工作中，对检验方法局限性的重视程度不够。因此，作为临床实验室需要仔细阅读厂家说明书，验证相关局限并写入标准操作规程（SOP），建立适当的复检程序，并在 LIS 系统（检验科信息系统）设置相关项目的异常提醒，如胆红素超过厂家方法的抗干扰上限后，需要注意哪些项目将受影响，并按复检程序要求进行操作，排除这种干扰的影响。

【参考文献】

[1] 王斌. 胆红素对葡萄糖氧化酶法测定血糖结果的影响 [J]. 中国误诊学杂志，2009，9（4）：820-821.

[2] 邹焕荣，何国坚，叶有玩. 新生儿高胆红素对葡萄糖氧化酶法测定血糖的影响 [J]. 江西医学检验，2004，22（3）：217-218.

55 转氨酶高达 5000U/L 之谜

作者：罗江彭（虞城县人民医院检验科）
点评者：杨洪芬（贵阳市第二人民医院）

谷丙转氨酶（ALT）和谷草转氨酶（AST）均是检验科熟知的指标。ALT 广泛存在于人体多种器官和组织，以肝、肾、心肌、骨骼肌中含量最多，是反映肝细胞受损常用的灵敏指标。AST 也广泛存在于多种器官和组织，以心、肝、骨骼肌、肾中含量最多，除参与心肌酶谱以反映心血管疾病外，也常用来反映肝细胞的损伤。在审核生化结果时，1 例患者的 ALT、AST 检测值异常，稀释后高达 5000U/L 引起了笔者的注意。

【案例经过】

笔者审核生化结果时发现，1 例患者的肝功能结果中 ALT 和 AST 为负值。于是笔者立即查看患者的基本信息：男，63 岁，农民，急诊 ICU 患者。

笔者怀疑：①质控失控？②标本溶血、脂血？③标本有凝块，未吸到标本？④试剂量不足？⑤机器故障？⑥LIS 系统传输问题？

针对疑问①：再次查看质控，确认仪器确实在控，几乎同于靶值，并且大批量患者结果无疑问。针对疑问②③：西门子 2400 仪器未报凝块警。找到该样本仔细核对，并咨询采血护士采血情况，杜绝分析前差错：空腹采血，采血顺利，普通生化管，标本量 4.5ml，无溶血，无脂血，血清分离良好，再次确认无凝块。针对疑问④⑤：西门子 2400 仪器未报试剂警，并再次查看试剂足够，机器运行正常，且后续患者标本结果无疑问。针对疑问⑥：查看机器原始结果，与 LIS 系统传输一致，均为负值，并在这时发现原因，机器原始结果报警，提示超出最大吸光度限制。

笔者发现问题为超出最大吸光度限制。于是果断进行 1∶3（4 倍）稀释（血清 200μl，生理盐水 600μl，充分混匀，避免气泡），重新上机测定。检测顺利，传出结果：ALT=1343.25U/L（参考范围 9~50U/L），AST=1232.77U/L（参考范围 15~40U/L）（本科室 ALT、AST 试剂盒线性范围最高为 1500U/L）。乘以 4 倍稀释数，最后结果为 ALT=5373.00U/L，AST=4931.08U/L。两项结果均超出本院设定的危急值，但何种原因导致该患者转氨酶活性如此之高呢？

【案例分析】

此案例中怀疑为标本溶血；重型肝炎；乃至肝硬化、肝癌；肝部外伤，胆管阻塞性疾病；药物性肝炎。标本溶血的可能（红细胞内 ALT 活性是血清中的 7 倍，红细胞内 AST 活性是血清中的 15 倍）在医师审查标本时已基本被排除。

笔者以前也遇到过转氨酶高达 5000U/L 的患者，但患者病历中均有支持性诊断。难道该患者也有上述肝胆疾病？

是否为肝部外伤？病历中并无车祸等肝部外伤史。

是否为重型肝炎乃至肝硬化、肝癌？病历中也未发现支持此想法的资料；查找该患者的传染病结果，也未发现嗜肝病毒阳性；而且在肝功能检测的结果中也未见重型肝炎常见的"酶胆分离"（重型肝炎时胆红素持续上升，转氨酶反而下降，提示预后不良）现象。该患者胆红素仅轻度增高，也没有出现肝硬化、肝癌的"白球比倒置"，白蛋白也只是轻微降低。

是否为胆管阻塞性疾病？在该患者的肝功能检查结果中主要用于协助诊断胆管阻塞性疾病的 γ-谷氨酰转肽酶（GGT）、碱性磷酸酶（ALP）、总胆汁酸（TBA）等指标也都在正常范围内。

是否为药物性肝炎？病历中也未提到。

此时，已经积累许多待审核结果，患者的心肌功能相关检测也已完成，于是尽快审核。

审核发现该患者的心力衰竭全定量 B 型氨基端脑钠肽前体（BNP）结果高达 6385.24pg/ml（参考范围 50～75 岁，<300pg/ml，排除心力衰竭可能；300～900pg/ml，心力衰竭可能性较低；>900pg/ml，心力衰竭可能性很高）。BNP 作为心力衰竭的标志物，正常人外周血中含量极低，半衰期约为 20min，心力衰竭时由于合成增加，患者 BNP 显著增高，其增加的程度与心力衰竭的严重程度成正比，与射血分数成反比，并随治疗有效而下降，BNP 具有很高的阴性预测值。由此结果，突然想到大学生理病理课中右心衰竭导致肝脏淤血的情况：右心衰竭导致上下腔静脉回流受阻，进而导致肝静脉回流受阻，肝小叶中央静脉及周围的肝窦高度扩张淤血，小叶中央区的肝细胞因缺氧和受压而发生萎缩甚至消失，周边区的肝细胞也因缺氧发生脂肪变性，肝大，重者可成倍增大，被膜区紧张，可致肝区疼痛。肝脏切面呈红黄相间的网络状花纹，似槟榔的切面，故有"槟榔肝"之称[1]。

结果确定是心力衰竭导致的肝功能异常，患者可能是"槟榔肝"。于是联系负责该患者的临床医师，了解到该患者正是因心力衰竭转入到急诊 ICU，心力衰竭导致肝淤血也得到了临床医师的认可，并商定注意复查、监测肝功能、BNP。于是在备注栏输入：已复查，已告知，建议监测。审核结果后，并报告危急值。

【案例总结】

转氨酶高达 5000U/L 的谜底终于解开：患者心力衰竭导致肝脏淤血，由于淤血时毛细血管流体静压升高，淤血局部的静脉及毛细血管扩张，组织液的生成大于回流，造成肝组织水肿，水肿导致肝细胞膜损伤而致通透性增强。由于局部缺氧和中间代谢产物堆积，一方面，损伤毛细血管内皮细胞使其通透性增高；另一方面，造成实质细胞的萎缩及损伤[1]。若病因持续则会导致肝细胞溶解、死亡。其中肝细胞通透性增强和肝细胞溶解、死亡都会导致肝细胞内的 ALT、AST 大量释放，进而血清中二者活性显著增高。血清中酶活性的变化病理机制：①酶合成异常；②酶释放增加；③酶排出异常[2]。此案例酶活性的变化病理机制是酶释放增加。

【专家点评】

ALT 与 AST 均是反映肝细胞损伤的酶。其主要用于肝胆疾病的诊断，辅助诊断心血管疾病及其他疾病。审核检验结果时发现该例患者的 ALT 达 5000U/L 以上，系统地分析排查了检验结果的影响因素，同时结合病史全面分析了 ALT 升高的病理生理机制，并做出了相应的排查，与临床医师沟通后最终找出了 ALT 升高的原因。对于心力衰竭患者，肝脏淤血会导致 ALT 严重升高，本案例反映了作者扎实的检验基本功及结果分析能力。

由心力衰竭引起的心源性肝硬化又称"槟榔肝"，是由于右心衰竭，静脉回流受阻，引起肝脏淤血，进而出现肝大、肝细胞缺血。因肝细胞得不到营养而坏死，出现肝纤维化结节，这类患者中转氨酶持续升高是向肝细胞癌发展的一个危险因素。

【参考文献】

[1] 王斌，陈命家. 病理学与病理生理学 [M]. 7 版. 北京：人民卫生出版社，2014：33-34.

[2] 侯振江，郭桂平. 生物化学检验技术 [M]. 2 版. 北京：人民军医出版社，2012：116-117.

56 体检中总胆红素持续升高

作者：林曦阳（天津太山肿瘤医院/天津市肿瘤医院空港医院检验学部）
点评者：吴立翔（重庆市肿瘤医院）

血清总胆红素（TBIL）的检测是健康体检常规检验项目之一，在肝胆疾病和溶血性疾病的诊断与鉴别诊断中发挥着重要的作用。近年来，在健康体检工作中，经常发现受检者无任何临床症状和体征，但血清 TBIL 的检测结果却高出参考范围。根据文献报道，近年我国许多地区的调查表明健康体检人群的胆红素水平确实普遍高于现用参考范围，甚至某些地区建议将参考范围高限改为 30.1μmol/L，此值几乎接近显性黄疸的界定值。但是，作为体检科医师，对于每一位受检者要先从病理因素逐一排除 TBIL 升高原因，不得将大样本量统计学结果得出的论断套用于个别受检者，以免造成漏诊。

【案例经过】

患者，男，49 岁（2013 年），某高校教师，在体检中心查体 3 年，查体结果见表 2-2。

表 2-2　受检者不同体检时间检测结果汇总

项目	2013 年 4 月	2013 年 9 月	2014 年 4 月	2014 年 11 月	2015 年 4 月	2015 年 10 月
B 超检查	胆囊结石	胆囊结石	胆囊切除术后	胆囊切除术后	胆囊切除术后，脾大	胆囊切除术后，脾大
生化检查						
血清 ALT（U/L）（参考范围 9~50）	24	44 ↑	25	32	29	21
血清 AST（U/L）（参考范围 15~40）	22	28	15	20	19	12
血清 TBIL（μmol/L）（参考范围 5~21）	38.2 ↑	29.5 ↑	50.8 ↑	67.9 ↑	59.6 ↑	38.9 ↑
血清 DBIL（μmol/L）（参考范围 0~6.8）	10.6 ↑	9.9 ↑	15.6 ↑	17.9 ↑	10.9 ↑	10.6 ↑
血清 LDH（U/L）（参考范围 109~245）	245	240	256 ↑	303 ↑	326 ↑	316 ↑
血清 UA（μmol/L）（参考范围 150~400）	365	458 ↑	489 ↑	416 ↑	426 ↑	343
血常规检查						
血常规 WBC（×10^9/L）（参考范围 4~10）	未查	未查	6.4	5.2	6.4	4.6
血常规 PLT（×10^9/L）（参考范围 100~300）	未查	未查	239	318 ↑	307 ↑	251
血常规 RBC（×10^{12}/L）（参考范围 4.09~5.74）	未查	未查	3.56 ↓	3.56 ↓	3.17 ↓	3.49 ↓

续表

项目	2013 年 4 月	2013 年 9 月	2014 年 4 月	2014 年 11 月	2015 年 4 月	2015 年 10 月
血常规 HGB（g/L） （参考范围 130～170）	未查	未查	120 ↓	114 ↓	102 ↓	113 ↓
血常规 HCT（%） （参考范围 36～50）	未查	未查	33.6 ↓	33.5 ↓	29.5 ↓	32.9 ↓
血常规 MCV（fl） （参考范围 80～100）	未查	未查	94.4	94.1	93.1	94.3
血常规 MCH（pg） （参考范围 26～31）	未查	未查	33.7 ↑	32.0 ↑	32.2 ↑	32.4 ↑
血常规 MCHC（g/L） （参考范围 310～370）	未查	未查	357	340	346	343
血常规 RDW（%） （参考范围 11.5～16.5）	未查	未查	14.2	15.0	14.9	14.5

由表 2-2 可以看出，该受检者 6 次查体结果中首要关注的为 TBIL 的持续升高，2013 年该受检者两次查体，TBIL 为 38.2μmol/L 和 29.5μmol/L，B 超除胆囊结石外并未见异常，其他查体结果也未见阳性指征。由于该体检单位未提出血常规检查申请，所以血常规没有信息记录。2013 年综合分析显示，虽然 TBIL 联合结合胆红素（DBIL）出现同时升高的情况，但由于检测方法学的原因，DBIL 检测值容易受非结合胆红素（IBIL）和 δ-胆红素（δ-BIL）的影响，而且在体检中确实常会遇到 TBIL 和 DBIL 同时升高的情况，经过长时间随访均未见阳性体征变化，所以并未引起受检者和检诊医师的重视，加之该患者并未出现黄疸及不适症状，遂建议密切观察。当 2014 年再次随访该受检者时，其自述 2014 年 1 月出现腹痛后伴恶心、呕吐，入院治疗确诊为胆囊结石急性发作，行胆囊切除术，肉眼可见沙粒状胆结石，但术后 2 次健康体检结果 TBIL 为 50.8μmol/L 和 67.9μmol/L，均明显升高。DBIL 轻度升高，虽不是典型溶血性黄疸血象，但结合乳酸脱氢酶（LDH）及血常规检查发现贫血情况，初步怀疑有溶血性黄疸的可能，且该受检者 TBIL 的升高影响血红蛋白的检测，导致平均血红蛋白量（MCH）假性升高，经过校准发现该受检者应为正细胞正色素性贫血，进一步计算 RPI 指数（HGB/HCT）>2，在排除出血的情况下，进一步证实溶血的可能性。由于溶血、血中游离胆红素增加在胆囊内沉积而形成结石，所以 20%～40% 的溶血性贫血者合并有胆结石，这也可能就是其患胆结石的真正原因，遂建议其到专科医院排除血液疾病，但该受检者自认刚刚住院做过全面检查并未发现问题，且自身感觉良好，遂放弃进一步检查的机会。当 2015 年 4 月再次随访该受检者时，B 超检查示脾大，而且贫血有严重的趋势，TBIL 依然升高，完全符合黄疸、胆结石、正细胞性贫血、脾大等溶血性贫血的特征[1]。血涂片可见破碎红细胞和多色性红细胞，见图 2-6。经过反复询问，确认该受检者于 2002 年诊断患有自身免疫性疾病，结合以上表现，最终体检中心强烈建议其到血液病医院就诊以排除继发性自身免疫性溶血性贫血。

通过随访得知，该受检者在中国医学科学院血液病医院行自身红细胞抗体型别测定，如 Coombs 试验包括直接抗人球蛋白试验（DAT），检测结果示抗 IgG 抗血清（＋）、抗 C3 抗血清（＋）、抗 IgG+C3d（特异性），抗 IgG 检测结果为 42g/L（参考范围 7～16g/L），抗 C3 检测结果为 2.256g/L（参考范围 0.900～1.800g/L），同时进行血常规网织红细胞测定，结果为 8.50%（参考范围 0.50%～1.50%），溶血相关试验阳性及一系列生化指标检测最终确诊为继发于干燥综合征的自身免疫性溶血性贫血。

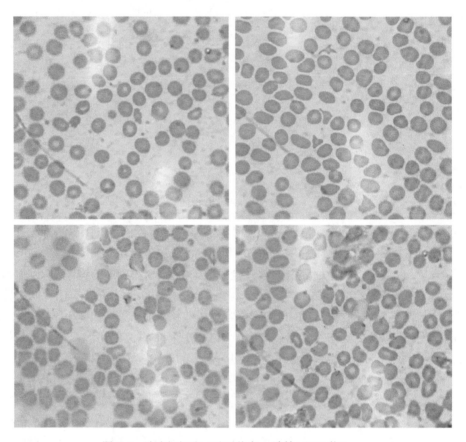

图 2-6　破碎红细胞（瑞氏染色，油镜×100 倍）

【案例分析】

自身免疫性溶血性贫血（AIHA）是一组自身免疫性疾病，由于各种原因刺激人体产生抗自身红细胞抗体和（或）补体，其吸附于红细胞表面，导致红细胞寿命缩短或破坏加速，引起溶血性贫血[2]。根据其发病病因分为原发性 AIHA 和继发性 AIHA。目前 AIHA 的病因尚未完全明确，随着诊断水平的提高及新医疗技术的发展，继发性 AIHA 所占比例不断升高。

体检中经常会遇到 TBIL 升高的情况，这种升高常是非病理性的，原因为胆红素是人体代谢中所产生的一种物质，其 85% 来自于衰老的红细胞在巨噬细胞系统破坏后，由血红蛋白内所含的含铁血红素分解而来，也就是说只要有含铁血红素的物质分解都能最终引起 TBIL 的升高，人体除了血红蛋白以外，肌红蛋白内也存在大量含铁血红素，急性肌损伤、肌劳损、剧烈运动、过度劳累等都会引起肌红蛋白的释放，进而 TBIL 升高。经过问诊后发现，体检中 TBIL 及 DBIL 值升高时患者大都存在舟车劳顿、熬夜劳累、过度疲劳、剧烈运动的情况。

体检发现，Gilbert 综合征并不少见。该病多发生于青壮年男性，TBIL 通常异常升高，但很少超过 100μmol/L，范围为 50～80μmol/L，以非结合胆红素升高为主，受检者其他肝功能指标、血常规指标、B 超检查完全正常，没有任何不适，Gilbert 综合征一般也无须特殊治疗，预后良好。

受体检中心检测方法学的限制，检测的 DBIL 实际上包含了一部分 IBIL 和 δ-BIL，IBIL 在血清中尿素、尿酸的促进下也会参与检测 DBIL 的反应，而 δ-BIL 实际上是 DBIL 升高，超过肾阈值，反流回血液，在非酶促条件下与白蛋白结合形成的产物。也就是说，δ-BIL 的来源是 DBIL，所以 δ-BIL 的增多也会影响 DBIL 的检测；又由于 δ-BIL 的半衰期与白蛋白相似，能稳定 17～23d，也就解释了阻塞性黄疸患者的 TBIL 好转了但 DBIL 一直升高甚至大于 TBIL 的原因。因此，对于本案例的 TBIL 和 DBIL 升高就不难理解了，溶血性黄疸的受检者，肝细胞功能正常也就代表醛酸化 IBIL 的能力正常，代谢途径也正常，血液中 DBIL 的检测值应该是正常的，IBIL 值剧烈升高才正确，而 DBIL 的检测值升高，是由于大量 IBIL 的产生干扰了 DBIL 的检测。

【案例总结】

体检中遇到的胆结石受检者，特别是结石呈沙粒状者，应积极结合 TBIL 及血常规结果排除溶血性贫血的可能。TBIL 的升高不仅仅见于隐性或显性黄疸受检者，对于非病理性因素，如舟车劳顿、熬夜劳累、过度疲劳、剧烈运动及 Gilbert 综合征也应被考虑。体检中心 DBIL 的检测方法常受 IBIL 和 δ-BIL 的影响，在通过检测数据分析疾病时要了解这些因素的存在。体检中心检验人员要善于收集异常病例，结合不同数据变化给予不同临床建议，并要了解同一种疾病不同时期的血象变化。

【专家点评】

本案例中作者以严谨务实、认真负责的工作态度对待患者的每一项检测结果，值得我们学习。其实不光 TBIL，健康体检人群的 ALT、AST 等指标也可能普遍偏高。在日常工作中要熟练掌握生理病理条件下各个检测项目的变化，结合受检者情况，严谨、灵活地分析各项检测结果。

除了文中提到的可导致 TBIL 升高的因素外，还有环境污染、不良饮食习惯等都会使健康受检者 TBIL 升高。针对人群中普遍偏高的检测结果，作者依然谨慎对待，密切关注病患各项指标的动态变化，认真分析看似矛盾的检测值，从多个角度解析检测报告。作者在怀疑患者为溶血性黄疸时追加了 LDH、血常规等检测以帮助明确病情。除此之外，检查时还可以检测尿常规、骨髓象等项目，对本案例诊断也会有帮助。

【参考文献】

[1] 易峰，袁文声，何锐洪，等. 自身免疫性溶血性贫血患者临床特征和实验室指标分析 [J]. 国际检验医学杂志，2016，37（6）：828-829.

[2] 许文荣，王建中. 临床血液学检验 [M]. 5 版. 北京：人民卫生出版社，2015：186-188.

57 通过五次体检的肝功能检验结果竟能分析出自身免疫性肝病

作者：林曦阳（天津太山肿瘤医院/天津市肿瘤医院空港医院检验学部）
点评者：王彩凤（兰州石化总医院）

日常体检过程中，常会遇到肝功能指标异常的受检者，而随着体检相关知识的普及宣传，ALT 和 AST 两种肝功能指标的异常已经得到受检者的足够重视，数值略有异常也会积极复查，但却忽略了肝功能的其他指标，甚至对于高出三四倍，乃至十几倍的指标都不以为意。正是由于受检者（甚至医师）对于肝功能其他指标的认知不足，并且对 B 超检查结果的过度依赖，导致无法通过检验指标尽早、及时地发现并诊断疾病。

本案例通过关注一个受检者连续 4 年中的 7 次肝功能数值，针对最终确诊疾病总结出肝功能指标变化趋势及规律，同时根据经验，指导受检者后续对该病的及时诊断和治疗。

【案例经过】

患者，女，47 岁（2013 年），某高校教师，在体检中心查体 4 年，上腹 B 超检查每年 1 次，实验室检查每年 2 次，具体结果见表 2-3，未列举项目并无明显异常。

表 2-3　受检者不同时间查体结果汇总

项目	2013 年 4 月	2013 年 9 月	2014 年 4 月	2014 年 11 月	2015 年 4 月	2015 年 10 月	2016 年 4 月
B 超检查（对肝脏描述）	未做	未见异常	未做	未见异常	未做	肝实质回声粗糙	未做
生化检查							
血清 ALT（U/L）（参考范围 9～50）	146 ↑	171 ↑	85 ↑	118 ↑	210 ↑	89 ↑	89 ↑
血清 AST（U/L）（参考范围 15～40）	111 ↑	130 ↑	53 ↑	73 ↑	160 ↑	49 ↑	57 ↑
血清 ALP（U/L）（参考范围 45～125）	294 ↑	458 ↑	214 ↑	366 ↑	586 ↑	337 ↑	395 ↑
血清 ALB（g/L）（参考范围 30～55）	42.2	45.3	41.1	43.7	39.0	42.9	40.9
血清 TP（g/L）（参考范围 65～85）	85.4 ↑	86.5 ↑	79.5 ↑	82.7	75.6	77.8	74.6
血清 GLO（g/L）（参考范围 20～40）	43.2 ↑	41.2 ↑	38.4	39.0	39.6	34.9	33.7
血清 A/G（参考范围 1.5～2.4）	0.98 ↓	1.10 ↓	1.07 ↓	1.12 ↓	0.98 ↓	1.23 ↓	1.22 ↓

续表

项目	2013年4月	2013年9月	2014年4月	2014年11月	2015年4月	2015年10月	2016年4月
血清TBIL（μmol/L）（参考范围5～21）	12.6	23.4↑	16.6	17.3	18.6	22.0↑	14.1
血清LDH（U/L）（参考范围109～245）	200	233	178	222	224	206	186
血清GGT（U/L）（参考范围10～60）	196↑	262↑	132↑	195↑	302↑	96↑	98↑

该受检者2013年4月首次查体以ALT、AST同时明显升高为主要异常结果而受到重视，结合A/G倒置及其他肝功能结果，建议其首先排除肝炎病毒感染并行腹部B超检查，后受检者随访中断。2013年9月第2次查体，指标依然未见好转，询问2013年4月B超检查结果并无异常，自述无腹部不适，放弃进一步检查治疗，而本次结果在前一次异常结果的基础上，ALP和GGT的升高倍数明显增加，但B超检查仍未见异常，同时TBIL也仅稍高，基本排除肝外胆道梗阻。问诊排除饮酒因素，受检者并未绝经，也排除了激素水平变化对ALP指标的影响，同时全身体检并未发现恶性肿瘤骨转移情况，遂针对肝功能指标异常行保肝药物治疗。2014年的2次查体中ALT、AST指标均有所下降，该受检者也并无任何不适，同时B超检查未见异常，思想上松懈，并未主动咨询，自行决定继续服用保肝药物。2015年4月，肝功能特别是ALP和GGT又出现异常反复，比对历次结果，ALB一直保持正常水平，说明肝脏合成蛋白的能力是正常的，而本次ALB水平有所下降，A/G一直保持减低状态，遂结合以上结果，体检中心检验室告知受检者可能怀疑的疾病类型并积极敦促其就诊。

反馈检查结果，抗核抗体（ANA）阳性，线粒体抗体（AMA）阳性，线粒体抗体M2（AMA-M2）阳性，免疫球蛋白及补体检查结果均增高，总补体50检测结果为105U/ml（参考范围31～54U/ml）、免疫球蛋白E检测结果为143IU/ml（参考范围0～100IU/ml）、免疫球蛋白G检测结果为67g/L（参考范围7～16g/L）、免疫球蛋白M检测结果为5.9g/L（参考范围0.4～2.3g/L），最终确诊为自身免疫性肝病（autoimmune liver disease，AILD）。

经过系统治疗，该患者2015年10月经B超检查已发现明显变化，但肝功能有明显好转趋势，值得关注的是ALP和GGT仍维持较高水平。

【案例分析】

AILD是一组具有自身免疫基础的炎性肝病，包括自身免疫性肝炎（AIH）、原发性胆汁淤积性肝硬化（PBC）、原发性硬化性胆管炎（PSC），以及这三种疾病中任何两者之间的重叠综合征（OS）。同时AILD起病多隐匿，好发于女性，特别是40岁以上年龄组多见，该病转氨酶易反复升高，也易延误诊断和治疗，约30.8%的患者确诊时已经发展为失代偿肝硬化，所以总结数值变化规律和经验，体检中及早发现和诊断AILD是必要的，也是可行的。通过总结该受检者的肝功能数值变化可以看出，反映AILD最敏感的异常指标不是ALT、AST、A/G、LDH、TBIL等经常科普的项目，而是ALP和GGT，这两项指标同时异常升高，临床上常见的疾病为肝外胆道梗阻、酒精性肝损伤及肝癌，而往往忽视甚至并不知晓ALP和GGT在AILD疾病中的异常表现，在AILD的相关文献报道中，ALP和GGT

同时异常升高在自身免疫性肝病组中阳性率接近 100%[1]。

　　根据此病例的经验总结，在 2015 年至 2019 年，天津肿瘤医院预防体检中心共发现 5 例疑似 AILD 的患者，具体结果见表 2-4。

表 2-4　不同受检者查体结果汇总

项目	受检者 1	受检者 2	受检者 3	受检者 4	受检者 5
B 超检查（对肝脏描述）	未见异常	未见异常	未见异常	肝实质回声粗糙	肝囊肿（多发，最大 1.0cm×1.0cm）
年龄/性别	41 岁/女	39 岁/女	47 岁/女	54 岁/女	54 岁/女
生化检查					
血清 ALT（U/L）（参考范围 9～50）	49	121↑	190↑	60↑	44
血清 AST（U/L）（参考范围 15～40）	37	52↑	86↑	50↑	26
血清 ALP（U/L）（参考范围 45～125）	521↑	415↑	274↑	493↑	218↑
血清 ALB（g/L）（参考范围 30～55）	48.5	47.4	43.2	46.3	45.3
血清 TP（g/L）（参考范围 65～85）	84.5	76.7	80.5	90.7↑	83.6
血清 GLO（g/L）（参考范围 20～40）	36	29.3	37.3	44.4↑	38.3
血清 A/G（参考范围 1.5～2.4）	1.35↓	1.62	1.16↓	1.04↓	1.18↓
血清 TBIL（μmol/L）（参考范围 5～21）	25.6↑	18.1	12.6	26.7↑	21.1↑
血清 LDH（U/L）（参考范围 109～245）	159	180	182	170	245
血清 GGT（U/L）参考范围 10～60）	261↑	201↑	190↑	364↑	168↑

　　5 例受检者通过血液检测结果发现，ALP 和 GGT 升高为首要危险因素，伴有 ALB 不减低的 A/G 下降，高度怀疑 AILD，并最终确诊。通过表 2-4 值得注意的是，有些受检者 ALT、AST 并不升高，A/G 也并不降低，LDH 也没有升高趋势，而只有 ALP 和 GGT 升高是相对特异的指征。

【案例总结】

　　ALP 和 GGT 同时异常升高在排除肝外胆道梗阻、酒精性肝损伤及肝癌的情况下，需积极建议排除 AILD。不要只是认为 ALT、AST 是肝功能的唯一敏感指标，任何肝功能结果的异常在排除生理因素的情况下都可能导致疾病的发生发展。体检中将"疾病"告知自认为"健康"的人，需要查体医师及检验人员多一些耐心和责任心，依从性差是体检面临的一大问题，医务人员在增加自身知识储备的同时要多随访、多问诊。B 超和检验检查都扮演着不可替代的重要作用，都是检查手段之一，受精密度、敏感度及特异度的限制，B 超也并不能发现某些早期阶段的疾病，所以结合全部结果综合分析才能提高诊断效率。检验人员特别是服务于体检行业的检验人员要善于总结不同项目组合异常的不同意义，虽然都是最基本的检验项目，但是面对的确是所有疾病。

【专家点评】

自身免疫性肝病包括自身免疫性肝炎、原发性胆汁性肝硬化和原发性硬化性胆管炎。自身免疫性肝炎是由自身免疫反应引起的肝脏慢性炎症。肝组织改变与慢性病毒性肝炎相一致，但血清病毒标志物阴性。以上三种类型早期因肝细胞损伤较小，ALT、AST 增高不明显，但存在不同程度的胆汁淤积，因而经常出现 ALP 和 GGT 升高，对健康体检中 ALT、AST 正常或增高不明显而 ALP 和 GGT 持续升高的人群要定期随访，必要时行自身免疫性疾病抗体谱检测以诊断和鉴别诊断。自身免疫性肝病作为一种发病机制不明的疾病与许多疾病有关联，且由于最初的临床症状与病毒性肝炎症状相似，临床上诊断比较困难。因此，准确及时地监测自身免疫性肝病的特异性自身抗体无疑对诊断及进一步治疗具有重要意义。

【参考文献】

[1] 宋敏利，席瑞莉. 血清 γ-谷氨酰转移酶与碱性磷酸酶在不同肝胆疾病中的临床研究 [J]. 包头医学院学报，2011，4（27）：57-59.

58 脂蛋白 a 突然降低

作者：代春雨：（南阳市第一人民医院检验科）
点评者：王彩凤（兰州石化总医院）

高脂蛋白 a 是动脉粥样硬化性疾病的独立危险因素，其易于引起血管再狭窄，还能促进动脉粥样硬化的形成[1]，因此血清高脂蛋白 a 作为心脑血管动脉粥样硬化性疾病的独立危险因素已得到公认。但是，通过检测脂蛋白 a 水平能评估心脑血管疾病的发生与进展程度吗？

【案例经过】

笔者所在医院一位门诊临床医师拿着一些检验报告单来检验科咨询，该临床医师称一位患者这次的脂蛋白 a 检测结果比以往明显偏低，但患者 1 个月前来医院体检时这项指标还较高，该医师觉得检验科的检测结果可能不准确，希望再认真确认一下。于是，同事从内部系统上调出该患者的所有报告单，与当天做此项检测的同事沟通，开始查找原因，仪器在控，定标没问题，试剂在有效期内，血清标本也没问题，又是按照检测试剂盒的说明严格操作的，查看反应曲线也正常，到底是什么原因呢？该患者第 2 天早上重新空腹采血复查，以排除护士采血错误导致此结果。然而，第 2 次的检测结果竟然与第 1 次基本吻合，这究竟是为什么呢？于是同事向心内科临床医师咨询患者的临床情况并查看了患者。据临床医师介绍，患者男性，61 岁，仅脂蛋白 a 较高，患有肝癌，仅此次检查结果比 1 个月前明显降低，1 个月的时间脂蛋白 a 不会降这么快，这时患者还拿出了以往的检验报告，确实如此。经临床医师提醒，同事猜想：难道是肝癌引起的？因此，同事与临床医师沟通并说明情况后，建议用患者的血清检测一下肝功能，结果发现患者的总蛋白和白蛋白都很低，肝酶谱较高，并且在该患者肝癌得到有效控制，肝细胞功能好转之后 2~3d 再次空腹采血检测肝功能与脂蛋白 a 水平，而好转后的脂蛋白 a、总蛋白和白蛋白比上次明显升高，肝酶谱比上次明显降低。患者三次血清检查结果见表 2-5。

表 2-5 三次血清 ALB、ALT、AST、ALP 和脂蛋白 a 水平

次别	ALB（g/L）	ALT（U/L）	AST（U/L）	ALP（U/L）	脂蛋白 a（mg/L）
第 1 次	35	31	32	112	583
第 2 次	27	121	135	228	198
第 3 次	36	36	35	123	351

【案例分析】

经研究证实，脂蛋白 a 是一种特殊的血浆脂蛋白，脂蛋白 a 作为一种新兴的心脑血管疾病危险因素受到专家们越来越多的关注，医疗界对此也已非常熟悉。然而，最新研究表

明，脂蛋白 a 主要由遗传因素决定，基本不受性别、年龄、饮食、营养及环境的影响，同一个体的水平相当稳定。脂蛋白 a 主要在肝脏合成[2]，肝脏病变如肝癌、肝硬化（慢性肝炎除外）时肝脏合成脂蛋白 a 的能力大大下降[3]，因此可使脂蛋白 a 水平下降。该患者本次的脂蛋白 a、总蛋白和白蛋白都很低，而肝酶谱较高，这充分表明患者肝细胞严重损伤，肝脏的合成能力已大大下降；好转后这次的脂蛋白 a、总蛋白和白蛋白比上次明显升高，而肝酶谱比上次明显降低，这表明肝细胞得到有效保护和恢复，肝脏的合成能力又逐步增强。也就是说随着肝病的不断好转，脂蛋白 a 水平会相应升高，因此在肝病患者中动态检测脂蛋白 a 对肝病的进展和转归具有重要参考价值。

【案例总结】

与临床医师的沟通不仅使检验人增长了知识、拓宽了思路和开阔了视野，同时也提高了自身解决问题的能力。在临床检验工作中，不仅要有认真细致和踏实肯干的工作精神及广阔的专业的医学检验业务知识与技能，还要有敢于猜想并验证猜想的魄力，只有这样才能真正地为临床解决困惑，才能真正消除临床对检验科的误会和不信任，更好地服务临床和指导临床。

【专家点评】

脂蛋白 a 主要在肝脏合成，被认为是心血管疾病的独立危险因素，其过度增高可能使患者发生心血管疾病，如发生冠心病的概率增大，尤其是合并有血压、血脂、血糖等异常或代谢综合征时，这种独立危险因素更有预测意义，因而脂蛋白 a 受到医学界更多的关注。该案例中检验者已排除各种实验误差等因素并经复检证实为脂蛋白 a 含量较低，作者在与临床医师沟通的过程中并没有得到过多的依据，但作者抓住患者患有肝癌这一线索，经检查肝功能指标证实了脂蛋白 a 降低的真正原因，为进一步诊疗提供了准确的实验室依据，诠释了"检以求真，验以求实"的真实内涵。

【参考文献】

[1]李疆. 脂蛋白 a 的研究近况——分子生物学与疾病的相关性[J]. 国外医学：遗传学分册，1999，2：22-24.

[2]江泽友，张朝明. 脂蛋白 a 与疾病的关系研究[J]. 中华医学研究杂志，2006：16-18.

[3]陈文彬，潘祥林. 诊断学[M]. 6 版. 北京：人民卫生出版社，2004：416.

59 小儿感染性疾病有必要同时检测CRP和SAA吗

作者：刘小柳（深圳市罗湖区人民医院）
点评者：王彩凤（兰州石化总医院）

【案例经过】

患儿家属说："抽我家孩子这么多血，以前都是一两滴血就够了，现在抽那么多。"护士说："您的孩子不单做血常规、C-反应蛋白（CRP），还做血清淀粉样蛋白A（SAA）。"患儿家属说："什么是SAA呀？以前来检查都没有这个项目，普通的发热而已，有必要做那么多项目吗？"

【案例分析】

很多患儿家长会有上述病例中的疑惑，认为医师要求检查项目过多，小儿感冒发热这些感染性疾病做个普通血常规分析就可以了，通过白细胞计数的高低就可以判断是细菌感染还是病毒感染，却非要做CRP或SAA。其实不然，检测CRP和SAA对小儿感染性疾病的诊断具有重要的意义（表2-6）。

当小儿患感染性疾病时，医师通常会检查该患者的血常规和CRP。其中，CRP是机体受到微生物入侵或组织损伤等炎症性刺激时肝细胞合成的急性时相蛋白，在细菌感染时增高，病毒感染时一般不增加，正常人体血清CRP参考范围为0~5.00mg/L，对小儿判断细菌感染还是病毒感染有一定的诊断意义。SAA与先前发现的相对分子质量为8500的组织淀粉样蛋白A有相似的免疫原性，是组织淀粉样蛋白A的前体物质，也属于急性时相蛋白。SAA在组织损伤和炎症反应时升高，影响细胞的黏附、迁移、增殖和聚积等，正常人体SAA参考范围≤10mg/L，在炎症或其他某些疾病初期迅速升高，并在疾病恢复期迅速下降，尤其在感染性疾病、心血管疾病、肿瘤、类风湿及移植排斥反应等疾病中均检测到SAA升高，且敏感性高于CRP，可为临床提供更好的诊疗依据。

表 2-6 SAA 和 CRP 检查结果对比

项目	细菌感染	病毒感染
SAA	比 CRP 升高更早，下降更快，幅度更大	明显升高
CRP	明显升高	不升高或略升高

SAA在临床实验室的广泛应用和诊断价值已得到国际权威机构的认可与支持，相关的研究表明，在感冒发热急性加重期间SAA比CRP更敏感，更适用于小儿感染性疾病的诊断，是新生儿早期败血症的标志物[1]。

【案例总结】

SAA 与 CRP 组合检测能为鉴别诊断细菌与病毒感染提供新依据，可靠性更强，对感染监测的灵敏度和特异度均高于白细胞计数，而且 SAA 联合 CRP 检测不仅有利于小儿感染性疾病的早期诊断，而且对抗生素的合理应用有提示性作用，更能有效地预测心血管事件风险发生的可能性。因此，门诊小儿患感染性疾病时或首次来院就诊时，医师会同时检测 CRP 和 SAA，简单快捷，质优价廉，约 1h 出结果，对病情的诊断较为及时。

作为一个检验人员，应时刻保持清晰的思路和头脑，对患者的疑问要做到简单化，具备"复杂问题简单化，简单问题清晰化"的思维方式。

【专家点评】

SAA 和 CRP 单独检测阳性率较低，二者联合检测能提高检出率。联合应用 SAA 与 CRP 对感染性疾病患儿进行诊断，不仅能对患儿的疾病情况进行诊断，还能对细菌性感染与病毒性感染进行有效鉴别，操作简便易行，特异性佳，是一项理想的诊断指标。SAA 和 CRP 联合检测在小儿感染性疾病鉴别诊断、疗效动态观察中有重要应用价值。建议在小儿采血处采用各种宣传方式让孩子家属于采血前知道这些检验的重要意义，加强检验人员、临床医师、患者之间的有效沟通。

【参考文献】

[1]杨德平. SAA、CRP、WBC 指标联合检测对儿童早期病毒感染性疾病的诊断价值[J]. 国际检验医学杂志，2016，37（4）：546-548.

60　双白蛋白血症

作者：吉晓菲（郑州大学附属郑州中心医院检验科）
点评者：杨迎桂（甘肃省第三人民医院）

【案例经过】

2018 年 6 月 24 日，做血清蛋白电泳时，胶片上有一例标本在白蛋白区出现两条沉淀线（图 2-7），扫描出来的白蛋白区出现双峰（图 2-8），马上查看血清标本，无异常，怀疑为双白蛋白血症。查看病历：神经内科患者，男，90 岁，主诉右侧肢体无力 1 周，发热 1 天入院；冠心病病史 20 年余，冠状动脉支架植入术后病史 7 年，脑梗死病史 7 年，高血压病史 7 年，前列腺增生病史 7 年，右腹股沟嵌顿疝术后病史 2 年余；其他无异常。

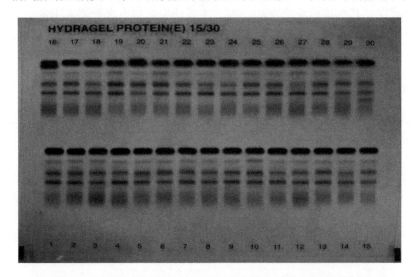

图 2-7　血清蛋白电泳胶片 16 号标本白蛋白区显示两条沉淀线

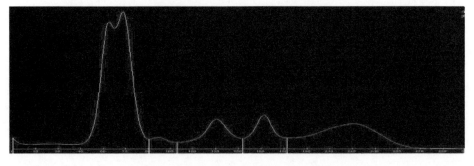

图 2-8　扫描 16 号标本白蛋白区出现双峰

【案例分析】

正常血清蛋白电泳图谱通常将蛋白组分成五个区（图 2-9），而双白蛋白血症是蛋白电泳时呈现少见的双带现象，一个峰是正常白蛋白，另一个峰是变异白蛋白，两峰的高度基本相等。1955 年 Scheurlen 首次报道了双白蛋白血症，1958 年 Kendel 首次从遗传学角度明确了双白蛋白血症发病机制[1]。1980 年我国应启龙[2]发现首例遗传性双白蛋白血症。

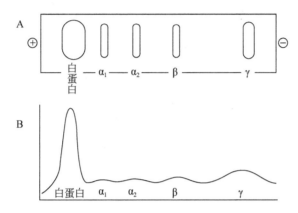

图 2-9　正常血清蛋白电泳图谱示意图及扫描曲线

双白蛋白血症可永久性或一过性存在。遗传基因突变：双峰出现是一种基因变异的永久性标志，没有任何病理意义。一过性双峰：可能出现于肾衰竭患者经大剂量 β-内酰胺类抗生素治疗的过程中，由抗生素固定白蛋白所致。可能出现胰腺瘘，由胰腺酶造成白蛋白腺内溶解：胰腺炎伴腹水或单纯腹水患者可呈现双白蛋白峰，提示需要进一步检查是否存在胰腺瘘所致的假性囊肿。这是外科进行早期干预的重要证据。国内也有学者认为，可能与低白蛋白血症、恶性血液病、肝炎有关[3]。

据报道的双白蛋白血症病例的相关文献提示，先排除常见的病因，分析药物干预、急性胰腺炎和免疫球蛋白结合，然后检查血脂指数，回顾患者的病史、并发症和治疗方法，并且重复电泳将有助于确定双白蛋白血症的原因。另有文献描述了葡萄牙家族中罕见的遗传性双白蛋白血症[4]。总的来说，这种情况并无病理意义，但是对于临床医师来说，能更好地了解患者情况。

通过查阅文献及资料，检验科与临床科室沟通后发现，该患者一直静脉滴注哌拉西林舒巴坦，所以很大可能是一过性双白蛋白血症，建议临床复查，复查结果一致（图 2-10、图 2-11），同时建议家属做血清蛋白电泳检测，排除遗传性可能。

【案例总结】

双白蛋白血症是一种罕见的异常现象，其特征是电泳中双白蛋白带的存在。遗传性双白蛋白血症更是少见，并为常染色体显性遗传。双白蛋白血症的获得通常是短暂的，可在长期 β-内酰胺类抗生素治疗、急性胰腺炎、骨髓瘤和肾病综合征中观察到。临床医师了解了这种变化可以对患者更好地定位。

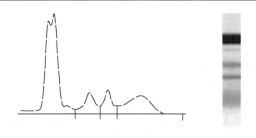

条带名称	相对含量%	M蛋白含量	参考值%
Albumin	55.8 ↓		59.8~72.4
Alpha 1	2.9		1.0~3.2
Alpha 2	11.1		7.4~12.6
Beta	9.3		7.5~12.9
Gamma	20.9 ↑		8.0~15.8

检验意见：白蛋白区出现双峰

图 2-10　第一次血清蛋白电泳结果

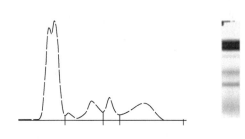

条带名称	相对含量%	M蛋白含量	参考值%
Albumin	58.1 ↓		59.8~72.4
Alpha 1	2.2		1.0~3.2
Alpha 2	11.6		7.4~12.6
Beta	9.1		7.5~12.9
Gamma	19.0 ↑		8.0~15.8

检验意见：白蛋白区出现双峰

图 2-11　第二次血清蛋白电泳结果

【专家点评】

作者从一例双白蛋白血症高龄患者出发，对双蛋白血症的出现原因、血清蛋白电泳表现及临床意义进行了较为准确的描述。作者对患者的双白蛋白血症出现的原因虽提出了药物或遗传因素猜想，但后续并无明确结论。同时，本例患者因年龄较大，双白蛋白血症出现原因还存在另一种可能，即患者在其较长的生命历程中发生了基因突变或染色体片段的重排，从而导致双白蛋白血症。因此，如能利用 PCR 技术获取白蛋白基因片段并测序，在基因组水平鉴定是否发生了突变，便能更完整地进行论述。同时分析家系内直系成员血清蛋白电泳及基因组水平情况，即可以在药物、遗传或突变三种情况中得到明确结论。

【参考文献】

［1］Kendel M. A new congential protein anormality ［J］. Clin Chim Acta，1958，3（1）：71.

［2］应启龙. 一个异常清蛋白家族的初步调查 ［J］. 中医学杂志，1980，60（1）：57.

［3］吴时耕，涂世杰，邹学森. 双白蛋白血症一家系 10 年追踪调查分析 ［J］. 江西医学检验，1998，16：12-16.

［4］Garcez C，Carvalho S. Bisalbuminemia：a rare variant of albumin ［J］. Acta Med Port，2017，30（4）：330-333.

61 酱油色的血样

作者：陈园园（河南省直第三人民医院）
点评者：何津春（兰州大学第一医院）

溶血是检验科日常工作中常见的不合格样本性状，容易导致实验项目结果异常，遇到这样的标本，实验室都会要求临床科室重新采血复查，并且会解释为可能由采血不顺引起。但是，当护理人员严肃申明采血顺利，采血管无污染、无过期、无进水，又该如何解释呢？

【案例经过】

某值班日收到一套急诊生化检验，离心后发现 3 标本全部显示重度溶血（图 2-12）。联系临床科室告知需重新采血，护士回复：采血时一切正常。检验工作中确实少见由采血导致的重度溶血样本，会不会是血管内溶血？次日，病房送来了重抽的样本，典型的酱油色（图 2-13）。出于重视，护士长还送来了透析液查电解质，排除产品质量问题（低渗透析液会引起溶血）。标本检测结果见图 2-14。

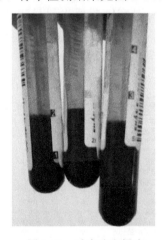
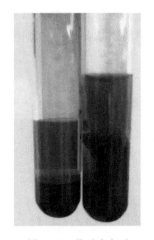

图 2-12　重度溶血标本　　　　图 2-13　酱油色标本

生化检验结果显示，血红蛋白 109g/L（参考范围 120～175g/L），轻度贫血，生化项目CK-MB/CK 值（肌酸激酶同工酶与肌酸激酶比值）为 8%，与乳酸脱氢酶（LDH）异常增高不成比例，基本排除了心脏疾病。谷草转氨酶（AST）增高，其他肝功能指标正常，排除了肝脏问题，升高可能由溶血造成。LDH 高达 1194U/L，首先看胆红素是否超过中位数以上或参考范围。增高考虑溶血性贫血[1]，不增高需要进一步考虑恶性疾病。如果是恶性肿瘤疾病，CK-MB/CK 值应该上升至百分之几十，甚至比例倒置。而本例的比值不支持此结论，排除恶性疾病。胆红素不增高，排除溶血性贫血可能。到底是什么原因导致的溶血，以及该如何向临床医师解释这样的结果呢？仔细查看患者病历，为糖尿病、高血压、慢性

代号	项目名称	结果	参考值	单位	代号	项目名称	结果	参考值	单位
ALT	谷丙转氨酶	29	5--50	U/L	LDH	乳酸脱氢酶	1194↑	109--245	U/L
AST	谷草转氨酶	95↑	5--40	U/L	CK	肌酸激酶	149	25--196	U/L
AST:ALT	转氨酶比	3.28			CK-MB	肌酸酶同工酶	12	0--25	U/L
GGT	谷氨酰转肽酶	30	10--60	U/L	HBDH	a-羟丁酸	1123↑	72--182	U/L
ALP	碱性磷酸酶	65	40--125	U/L					
TBIL	总胆红素	13.5	3.42--20.5	umol/L					
DBIL	直接胆红素	4.2	0.4--6.9	umol/L					
IBIL	间接胆红素	9.3	1.7--13.2	umol/L					
TP	总蛋白	78.2	60--85	g/L					
ALB	白蛋白	42.0	35--55	g/L					
GLO	球蛋白	36.2	20--40	g/L					
A/G	白球比	1.16↓	1.2--2.4						
P	无机磷	0.54↓	0.8--1.6	mmol/L					
UREA	尿素	9.14↑	1.7--8.2	mmol/L					
CREA	肌酐	327.4↑	35--104	umol/L					
UA	尿酸	89.1↓	160--428	umol/L					
TG	甘油三酯	2.69↑	0.5--1.7	mmol/L					

图 2-14　生化检验报告

肾病规律透析者。1h 前透析中突然出现后背痛、腹胀，伴大汗、周身不适。由于有后背痛，鉴别诊断了心肌梗死，而心电图与心肌梗死三项检查结果不支持。当日病历还指出，床旁透析滤出液呈粉红色，考虑急性血管内溶血。

　　肉眼所见溶血或黄疸时为何胆红素不增高呢？质控没问题，其他患者结果没问题，复查结果一致。笔者带着求知的欲望向临床医师寻求帮助，主管医师告知他们也正在积极查找原因。考虑与透析液中消毒剂残留或透析机温度敏感器失灵导致透析液温度过高有关，或者血泵的物理挤压导致红细胞破裂[2]。建议患者再留尿检查（透析患者少尿，第 1 次未查），1d 后检测了尿常规，3d 后患者于透析前抽血复查生化检验，结果见图 2-15、图 2-16。

干化学项目	结果	参考值	单位	尿沉渣项目	结果	参考值	单位
隐血	++	阴性		白细胞	8	0--36	/ul
白细胞	-	阴性		红细胞	19	0--27	/ul
葡萄糖	+++	阴性		上皮细胞	1	0--40	/ul
尿蛋白	++	阴性		管型	0	0--2	/ul
酮体	-	阴性		细菌	11	0--400	/ul
比重	≥1.030	1.015--1.025		白细胞(高倍视野)	1	0--7	HP
pH	5.0	4.6--8		红细胞(高倍视野)	3	0--5	HP
胆红素	-	阴性		上皮细胞(高倍视野)	0	0--8	HP
尿胆原	-	阴性/弱阳性		管型(低倍视野)	0	0--6	LP
亚硝酸盐	-	阴性		细菌(高倍视野)	0.1	0--10	HP
VC	0	阴性	mmol/L	结晶检查	0	0--10	HP
				类酵母菌	0	0--0	HP
				小圆上皮细胞	0		
				病理管型检查	0	0--1	/ul
				黏液丝	0		
				电导率	12.3	5--38	mS/cm
				电导率信息	2级		
				红细胞信息	未分类		
				尿路感染信息	未感染?		

图 2-15　复查尿常规检验报告

【案例分析】

　　溶血按照部位分为血管内溶血与血管外溶血[3]。鉴别见表 2-7。

代号	项目名称	结果	参考值	单位	代号	项目名称	结果	参考值	单位
ALT	谷丙转氨酶	24	5--50	U/L	CH	总胆固醇	3.32	3.1--6	mmol/L
AST	谷草转氨酶	13	5--40	U/L	TG	甘油三酯	1.47	0.5--1.7	mmol/L
AST:ALT	转氨酶比	0.54			HDL	高密度胆固醇	0.65↓	0.8--2	mmol/L
GGT	谷氨酰转肽酶	31	10--60	U/L	LDL	低密度胆固醇	1.94	0--3.1	mmol/L
ALP	碱性磷酸酶	62	40--125	U/L	LDH	乳酸脱氢酶	375↑	109--245	U/L
TBIL	总胆红素	7.4	3.42--20.5	umol/L	CK	肌酸激酶	78	25--196	U/L
DBIL	直接胆红素	2.5	0.4--6.9	umol/L	CK-MB	肌酸酶同工酶	10	0--25	U/L
IBIL	间接胆红素	4.9	1.7--13.2	umol/L	HBDH	a-羟丁酸	366↑	72--182	U/L
TP	总蛋白	70.5	60--85	g/L					
ALB	白蛋白	40.4	35--55	g/L					
GLO	球蛋白	30.1	20--40	g/L					
A/G	白球比	1.34	1.2--2.4						
K	钾	4.67	3.5--5.3	mmol/L					
NA	钠	134↓	136--147	mmol/L					
CL	氯	98.4	96--110	mmol/L					
CA	钙	2.37	2.1--2.7	mmol/L					
P	无机磷	1.68↑	0.8--1.6	mmol/L					

图 2-16 复查后生化检验报告

表 2-7 血管内溶血与血管外溶血的鉴别

特征	血管内溶血	血管外溶血
病因	红细胞内缺陷、外因素获得性多见	红细胞内缺陷、外因素遗传性多见
红细胞破坏场所	血管内	单核巨噬细胞系统（如脾窦）
病程	急性多见	常为慢性
贫血、黄疸	常见	常见
肝脾大	少见	常见
红细胞形态学改变	少见	常见
红细胞脆性改变	变化小	多有改变
血红蛋白血症	常大于100mg/L	轻度增高
血红蛋白尿	常见	无或轻微
尿含铁血黄素	慢性可见	一般阴性
骨髓再障危象	少见	急性加重时可见
LDH	增高	轻度增高

血管外溶血时红细胞破裂释放血红蛋白，进一步分解为珠蛋白与血红素。血红素再分解为铁和卟啉，卟啉分解为游离胆红素，在肝脏里形成结合胆红素，再经过肝肠循环还原成尿胆原，部分随尿排出，尿检结果显示尿胆原阳性。因此，血管外溶血时会有高胆红素血症，总胆红素增高，尿胆原、粪胆原增高。血管内溶血红细胞破裂释放血红蛋白，由于缺乏肝脏代谢酶，血红蛋白不能进一步分解，从而游离于血管中。大部分血红蛋白与结合珠蛋白结合，分子量变大，不能从肾小球滤过，少部分随尿排出形成血红蛋白尿。极少部分被近端小管重吸收后会分解为珠蛋白、铁、卟啉，部分铁会以含铁血黄素形式沉积在肾小管，最终形成含铁血黄素尿。因为红细胞破裂，尿检结果显示隐血阳性、红细胞阴性、尿蛋白阳性。因为血红蛋白很少分解为卟啉，所以游离胆红素少，最终血液检查示胆红素不增高，尿胆原阴性。

此案例中，患者酱油色血样提示高血红蛋白血症（血管内溶血），结合病史排除了如阵发性睡眠性血红蛋白尿症（PNH）、输血、低渗性溶血。背痛的原因可能为血红蛋白不易从肾小球滤过，堵塞小血管。患者急性起病时为正色素性贫血。LDH 高由血管内溶血造成，复查后未完全降至参考范围是由于病程尚短，还需持续滤过，且患者有肾脏等其他基础疾病，也会使 LDH 含量升高。复查血磷上升是因为透析前采血，肾排磷量减少。因为持续滤过，AST 已恢复正常。尿检结果符合血管内溶血表现。所有结果都能解释清楚了，联系主管医师，约定出院前再复查。

【案例总结】

1. 检验人员需要与临床医师紧密沟通，共同学习，促进临床科室与医技科室的关系融洽，不断提升服务品质和学科地位。

2. 检验科大多分为各专业组，面对患者的结果，往往不能全面分析，这也是临床急需检验医师的原因。每一位检验师应掌握科室的所有项目，联动思考，为临床解答疑惑。

3. 不能只注重特检项目或肿瘤指标，对常规类项目只要仔细分析，一定会有收获。

4. 遇到酱油色或咖啡色血样、尿样应立即联想到血管内溶血，临床上不常见，溶血性贫血的筛查项目在基层医院也不易开展，如果能利用其他项目结合病史得出结论，未尝不是一种好的方法。

【专家点评】

在检验科的日常工作中，很多检验人遇到性状不合格样本的第一反应是要求重新采血进行复查，这是为了确保检验结果的准确而为之。但是临床上也会碰到样本呈重度异常性状，确实不由采血等外界因素引起的情况。在本文中可以看到，作者因为一次异常性状的样本反复结合临床病历等信息进行研究和思索其产生的原因，也终于在几经周折后得出结论。实验室检验结果可为临床的诊断治疗工作提供依据与参考，但在实际的工作中因为种种原因，检验人员常会忽视与临床医师的进一步沟通，殊不知检验结果不单单是一些数字与检查结论，它与临床进展密切相关且时刻反映着患者的相关信息，对于检验结果的保证和正确解释离不开临床信息的获得，但目前常对这个环节多有忽视，而这也是检验人员在开展工作时应该多加注意的方面。

【参考文献】

[1]付蓉. 后天获得性溶血性贫血[J]. 中国实用内科杂志，2009，29（7）：596-599.

[2]赵春米. 血液透析急性并发症的病因及处理体会[J]. 基层医学论坛，2014，18（13）：1766-1767.

[3]许文荣，王建中. 临床血液学与检验[M]. 北京：人民卫生出版社，2008：191.

62　多发性骨髓瘤

作者：余祥鹏（广东三九脑科医院检验科）

点评者：何津春（兰州大学第一医院）

多发性骨髓瘤（MM）是一种恶性浆细胞病，其肿瘤细胞起源于骨髓中的浆细胞，而浆细胞是 B 淋巴细胞发育到最终功能阶段的细胞[1]。多发性骨髓瘤常伴有多发性溶骨性损害、高钙血症、高尿酸血症、肾脏损害。容易出现各种细菌性感染，发病率为（2～3）/10 万，男女比例为 1.6∶1，大多数患者年龄＞40 岁[2]。因此，辅助临床诊断多发性骨髓瘤至关重要。

【案例经过】

患者，男，55 岁，因"反复头痛 2 年余，加重半个月"，为求进一步诊治就诊于笔者所在医院。相关检查示免疫球蛋白异常增高，红细胞沉降率增加，肾功能受损，高尿酸血症，血钙明显增高，其中血涂片镜下示红细胞呈缗钱状。医师结合临床和检验报告，初步怀疑为多发性骨髓瘤。

病例特点：患者于 2 年前无明显诱因出现双侧颞部头痛，程度剧烈，持续约半天后自行缓解，频率为 10～15d 一次。曾到当地医院就诊，予以镇痛药对症处理，效果差，其后未再服药。半个月前患者头痛加重，每天均出现，程度基本同前，并出现双眼视物模糊、重影，无偏盲、骨痛、乏力及经常感冒等症状，遂再次到当地医院就诊，查头颅 CT 示双侧额颞部多发性硬膜外血肿，多发性骨髓瘤可能。患者神志清楚，精神、睡眠可，二便如常，近半年体重下降约 4kg。拟"多发硬膜外血肿"收入神经外科，同时抽血做入院各项检查。

（1）检查结果：生化检查结果示球蛋白异常增高，为 81.6g/L；血钙明显增高，为 3.06mmol/L，达到危急值；肾功能受损，尿酸高达 808.4μmol/L。由图 2-17 可知大分子球蛋白异常增高；高钙血症（怀疑有溶骨现象），肾功能受损（高尿酸，高 β_2 微球蛋白血症）。

（2）红细胞沉降率明显增高，达到 103mm/h，见图 2-18。其他检查：血常规红细胞偏低，PCT 明显升高，尿检红细胞和白细胞各呈 2+。依据免疫球蛋白异常增高，红细胞沉降率加速，肾功能受损，高尿酸血症，血钙明显增高（怀疑有溶骨现象），想到了某种血液病——多发性骨髓瘤。

（3）查看标本无明显异常后，进行血涂片镜检，见图 2-19。相关文献表明，红细胞在有异常高分子蛋白环境中呈缗钱状或串钱状排列，多见于多发性骨髓瘤、华氏巨球蛋白血症、球蛋白增多症等[3]。此进一步提示了多发性骨髓瘤的可能性。

中文名称	结果	定性	20180417	20180416
谷丙转氨酶	53.1	↑		
谷草转氨酶	29.9			30.0
谷草/谷丙	0.6	↓		
r-谷氨酰转肽酶	22.4			
总胆红素	12.7			
直接胆红素	3.3			
间接胆红素	9.4			
总蛋白	117.9	↑		
白蛋白	36.3			
球蛋白	81.6	↑		
白蛋白/球蛋白	0.4	↓		
前白蛋白	253.9			
钾	3.25	↓	3.60	
钠	132.5	↓	139.4	
氯	99.3		105.6	
钙	3.06	↑↑↑		
镁	0.69			
尿素氮	5.28			
肌酐	89.0			
尿酸	808.4	↑		
血胱抑素	1.16	↑		
B2-微球蛋白	27.51	↑		
葡萄糖	8.2	↑		
视黄醇结合蛋白	46.3			
血浆渗透压	285			

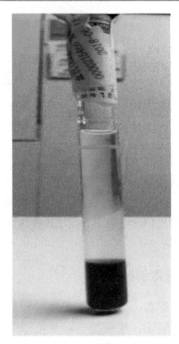

图 2-17　常规生化检验报告　　　　图 2-18　红细胞沉降率示意

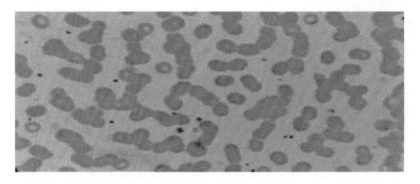

图 2-19　缗钱状红细胞（高倍镜×40）

由图 2-20 可知，M 带属于 IgG λ 轻链型。

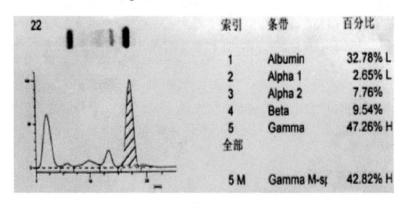

索引	条带	百分比
1	Albumin	32.78% L
2	Alpha 1	2.65% L
3	Alpha 2	7.76%
4	Beta	9.54%
5	Gamma	47.26% H
全部		
5 M	Gamma M-s;	42.82% H

图 2-20　多发性骨髓瘤患者的血、尿蛋白电泳

【案例分析】

1. 临床表现　多发性骨髓瘤起病徐缓，早期无明显症状，容易被误诊。本病主要有贫血、骨痛、肾功能不全、感染、出血、神经症状、高钙血症、淀粉样变等表现。

2. 实验室检查

（1）生化常规检查：血清异常球蛋白增多，而白蛋白正常或减少。尿凝溶蛋白（又称尿本周蛋白）半数阳性。在患者的蛋白电泳或 M 蛋白鉴定结果中会出现特征性的高尖的"M峰"或"M蛋白"。因此在常规生化检查中，若球蛋白总量增多或蛋白电泳中出现异常高尖的"M峰"，应到血液科就诊以除外骨髓瘤的诊断。

（2）血常规检查：贫血多呈正细胞、正色素性，血小板正常或偏低。

（3）骨髓检查：浆细胞数目异常增多≥10%，为形态异常的原始或幼稚浆细胞。

（4）骨骼X线检查：可见多发性溶骨性穿凿样骨质缺损区或骨质疏松、病理性骨折。对于 MM 患者的骨损害，一般认为 CT、MRI 检查早于 X 线检查发现病变；这些影像学手段检查对骨损害病变的敏感性依次为 PET/CT＞MRI＞CT＞X 线。

（5）染色体、荧光原位杂交技术（FISH）等生物学检查：骨髓染色体 17p13 缺失和（或）t（4；14）和（或）t（14；16）异常，往往提示高危。FISH 特别是用 CD138（在大多数骨髓瘤细胞中表达阳性）磁珠纯化后的 FISH（iFISH）检查，更能提高检验的阳性率。这一检测已被用于 2015 年新修订的 MM 国际预后分期系统（R-ISS 分期系统）中。

（6）血清游离轻链检查：较普通的血或尿轻链检查敏感性高，已被国际骨髓瘤工作组（IMWG）专家定义为严格完全缓解的疗效标准。若 MM 患者治疗后，血清游离轻链由阳性转为阴性，其疗效为严格完全缓解。

3. IMWG 的 MM 诊断标准[4]

（1）症状性 MM：①血或尿中存在 M 蛋白；②骨髓中有克隆性浆细胞或浆细胞瘤；③相关的器官或组织损害（终末器官损害，包括高钙血症、肾损害、贫血或骨损害）。

（2）无症状 MM：①M 蛋白≥30g/L；②骨髓中克隆性浆细胞≥10%；③无相关的器官或组织损害，或无症状。

IMWG 的专家认为，对于无症状 MM 患者，即使诊断了 MM，在出现高钙血症、肾损害、贫血或骨损害这些终末器官损害前，可以对患者严密观察；一旦出现了高钙血症、肾损害、贫血或骨损害这些终末器官损害之一，应开始进行治疗。

4. 分析讨论　MM 最常出现的症状有四种：骨病、贫血、高钙血症和肾病。约 2/3 的患者会最先出现骨痛；有些患者表现为贫血，感到乏力，生化检查也显示血细胞减少；还有的表现为肾损害、高钙血症和反复感染。肾损害患者主要会出现下肢、眼睑水肿，尿检也显示肾损害；高钙血症通常会表现为乏力、呕吐甚至心律失常等；有的患者还会表现出反复感冒、发热[5]。

该患者早期因头痛就诊当地医院，予以镇痛药治疗，效果较差。随后头痛加重，视物模糊，再次就诊，查头颅 CT 示双侧额颞部多发性硬膜外血肿，多发性骨髓瘤可能。实验室检查免疫球蛋白异常增高，红细胞沉降率加速，肾损害，高尿酸血症，血钙明显升高，其中血涂片镜下红细胞呈缗钱状，进一步提示怀疑 MM。查询相关资料和病程记录，得到初步诊断后立即与临床医师沟通，建议进一步行骨髓穿刺浆细胞检查和本周蛋白及免疫球蛋白检查等，检验结果与病情相符，已建议转至血液科治疗。

【案例总结】

本病例使检验人员更加认识到检验结果对临床鉴别诊断的重要性。在保证仪器正常运转和质控在控的情况下，遇到明显异常的结果要善于结合其他各项指标进行分析，查找相关资料，给予相应的实验室提示：结果已复查，结合其他相关指标提示多发性骨髓瘤的可能性大，建议进一步行骨髓浆细胞和本周蛋白及蛋白电泳检查，结合临床考虑进行动态观察。

【专家点评】

多发性骨髓瘤作为一种恶性血液病，因其特性往往侵袭并影响全身多个器官和系统，给患者带来诸多痛苦。多发性骨髓瘤的临床表现虽然复杂繁多，但也有一定的特征症状，检验人员仍然可以根据实验室检查结果发现的蛛丝马迹，并结合临床症状，最终提示多发性骨髓瘤的患病可能，从而提早发现和治疗疾病，减轻患者的痛苦，并提高了预后。患者临床症状多样，对于实验室的检查结果更应谨慎细致地进行分析，这也将是在检验工作中应予以重视的方面。

【参考文献】

[1]赵东陆，马军. 多发性骨髓瘤最新研究进展[J]. 白血病·淋巴瘤，2016，25（8）：449-453.

[2]徐思雨. 多发性骨髓瘤治疗发展及近况[J]. 现代医药卫生，2017，33（13）：1993-1995.

[3]由希雷，王永明. 多发性骨髓瘤并发肾损害的血液净化治疗∥2009年全国危重病急救医学学术会议论文汇编[C]. 2009.

[4]朱婉秋，陈文明. 多发性骨髓瘤诊断标准的更新：2015年国际骨髓瘤工作组会议报道[J]. 国际输血及血液学杂志，2015，38（6）：554-556.

[5]陈大燕，冯茹，张钰，等. 难治复发性多发性骨髓瘤特点分析[J]. 广东医学，2011，32（1）：57-60.

63 维生素 B$_{12}$ 的检测之谜

作者：赵东兰　冯　苏（石家庄市人民医院检验科）
点评者：宋国威（石家庄市人民医院）

【案例经过】

某日两个血液内科病区的患者检测贫血三项，其中维生素 B$_{12}$ 检测均出现 0 值。笔者对结果产生了怀疑：早上质控均在控，且之前患者结果中此项目均未有出现 0 值的情况，检测试剂盒仍然是早上做质控所用的同一试剂，同时出现两个 0 值结果，是否检测系统出现了问题？查看检测系统，近期并未出现任何警报信息，可排除检测系统的问题。查看血清状态无凝集，并对原血标本进行复测，结果一致。重新定标通过后检测质控和标本，结果无差异。难道是某些药物对检测结果有影响？询问临床医师，表示都为常规用药，与其他患者用药大同小异，不足以导致结果产生如此大的干扰。稀释能减小药物产生的干扰，于是对这两个标本分别进行了 1∶2 和 1∶10 的稀释，结果仍相同，这也验证了 0 值结果并非药物干扰引起。那么哪些因素还会导致维生素 B$_{12}$ 检测出现 0 值呢？

【案例分析】

是否会有某些不稳定因素导致维生素 B$_{12}$ 容易被破坏呢？查阅相关文献[1]，维生素 B$_{12}$ 易溶于水和乙醇，在 pH 为 4.5～5.0 的弱酸条件下最稳定，在强酸或碱性溶液中能分解，遇热可有一定程度破坏，但短时间的高温消毒中损失小，在强光或紫外线环境下容易被破坏。实验室温湿度均在控，真空采血管并无破坏，那么是否在标本采集或送检之前有异常呢？联系当班护士询问标本采集后的保存情况，回答说采血后将标本存放在一个常温标本存放柜里，没有紫外线照射。

因为该项目在本实验室才开展半个月余，本组工作人员都未见过这种结果，并且同时 2 例患者出现这种情况，更是让人意外。于是笔者向临床医师提出再次采血复查的要求。复查结果更是匪夷所思，其中一位患者的检查结果升高为最大值，另外一位的结果仍为 0。在好奇心的驱动下，笔者联系了技术支持人员并说明了情况，讨论是否反应本身有问题。维生素 B$_{12}$ 测定是一种竞争性结合酶免疫测定，从反应本身应用的是竞争法，即反应的光量子值越高，维生素 B$_{12}$ 浓度越低。于是查看了这两个样本的反应曲线：首次采血两个样本的光量子（RLU）值分别为 2 584 753 和 25 001 198，比较前后两次定标曲线 S_0 点（即浓度为 0）的 RLU 值分别为 2 447 343 和 2 428 801，也就是说确实 2 个标本都是比 S_0 点还要低的浓度。而第二次采血结果中升高为最大值的样本 RLU 值为 391 549，确实为高浓度的光量子值；而另外一位患者的 RLU 值仍为 2 595 720 的低浓度样本。标本浓度值和光量子值对应，从反应本身来讲应该没问题，也就是说首次采血的 2 例患者的结果均是接近于 0 的低值。结合临床，查看患者病历，2 例患者均为血液病区患者，临床诊断均为全血细胞减少原因待查。其中 1 例为女性患者，87 岁，同时也是胃癌胃大部切除术患者，进食量小，老年人和胃大部切除都是维生素 B_{12} 结果低值的高风险因素[2]；另外一例是重症肌无力患者，男性，长期进食较少量的新鲜蔬菜、水果和肉类，在第 2 次采血之前补充了叶酸和维生素 B_{12}，这就是为何第 2 次采血又变成高值的主要原因了。于是，检查结果提示，2例患者均存在造血原料维生素 B_{12} 的严重缺乏[3]。

【案例总结】

总结这次经验教训，在检验科日常工作中，不仅要熟知检测项目的反应原理和临床意义，突出临床检验专业特性，还要通过多种途径了解患者的诊断和治疗并与临床进行有效沟通，才能出具不仅符合临床且对临床有正确指导意义的报告单，让检验工作更好地服务于临床。

【专家点评】

维生素 B_{12} 缺乏常导致检测值低于参考范围者，但检测结果出现 0 值以前未出现过，本案例中工作人员初始怀疑为钩状效应导致结果假性降低，通过逐步排除检测系统问题、试剂问题、标本问题等影响因素后，最终经认真分析反应曲线，同时结合患者临床诊断及病史后得出了正确结论。在化学发光法检测中，常见的干扰因素还有异嗜性抗体、交叉反应、人抗鼠抗体等的干扰，因此在遇到异常情况时，要对可能的干扰因素进行全面分析，了解患者临床诊断及病史，排查干扰因素。检验人员会分析反应曲线是解决疑难问题必备的基础能力，不能只做"操作工"，不能对仪器检测数值"照单全发"，注重对检测结果的分析与解读才能为患者诊疗提供可靠的检验结果。

【参考文献】

[1]王雷，张玉明，王云山，等. 维生素 B_{12} 的光解研究及发酵液中维生素 B_{12} 检测新方法的建立[J]. 中国生物工程杂志，2006，26（4）：81-85.

[2]Vrkljan A M，Grasić D，Kruljac I，et al. Gastriccarcinoid type 1 in a patient with autoimmune polyglandular syndrome：additional endocrinological evaluation required[J]. Acta Clin Croat，2015，54（4）：525-530.

[3]吕颖坚，黄俊明. 维生素 B_{12} 的研究进展[J]. 中国食品卫生杂志，2012，24（4）：394-399.

64　异常增高的血清钾

作者：栾建伟（东港市中医院检验科）

点评者：王乐（东港市中医院）

众所周知，钾是维持细胞生理活动的主要阳离子，在保持机体的正常渗透压及酸碱平衡、参与糖及蛋白代谢、保证神经肌肉的正常功能等方面具有重要作用。人体内的钾主要来源于食物，食物中的钾 90%以上在短时间内由肠道吸收，吸收入血液的钾在 4h 内即有 90%从肾排出体外。钾离子大部分（98%）存在于细胞内，少量存在于细胞外液，且浓度恒定。组织细胞中平均含钾离子 150mmol/L，红细胞内含钾离子约 105mmol/L，血清中含钾离子 3.5～5.3mmol/L。体内的钾离子经常不断地在细胞内与体液之间相互交换，以保持动态平衡，血钾过高会使心肌抑制，导致心脏在舒张期停搏；血钾过低，心脏会在收缩期停搏，血钾水平越高，心电图异常改变越严重。随着患者血钾浓度的逐渐增高，患者心电图逐渐出现 T 波高耸、P 波消失及窦室传导阻滞等现象，并且患者的死亡率呈现出一定程度的上升[1]。临床上以血清钾离子浓度来评估人体钾离子含量，笔者所在医院采用 AU680 生化仪的间接离子选择电极来测定血清钾离子的浓度。

【案例经过】

2017 年 2 月 17 日上午，感染科送检一套生化检验样品，如往常一样，笔者对标本进行编号、离心和上机检测，等到仪器检测出结果时，负责审核报告的同事突然有点激动地说："这位感染科的患者血清钾离子达 23.14mmol/L，太高了，如果是肝炎或其他传染病，不应该出现这种结果啊。"笔者赶忙进行确认，发现仪器显示这位患者的钾离子的结果确实是 23.14mmol/L。如果这位患者的血清钾这么高，肯定需要马上报告危急值。标本合格没有溶血、乳糜血、黄疸等情况，并且排除输液侧采血的可能性，经过多次的复查，结果依然如此。于是，笔者联系感染科接诊医师，经过初步沟通，患者状态尚可，不明原因发热，无高钾血症的临床表现。

【案例分析】

查看这位患者的血气分析报告，其中的钾离子为 3.5mmol/L，为什么与生化结果相差这么大呢？这怎么解释呢？又翻看了这位患者的其他检验报告，其他生化检验指标显示，总蛋白 51.9g/L，白蛋白 30.6g/L，心肌酶谱升高，特别是乳酸脱氢酶高达 3259.2U/L，胱抑素 C 2.75mg/L，β_2-微球蛋白 12.71mg/L，肝功能、血脂、血糖等结果大致正常，凝血结果正常，血常规（图 2-21）示 WBC 211.5×10^9/L、RBC 3.18×10^{12}/L、血红蛋白 88g/L、尿常规蛋白质（++），便常规正常，肌钙蛋白正常，降钙素原正常，肝炎、梅毒、HIV 病毒等阴性。于是关于这个患者发热的可能原因从脑海中闪现：白细胞计数那么高，是重度菌血症导致的发热吗？不对，重度菌血症时降钙素原不会在正常范围内；尿蛋白（++），胱抑素 C 2.75mg/L，β_2-微球蛋白 12.71mg/L，难道是肾脏疾病导致的发热？可是白细胞计数那么高又怎么解释呢？心肌酶谱升高，难道发热会跟心肌疾病有关？但是肌钙蛋白正常，而且患者状态尚可，这也解释不通。

	项目编码	项目名称	项目结果	参考范围
1	WBC	白细胞计数	211.5	3.5--9.5
2	NEUT#	中性粒细胞绝对值	90.7	1.8--6.3
3	LYMPH#	淋巴细胞绝对值	62.0	1.1--3.2
4	MONO#	单核细胞绝对值	58.0	0.1--0.6
5	BASO#	嗜碱性粒细胞绝对值	0.6	0.0--0.06
6	EO#	嗜酸性粒细胞绝对值	0.1	0.0--0.52
7	NEUT%	中性粒细胞百分比	42.9	40--75
8	LYMPH%	淋巴细胞百分比	29.3	20--50
9	MONO%	单核细胞百分比	27.4	3--10
10	BASO%	嗜碱性粒细胞百分比	0.3	0--1
11	EO%	嗜酸性粒细胞百分比	0.1	0.4--8
12	RBC	红细胞计数	3.18	3.8--5.1
13	HGB	血红蛋白浓度	88	115--150
14	HCT	红细胞压积	33.30	35--45
15	MCV	平均红细胞体积	104.7	82--100
16	MCH	平均红细胞血红蛋白含量	27.5	27--34
17	MCHC	平均红细胞血红蛋白浓度	263	316--354
18	RDW	红细胞分布宽度	21.9	10--16
19	PLT	血小板计数	145	125--350
20	PCT	血小板压积	0.175	0.05--0.3
21	MPV	平均血小板体积	12.1	3--10
22	PDW	血小板分布宽度	15.7	10--20

图 2-21　患者血常规结果

　　笔者忽然想起大学课堂上血液病老师孟秀香教授说过的一段话：白血病，又称血癌，是一类造血干细胞异常的克隆性恶性疾病。其克隆中的白血病细胞失去进一步分化成熟的能力而停滞在细胞发育的不同阶段。在骨髓和其他造血组织中白细胞大量增生积聚并浸润于其他器官和组织，同时使正常造血受到抑制，临床表现为贫血、出血、感染、发热及各器官浸润症状[2]，请大家在日后的检验工作中多加注意，如果遇到不明原因的贫血、出血、发热时要想到白血病这种原因。笔者想："莫非是白血病引起的持续发热。"于是随即用血常规的血推了一张血涂片，染片之后在显微镜下一看，满视野的幼稚白细胞，这说明白血病的可能性大。白血病可以引起发热、贫血，如果累及器官可以引起多种器官的功能障碍。

　　可是白血病跟血清钾升高有关系吗？这时同事找到了证据。朱武军等[3]认为，白血病患者可以并发假性高钾血症，临床上亦无高血钾的症状及体征。经过试验，白血病导致的假性高钾血症的原因可能在血液凝固的过程中，短期内导致大量的白血病细胞急剧破坏，大量的细胞内钾释放到血清中而导致钾浓度异常升高，同时该病例的乳酸脱氢酶显著增高（3259.2U/L）也说明了细胞破坏增多。因此，对于这类血细胞异常增高的患者进行血钾测定时，应使用肝素抗凝标本代替常规血清标本，并尽快检测。同时，对于白细胞显著升高的白血病患者，采用气动物流传输系统运输肝素抗凝的静脉血标本可检测到血钾假性升高[4]，应尽量避免使用气动物流传输系统进行运输。

找到证据后，笔者立即跟临床医师进行了沟通，要求重新采一管肝素抗凝血，并立即送检。在收到该患者的肝素抗凝血后，笔者马上编号、离心，并以最快的速度将标本上机检测。期待多时的结果终于出来了，报告显示患者血清钾 3.84mmol/L，其他生化结果与之前血清标本大致相同。原来白血病患者的血液成分比较特殊，血细胞在凝固的过程中破坏程度较大，直接将细胞内钾释放到血清当中，造成了患者血清钾的假性增高。该患者后来被转到了血液病科进行进一步确诊治疗，最终被确诊为慢性粒细胞白血病[5]，对症治疗后，患者的病情得到缓解。

从 2017 年 2 月至投稿时，笔者所在科室又相继发现了两例类似的假性高血钾的情况，通过与临床医师的及时沟通，重新采肝素抗凝血并立即送检，复查后血清钾结果都在正常范围内，避免了检验结果与临床症状的不符。

【案例总结】

对于这类血细胞异常增高的患者进行血钾测定时，应尽快检测，若试验结果与临床不符，要及时与临床医师进行沟通，在密切观察患者的前提下，重复、改进试验方法和样本采集方法，尤其是使用肝素管采血并立即送检，对异常结果应进行综合分析，寻找原因，以免造成误诊误治。

笔者参加工作已近 10 年，在大量的日常工作的实践中，深感要做好医学检验，仅有扎实的专业理论基础、娴熟的实践操作技术和认真负责的工作态度还是远远不够的，在工作中还会遇到很多的麻烦、困难、特殊情况，需要具备灵活清醒的头脑，沉着稳重、临危不乱的心态，还需要检验者始终有一颗爱心，多一份细心，多一份耐心。

【专家点评】

做一名合格的检验者绝非易事，需要在日常工作中不断学习、不断思考、不断积累，不断从失败和挫折中汲取经验，不断给自己激励，要始终坚信自己可以胜任这份神圣的工作，要细心再细心，满怀爱心地做好本职工作。本案例能够理论联系实际，作者深入浅出地将日常工作中所遇到的特殊案例总结出来，对于帮助和提高广大检验人员的工作效率和检验质量有着十分重要的意义。

【参考文献】

[1] 郭永军，孔媛媛，邓素贞. 高钾血症患者不同血钾水平的心电图变化[J]. 深圳中西医结合杂志，2018，213（8）：14-15.

[2] 徐文荣，王建中. 临床血液学与检验[M]. 4 版. 北京：人民卫生出版社，2007：239.

[3] 朱武军，邵燕丽，乐维娜. 慢性粒细胞性白血病急变期假性高钾血症 1 例分析[J]. 国际检验医学杂志，2010，31（6）：621.

[4] 高冉，夏良裕，程歆琦，等. 气动物流传输系统致白血病患者假性高钾血症[J]. 协和医学杂志，2017，8（1）：9-14.

[5] 施学兵，江继发，程玮，等. 慢性中性粒细胞白血病一例报告并文献复习[J]. 中华肿瘤防治杂志，2019，26（1）：73-76.

65 代酸疑云：隐藏在数字背后的真相

作者：杨佳锦（中南大学湘雅二医院检验科）
点评者：杨迎桂（甘肃省第三人民医院）

虽然检验者直接面对的是一份份标本，但并不意味着检验者不能从这些标本的检测结果中"窥一斑而见全豹"。毕竟这些数字都是对患者病情的反映，结合一些患者的基本信息有时不难推出患者大概的情况，如胸痛加肌钙蛋白显著升高说明存在心肌损伤，发热加降钙素原升高提示细菌感染。但并非所有项目都如肌钙蛋白和降钙素原一样具有对某种病理状态的特异性，当这些结果出现异常时，我们能否看到它们背后隐藏的真相？

【案例经过】

某日夜班，各种数字、颜色和箭头组成的报告让人眼花缭乱，笔者的脑海中不断思考着这些数据间的逻辑性。在审核一个内科急诊患者结果时（图2-22），其碳酸氢根非常低，提示严重的代谢性酸中毒。对于这样的结果是复查一遍以确认就可以了吗？

项目名称	本次结果	参考范围	高低
急诊谷丙转氨酶	12.9	7.0~40.0 u/l	
急诊谷草转氨酶	12.4	13.0~35.0 u/l	↓
急诊AST/ALT	0.96		
急诊总蛋白	65.7	65.0~85.0 g/l	
急诊白蛋白	29.8	40.0~55.0 g/l	↓
急诊球蛋白	36.0	20.0~40.0 g/l	
急诊白球比例	0.83	1.20~2.40	↓
急诊总胆红素	6.8	3.4~17.1 umol/l	
急诊直接胆红素	3.3	0~6.0 umol/l	
急诊总胆汁酸	0.6	0~10.0 umol/l	
急诊肌酸激酶	16.6	40.0~200.0 u/l	↓
急诊肌酸激酶同工酶	16.5	0~24.0 u/l	
急诊尿素	5.03	2.90~7.14 mmol/l	
急诊肌酐	103.0	44.0~133.0 umol/l	
急诊尿酸	613.0	155.0~357.0 umol/l	↑
急诊钠	135.5	137.0~147.0 mmol/l	↓
急诊钾	3.00	3.50~5.30 mmol/l	↓
急诊氯化物	99.3	99.0~110.0 mmol/l	
急诊二氧化碳结合力	4.9	22.0~29.0 mmol/l	↓
急诊阴离子间隙	34.3	8.0~16.0 mmol/l	↑
急诊钙	2.32	2.11~2.52 mmol/l	
急诊无机磷	0.91	0.85~1.51 mmol/l	
急诊镁	0.63	0.78~1.27 mmol/l	↓

图 2-22　内科急诊患者检验报告

【案例分析】

要对代谢性酸中毒的原因进行分析，首先就要对其进行分类。根据阴离子间隙（AG）是否＞16mmol/L，可分为高 AG 型代谢性酸中毒和高氯型代谢性酸中毒[1]。而本例恰属于前者，表明体内固定酸增加，其可能原因包括高乳酸血症（缺氧、休克），高丙酮酸血症

（糖尿病酮症酸中毒、饥饿），酸性物质（不含氯的或酸物质）摄入或产生过多（如菌血症和组织烧伤可导致蛋白质分解使含硫产物增多，服用水杨酸、甲醇或甲醛、乙二醇、三聚乙醛、甲苯、硫等）和固定酸排出障碍（肾功能不全）。

　　该患者肾功能正常，且如果有严重组织缺氧、休克及菌血症时，往往可对肝脏和心脏造成一定的损害，但该患者的转氨酶和心肌酶水平均正常。因此，重点考虑酮体增多或服用药物这两种情况，而初步鉴别的最简单方法其实就是血糖测定。如果糖尿病酮症酸中毒是饥饿引起，那么血糖应该会有所反映。于是笔者加做了血糖和酮体，结果显示两者分别高达 25.8mmol/L 及 8.24mmol/L。此提示患者为糖尿病酮症酸中毒的可能性大。于是笔者马上联系医师，并告知该患者的检查结果，患者最终以糖尿病酮症酸中毒收入内分泌科进行治疗。

【案例总结】

　　AG 指血液中未测定阳离子与未测定阴离子之差，是用于代谢性酸中毒病因分析及分类的重要指标。该指标目前有 $Na^+-(Cl^-+HCO_3^-)$ 及 $Na^++K^+-(Cl^-+HCO_3^-)$ 两种计算公式，二者参考值有差异但以前者更为常用。虽然目前主要以 AG>16mmol/L 为判断界限，但由于检测方法和计算方法不同等原因，这一标准存在很高的假阳性率[2]。因此，需综合血气分析等指标综合判断，不过当 AG>30mmol/L 时，可以肯定存在代谢性酸中毒。由于在正常情况下，白蛋白在血浆中带负电荷是组成 AG 的主要部分，所以低白蛋白会降低 AG，此时 AG 判断的标准需要进行校正[2]。白蛋白浓度每下降 10g/L，AG 就会降低 2.5mmol/L。

　　AG 增高部分代表体内额外增加的固定酸，如该例患者 AG 增高部分主要由 β-羟丁酸及丙酮组成，因此可以通过检测 AG 水平判断治疗效果，特别是对于未开展酮体或乳酸测定的单位。以本案例为例，2 天后患者 AG 降到 20.8mmol/L，其酮体为 1.35mmol/L。除此之外，AG 还是判断相关电解质是否存在检测误差的敏感指标，如 AG 为负值则说明有可能存在 Na^+ 的负向干扰或 Cl^- 的正向干扰等。

【专家点评】

　　作者不仅指出 AG 升高表明固定酸增加，肠瘘、胆瘘、肾小管病变等由 HCO_3^- 的丢失而引起代谢性酸中毒时，HCO_3^- 减少由 Cl^- 增加代偿，而 AG 变化不大，则为高氯型代谢性酸中毒。还提出 AG 是判断相关电解质是否存在检测误差的敏感指标，如 AG 为负值则说明有可能存在 Na^+ 的负向干扰或 Cl^- 的正向干扰等。

【参考文献】

[1]府伟灵. 临床生物化学检验[M]. 5 版. 北京：人民卫生出版社，2012：141-148.

[2]宁波. 阴离子间隙的临床应用[J]. 空军医学杂志，2011，27（3）：123-124，130.

66　看似不溶血的溶血

作者：范娜（红河州第三人民医院检验科）
点评者：杨迎桂（甘肃省第三人民医院）

血液标本的检测结果是对疾病诊断中的一个重要依据[1]。笔者遇到 1 例食野生菌中毒的患者，采血检验，可是检验结果有些令人费解，出现了血钾升高，但是患者肾功能无异常，观察血液标本没发现有溶血的现象，因而对此进行了复查分析。

【案例经过】

患者因食用野生菌后，出现呕吐、腹泻等疑似中毒症状来急诊就诊，第 1 次抽血检验后发现患者电解质中血钾异常升高，血钾 6.79mmol/L，复查后血钾 6.92mmol/L，可是观察标本没有发现溶血等现象，且当日试剂、质控等正常。那为什么出现了"高血钾"？带着疑惑询问医师此患者有无其他疾病史或用药史，医师和患者均否认，患者也没有出现高血钾的症状。与医师和患者进行沟通后，决定重新采血复查，复查后结果为 5.33mmol/L。随后以第 2 次采血复查结果发出了报告。

【案例分析】

出现高血钾最常见的病理原因是肾衰竭，主要表现为乏力、心律失常等。

引起血钾升高的原因主要有摄入过多，如输入含钾溶液太快、太多，输入储存过久的血液或大量使用青霉素钾盐等；肾排钾减少见于肾衰竭的少尿期和无尿期、肾上腺皮质功能减退等；细胞内钾外移见于输入不相合的血液或其他原因引起的严重溶血、缺氧、酸中毒及外伤所致的挤压综合征等；细胞外液容量减少见于脱水、失血或休克所致的血液浓缩。

在患者已排除以上原因且当日质控正常的情况下，能想到的也许只有一种可能，那就是标本有溶血，为什么当时外观没有出现明显变化呢？

临床检验标本必须保证在收集过程中不发生溶血。若肉眼可见溶血时，血浆中血红蛋白的浓度已超过了 0.2g/L。这样就对该次事件有了初步判断，由于第 1 次所采集的标本可能是因为某种原因导致了溶血，而血浆中的血红蛋白浓度没有超过 0.2g/L，溶血程度没有达到肉眼可见的溶血，并不是没有溶血，所以此次案例中患者血钾偏高则因为发生了这种肉眼不可见的溶血而引起的。

【案例总结】

生化检验是临床诊断、治疗和判断疾病病情的一个重要信息来源和依据，所以保证检验结果的准确性就更加不可忽视。标本溶血由采血不畅，运输过程中的震荡，分离或检测过程中处理不当等各种原因造成红细胞被破坏，使胞内物质进入血清，是临床生化检验中最常见的一种干扰和影响因素[2]。

　　一般情况下，大部分检验人员都是以肉眼来判断标本是否溶血，但是在某些特殊的情况下，因某些因素造成的比较轻微的溶血，使血浆中的血红蛋白含量未超过 0.2g/L，溶血程度达不到肉眼可见。但是，红细胞中钾的含量为血清中的 20 倍，在正常情况下，红细胞中的钾离子平均浓度在 100mmol/L，而血清或血浆中钾离子的浓度为 3.5～5.5mmol/L，若标本溶血，则做电解质测定时，钾的测定结果会大大升高。因此，该患者的标本虽然溶血不明显，但是严重影响了检验结果。所以，在日常工作中，若出现异常升高的血钾，应及时与患者或医师进行沟通与交流。如果检验结果与患者病情不相符，应及时重新采血复查，以便及时准确地向临床发出报告，方便临床医师对患者病情的诊断，减少医疗事故发生的概率。

【专家点评】

　　作者详细阐述了引起高血钾的原因，也判断出此病例是由标本溶血引起的高血钾。溶血可分为两种，分别是体外溶血和体内溶血。体外溶血可由代谢因素、化学因素、物理因素（如冰冻或机械性破坏）等引起，体内溶血可由药物因素、生物因素、物理因素（如大血管手术或人工心脏瓣膜）等引起；体外溶血常见的主要原因：①在输送血液时，由于动作幅度过大而振荡血标本；②血标本在混匀时出现用力过猛的情况；③注射器推注太快，产生大量气泡；④抽血时进针不准或定位不准，进而出现血样溶血。野生菌可引起溶血性的中毒，且第 2 次复查结果虽在正常范围内但仍偏高，未阐明两次抽血间隔时间及治疗情况，应多考虑为体内溶血。

【参考文献】

[1]苗青兰. 标本溶血时对常规生化检验项目的影响[J]. 医学信息，2011，2（24）：996-997.

[2]孙云鹏. 标本溶血对生化检验结果的干扰和影响及对策研究[J].今日健康，2015，14（10）：428.

67　补充的钾离子哪里去了

作者：周尚礼　穆　昀　杨成英　钱庆玲　裴家竹（遵义市播州区中医院检验科）

点评者：吴立翔（重庆市肿瘤医院）

【案例经过和案例分析】

2016 年 9 月 6 日 20：35，检验科急查一患者血清钾为 2.45mmol/L [1]，经复查及查看室内质控确定结果无误，立即与临床医师沟通了解患者症状和体征，结果与临床相符，审核结果报危急值。患者，男，55 岁，全身乏力 3d，双下肢尤甚，加重 4h，于 2016 年 9 月 6 日 20：12 入院。现病史：患者 4d 前自认为上呼吸道感染，在药店自行购买感冒药（具体药物不详）口服，鼻塞、咳嗽症状减轻，但全身乏力伴心悸、胸闷、精神、饮食欠佳 3d。查体：双肺呼吸音粗，双上肢肌力 3 级，双下肢肌力 2 级，腱反射减弱，其他未见明显异常。辅助：临床科室护士查患者末梢血糖（GLU）为 10.2mmol/L。门诊心电图：①房室传导时间延长；②左心室肥厚劳损。血常规：WBC 19.39×10^9/L，N% 85.6%，HGB 138g/L，RBC 4.35×10^{12}/L，PLT 215×10^9/L。电解质：K^+ 2.45mmol/L，Na^+ 145.7mmol/L，Cl^- 105.8mmol/L，肾功能正常。初步诊断：①重度低钾血症；②急性上呼吸道感染。临床决定立即给予 0.9%氯化钠注射液 500ml＋维生素 C 注射液 4ml＋维生素 B_6 注射液 2ml＋10%氯化钾注射液 2g 静脉滴注，头孢替安注射液 1.5g，每天 2 次静脉滴注，10%氯化钾注射液 1.5g 口服。

23：30 静脉滴注 10%氯化钾注射液完毕 1h 后行对侧采血复查血清钾，结果为 2.06mmol/L，经再次复查准确无误，报给临床。临床医师对结果产生疑问：静脉滴注 10%氯化钾注射液 2g＋口服 10%氯化钾注射液 1.5g，血清钾不增反降，是检验结果出错了吗？与值班护士沟通，护士严格按照《检验标本采集手册》操作：采集、运送、及时送检[2]；检验检测系统无故障，环境温湿度正常，检验人员严格按照《全国临床检验操作规程》及检验科《血清钾离子检验标准操作规程》操作，检验结果客观、真实、可靠。护理记录中，患者从输液到第 2 次采集标本期间尿量约为 500ml，患者未用糖皮质激素类药物，对血清钾测定无影响，检验科血清钾测定方法为直接电极，结果见表 2-8。

表 2-8　两次电解质检查结果对比

项目	本次结果	上次结果	升高/降低	参考范围
钾（K，mmol/L）	2.45	2.06	升高	3.50～5.30
钠（Na，mmol/L）	148.70	145.70	降低	135.0～145.0
氯（Cl，mmol/L）	110.70	105.80	升高	96.0～106.0
钙（Ca，mmol/L）	2.00	2.50	降低	2.10～2.70
镁（Mg，mmol/L）	0.96	1.12	降低	0.90～1.30
磷（P，mmol/L）	0.77	0.97	降低	1.00～1.70

与临床沟通，分析可能出现此种情况的原因：对于健康人，细胞内钾占 98%、细胞外钾占 2%，患者乏力 3d，双下肢尤甚，加重 4h。由于低钾时间过长，首先细胞外钾减低，

通过 Na^+-K^+-ATP 泵将大量细胞内钾泵出细胞外，致细胞内钾严重不足。由于患者饮食欠佳，同时未得到及时补充和治疗，致丢失增加、摄入不足，加重细胞内钾不断泵出；钾通过尿液不断排出，致细胞内钾不断泵出补充细胞外丢失的钾，细胞外钾降低，致细胞内钾丢失量远大于细胞外钾丢失量。由于检测方法学的限制，临床测定血清钾为细胞外钾，无法测定细胞内钾，因细胞内钾丢失大于细胞外钾，当补充 10%氯化钾注射液时，细胞内对钾的需求大于细胞外对钾的需求量，致大量钾离子快速进入了细胞内。虽然临床治疗中未输糖，但患者末梢血糖为 10.2mmol/L（结合血糖结果考虑应为急性血糖升高），高血糖可使细胞外钾向细胞内转移。患者排尿 500ml，钾的排放原则为多食多排，少食少排，不食也排，短时间内大量液体和钾的输入致排尿时排钾增加。患者未用糖皮质激素类药物，对血清钾测定无影响。上述因素致血清钾不增反降。经过沟通，临床医师还是未完全信任。建议查尿电解质、血气分析、心肌标志物、甲状腺功能五项；因尿量正常，继续补钾，同时密切监测血、尿电解质，尿量，心电图及患者生命体征。

临床治疗中继续给予 1.5g 10%氯化钾注射液静脉滴注，患者乏力症状减轻，于 2016 年 9 月 7 日 4:15 采血复查血清钾为 2.45mmol/L。临床再次给予 1.5g 10%氯化钾注射液静脉滴注，10%氯化钾注射液 1.5g 口服，全身乏力明显好转，无明显头晕，无心悸、胸闷。于 8:45 复查血清，K^+ 5.11mmol/L，WBC 13.41×10^9/L，葡萄糖 6.82mmol/L，Na^+ 148.75mmol/L，Cl^- 111.0mmol/L，白蛋白 33g/L，三酰甘油 2.20mmol/L，其他指标无明显异常。10:20 患者心电图示房室传导时间正常。于 9 月 8 日和 9 月 9 日分别复查电解质，血清钾正常。

【案例总结】

当临床对检验结果产生怀疑时，在排除实验室因素、标本采集和运送因素后，还应该和临床医师一起分析出现此种结果的各种原因，给出建设性意见。参与临床分析与治疗是提高检验科信任度不可缺少的重要因素。

【专家点评】

关于补钾后血钾未增加反而减少的特殊现象，作者进行了深入细致的分析：①细胞内钾缺失过多，输注后钾向细胞内转化，该速度大于补充速度，另外，患者出现的应激性高血糖也促使钾自细胞外移入细胞内；②患者在前后检测血钾时排尿多，致排钾增加。在整个探讨分析中，结合临床，思路明确，逻辑严谨。

当补钾后仍出现低钾血症，应首先排除原发病引起的低血钾，详细询问患者的病史、饮食、大小便情况及相关用药史，并完善必要的实验室检查，做好鉴别诊断。因患者入院前服用了感冒药，也不排除该原因引起的低钾血症，明确病因，进行有针对性的治疗。在日常工作中，加大检验与临床的沟通非常重要，才能做到"检验懂临床，临床懂检验"，专业知识不能因专业的划分而断层，要互相渗透和补充，做到为患者服务的准确对接。

【参考文献】

[1] 尚红，王毓三，申子瑜. 全国临床检验操作规程[M]. 4 版. 北京：人民卫生出版社，2015：243-248.

[2] 闵迅，黄健，杨艳. 临床检验标本采集与质量控制[M]. 北京：科学出版社，2018：60-63，90-103.

68 血清总钙异常时该如何考虑

作者：代春雨（南阳市第一人民医院检验科）
点评者：杨迎桂（甘肃省第三人民医院）

在临床检验工作中，当发现某个标本的血清钙检测值异常时，是否只查看仪器的工作状态与质控等，在查看没有异样后再复查一次，如果复查一致就可发放报告了呢？其实，除此之外，检验者还可以从检验医学的角度出发查看患者是否有临床上的影响因素。

【案例经过】

某天夜班，一位患者血清总钙为 1.98mmol/L，同事随即查看检验情况，检验系统正常，并调阅了该患者以往的血钙检验报告，以往的血钙检验结果与这次结果差别不大，于是通过审核发出报告。半小时后，临床医师打电话寻问该患者已补过 2 次钙，为什么血钙还是低于正常参考值。同事翻阅了患者的病例资料和入院以来的所有检验报告，发现患者近两天血清白蛋白较低，为 29g/L，告知临床医师这一情况，同时认为患者的白蛋白升至正常水平后，血钙也将会升至正常水平，后来的临床情况证实了这一猜想。

【案例分析】

钙是人体内含量最多的阳离子，健康成人 99% 以上的钙存在于骨骼及牙齿。骨骼是体内最大的储钙库，细胞外液含钙只有 1% 左右，含量虽少，但在维持正常的神经肌肉应激性、腺体分泌及一些酶系统的活性，特别是在血凝过程中起着重要作用。细胞外液中的总钙分为结合钙和离子钙，结合钙主要与血清蛋白质结合，约占血浆总钙的 40%，离子钙约占 46%，还有小部分的钙盐（如柠檬酸钙、其他有机酸钙盐及碳酸氢钙等）约占 14%[1]。血清结合钙一般与血清白蛋白结合在一起，受血浆中白蛋白含量影响较大，而离子钙受血浆白蛋白影响非常小。因此，血清中白蛋白水平的升高或降低分别会引起血清结合钙的升高或降低，进而引起血清总钙的升高或降低，1g 白蛋白约能结合 0.87mg 钙。

结合钙与离子钙之间受 H^+ 浓度和 HCO_3^- 浓度的影响，在生理状态下保持平衡，血浆钙中只有离子钙能直接起生理作用，血浆中的结合钙虽没有直接的生理效应，但它与离子钙之间处于一种动态平衡，并受血液 pH 的影响。因此，血中 pH 降低时，促进结合钙解离，离子钙增加；反之，当 pH 增高时，促进离子钙与白蛋白结合，离子钙减少，但总钙不变，约每改变 0.1pH，离子钙将改变 0.05mmol/L。

当然，除了上述的白蛋白和 pH 的影响外，钙水平还要受激素调节，主要有甲状旁腺素、降钙素和维生素 D。甲状旁腺素是维持血钙正常水平最重要的调节激素，它能升高血钙、降低血磷且酸化血液；维生素 D 能够促进肠道对血钙、血磷的吸收，从而升高血钙、血磷；降钙素是降低血钙和血磷水平的激素。

导致血钙升高大致有五种情况：①甲状旁腺功能亢进症，有原发性甲状旁腺功能亢进症和继发性甲状旁腺功能亢进症两种，继发性甲状旁腺功能亢进症常继发于佝偻病、软骨病和慢性肾衰竭，同时血磷降低，尿钙增高；②维生素 D 过多症可致血清钙、磷均增多；③多发性骨髓瘤常有溶骨性改变，导致血钙增高，且因球蛋白增高，同钙结合增高；④肠道疾病及肠道酸碱度的改变，由于肠道异常吸收钙，血钙水平异常；⑤肿瘤广泛骨转移也会致血钙中度升高。

导致血钙水平降低有五种情况：①甲状旁腺功能减退，甲状旁腺手术摘除及甲状旁腺功能减退时，血清钙可下降，血清磷可升高；②慢性肾病及尿毒症，肾小管中维生素 D 羟化酶不足，活性维生素 D 不足，使血清总钙下降，另外血浆白蛋白减低使结合钙减低，代谢性酸中毒会使离子钙升高；③体内缺乏维生素 D 使钙吸收障碍，血清钙、磷均偏低；④在严重乳糜泻时，因为饮食中的钙与不吸收的脂肪酸生成钙皂而排出；⑤大量输入柠檬酸盐抗凝血后可引起低血钙。

【案例总结】

血钙测定是临床上的一项重要医学检验技术，检验人员不仅要给临床提供准确的血钙检验结果，也要给临床提供指导方向，并建议同时测定血清总钙和离子钙，因为这两个检验项目在不同的疾病或患者身上变化趋势不同，血清总钙和离子钙的测定在临床上有不同的意义，两个项目联合检验才能更好地满足临床诊疗。

【专家点评】

作者对钙的分布及临床意义做了详细、准确的叙述，也提出了同时测定血清总钙和离子钙的建议。因为血清总钙和离子钙测定各有优劣，血清总钙容易受总蛋白浓度的影响，尤其是白蛋白浓度的影响。血清离子钙受多种因素的影响，其中标本 pH 的改变对离子钙的影响较大。pH 降低时，离子钙增加；pH 升高时，离子钙减少。平时应结合临床诊断及血磷、总蛋白、白蛋白检测结果综合分析，查找低钙的真正原因。

【参考文献】

[1]吴桂凤.用国产钙离子选择性电极测血浆离子钙及其临床意义[J].中国当代医药，2011，18（15）：69-71.

69 "看不见"的溶血

作者：徐瑞平（河南省镇平县第二人民医院检验科）
点评者：王彩凤（兰州石化总医院）

【案例经过】

某天值班的同事做完电解质检测后发现一妇产科患者的电解质血钾为 6.8mmol/L，经过复查后血钾为 7.0mmol/L，肉眼检查观看标本外观，无脂血，无溶血，其他检验结果除三酰甘油为 2.56mmol/L 外也无明显异常，根据检验科危急值登记规则，立刻通知临床医师血钾危急值并简单询问抽血情况。

临床医师看到高血钾结果后，既担心患者出现意外，又困惑于患者未表现出高钾症状，再三确认后随即联系检验科，表示该患者没有血钾增高的症状，此结果是否有问题，患者标本是否溶血或出错了？检验科值班同事再次查看标本，采血量充足且无肉眼可见溶血，又询问患者抽血是否顺利，是否输液侧抽血，是否是患者本人标本，在得到肯定回答后，检验科建议如果对结果有疑问，对该患者重新抽血，并注意避免溶血。二次抽血复查该患者血钾为 3.68mmol/L，多次重复检测结果均正常。由此可见，第一次标本应该是发生了溶血，但溶血并没有改变血清颜色，也就是说可能是某种原因导致标本溶血，但溶血程度是肉眼不可见的，检验人员误以为标本正常。由于从标本的采集到标本的分析，经过的步骤太多，很难找到哪个环节出了问题，还好检验科与临床医师沟通及时，尚未对患者造成恶性后果。

【案例分析】

标本溶血会对检验结果造成影响，这些医务人员都知道，所以避免标本溶血是保证结果正确的重要环节。临床溶血的定义为游离血红蛋白的浓度高于 0.3g/L（18.8μmol/L）[1]，只有此时血浆或血清样本才会出现肉眼可见的粉色至红色外观。

一般主要从三个方面判断溶血：①根据血浆或血清的颜色和透明度；②在显微镜下观察红细胞形态或测血清游离血红蛋白浓度[2]；③用分光光度法测定。虽然现在一些的全自动生化分析仪已经能够自动检测血清指数（包括溶血、黄疸和脂血指标），但大部分基层医院的设备没有此功能，因此在实际工作中，是否溶血主要还是以目测判断为主。

血浆或血清样本出现肉眼可见的粉色至红色外观，此时溶血很容易被检验人员发现。但一部分溶血肉眼并不可见，因此工作中当血钾、乳酸脱氢酶等值异常增高时，应及时与临床医师联系，如果检验结果与临床不符，应警惕是否发生了隐性溶血，及时与医师沟通并重新抽血复查。例如上述案例，如果是低血钾标本发生隐性溶血，且检测结果偏高，那后果就很严重了。不仅会带给临床错误的信息，耽搁患者病情，甚至可能会造成严重的医疗事故。因此，保证标本的正确采集是保证检验结果准确的第一步。

标本发生溶血，排除病理性原因（血管内溶血）外，主要是技术性原因，如穿刺处消毒所用消毒液未干即开始采血、注射器和针头连接不紧、采血时有空气进入或产生泡沫、劣质采血器、采血不顺、采血量不足、运输时动作过大、分离血清操作不当等均会导致溶血[3]。这些其实都是可以避免的，医院各科室要制定严格的规章制度、标准化操作程序（SOP）文件，加强从患者准备、护士标本采集、运输到检验科标本处理每一个环节的质量控制，尽量减少这种误差。

检验人员如果发现标本溶血，应弃置并记录溶血标本，并建议重新采血。如果不能重新采血，应在检验报告中注明"标本发生溶血"，并向临床医师说明溶血对检验项目可能产生的影响[4]。

【案例总结】

样本质量决定结果质量，只有加强分析前、分析中、分析后每一个环节的质量控制，增强临床工作人员的责任感，提高检验人员的专业技术水平和专业精神，拓展检验人员的临床知识面才能进一步加强检验结果的准确性和可靠性，真正做到"以患者为中心"。

【专家点评】

溶血是指红细胞破坏，血红蛋白溢出细胞外。常见于人为因素，如不规范采血，或由保存血液及运送分离过程中引起的血细胞破裂所致。K^+的细胞内外浓度约有 30 倍的差异，即使轻度或隐性溶血对 K^+ 影响也较明显，在一定程度下严重影响检测结果，不利于临床医师诊断疾病。由此可见，了解溶血现象对于检验项目的影响具有重要的意义。因此，提高从业人员的技术水平和专业精神、降低检验人员的失误和提高检验结果的准确性与可靠性对更好地服务于临床有着非常重要的意义。特别是遇到检验危急值与临床症状不符时，第一时间按规范重新采样、重新检测，为临床提供准确可靠的实验室依据是每个检验工作者的职责和使命。

【参考文献】

[1]郭建坤. 血样溶血的预防方法及对策[J]. 中国医药指南，2013，（11）：373.

[2]陈彦，王丽，孙鑫. 溶血程度的划分及其意义[J]. 现代检验医学杂志，2003，18（5）：64-65.

[3]王芳，庄培芬. 静脉血标本溶血原因分析与防范对策 [J]. 现代中西医结合杂志，2007，16（7）：941.

[4]黄四爽，熊娟. 溶血标本对部分常规生化检验结果的影响及处理方法[J]. 检验医学与临床，2012，9（12）：1496-1498.

70 血清尿素氮和肌酐升高就表明肾功能减退吗

作者：代春雨（南阳市第一人民医院检验科）
点评者：王彩凤（兰州石化总医院）

血肌酐和尿素氮分别为肌肉中磷酸肌酸和含氮有机物蛋白质代谢的终末产物，在肾功能正常的情况下，这些小分子物质从肾小球滤出，当肾小球滤过功能减低时，血肌酐和尿素氮因潴留而增高。因为血肌酐和尿素氮的检测快速、简便，并能在一定程度上反映肾脏的功能状态，所以在临床上常用血清尿素氮和肌酐水平来评估肾功能。但是，血清尿素氮和肌酐升高就表明肾功能减退吗？就一定要做血液透析吗？

【案例经过】

一天 20：00 左右，笔者所在医院重症监护室送来一份急查血尿素氮和肌酐的标本，21：00 左右检测完毕，尿素氮为 14.85mmol/L，肌酐为 686μmol/L，结果异常，所以第一时间检查试剂和操作是否存在异常、血清标本情况及仪器状态，在排除实验室误差后，及时联系临床人员确认患者情况及采血情况，临床人员反馈采血规范，患者没有肾功能减退的明显异常表现，因此同事建议马上重新采血检测以防止临床护士采血错误导致该情况的发生，约半小时后检测新标本，结果与第 1 次吻合，怎么会这样呢？临床医师计划次日为该患者做透析，但在次日透析前，临床医师还是很谨慎的，请教科主任，科主任查看患者肾功能减退症状不明显，便要求重新采血复查，此时是次日 8：00，与前一日采血相差 12h，并且是空腹状态，此次生化结果恢复正常，血尿素氮和肌酐均在正常范围内，于是临床医师放弃做透析。

【案例分析】

一旦血中尿素氮和肌酐升高，就一定是肾功能减退吗？就一定要做血液透析吗？其实并不一定，肾功能检查项目中的血肌酐和尿素氮增高并不一定就是肾功能不全，其受多种因素影响。血肌酐和尿素氮分别为肌肉中磷酸肌酸与含氮有机物蛋白质代谢的终末产物，血清尿素氮水平受蛋白质饮食、消化道出血、心力衰竭、尿路梗阻、严重感染、发热、脱水、血容量减少、休克等因素的影响，可出现一过性或持久性升高，肌肉组织量和代谢状态是影响血肌酐的主要肾外因素，大量食肉会使肌酐增高，尿路梗阻时血肌酐和尿素氮可同时按比例增高，异化作用亢进，如发热、服用类固醇和四环素等药物、应激状态等均可使血肌酐和尿素氮有轻至中度增高。在饥饿、低蛋白饮食、合并严重肝衰竭、使用利尿药物等情况下会使血肌酐和尿素氮降低。肌酐和尿素氮是常用的检测肾功能的指标，因此结果高于参考范围检验人员自然会想到是否肾出现问题。实际上，对于检验结果必须结合临床进行综合分析，首先排除患者是否有肾病的表现和病史，如水肿、高血压、蛋白尿等。最简单的办法就是查尿常规，再做肾脏彩超，如果全部正常，又没有肾病史，说明肾没有疾病，如果肾没有疾病，肾就没有受损，肾功能肯定正常，再去寻找其他原因。

同事与检验科组长、科主任及资深同事一起回顾该患者入院以来的其他检验报告及临床情况，认真研究和分析导致上述情况发生的真正原因，经过一番努力后发现，该患者当天早上刚刚入院就发生了蛛网膜下腔出血，体温 38.5℃，身体处于应激状态，入院前一晚吃过不少肉，尿量减少，次日肾彩超与尿常规均正常，表明肾功能基本正常，当晚同一时间血 B 型氨基端钠尿肽原为 4125pg/L，明显超过正常参考值上限（该患者 79 岁，年龄大于 75 岁的正常参考值为 450pg/L），肌红蛋白轻度增高，肌钙蛋白明显增高，表明该患者有心力衰竭和心肌梗死，但临床心力衰竭表现不明显，比较隐匿，容易被忽视。胃内容物隐血阳性，血常规显示白细胞总数增高，中性粒细胞比率高达 90%，C-反应蛋白高达 29.58mg/L（参考范围为 0～10mg/L），降钙素原高达 26.21ng/ml（参考范围为 0～0.5ng/ml），这说明该患者有消化道出血和细菌感染发生，这一切足以造成患者当时血肌酐和尿素氮一过性升高，心力衰竭和心肌梗死同在，会引起血液流动明显减慢，流经肾的血流量大大减少，血肌酐和尿素氮滤过也随之大大减少[1]，再加上其他感染、用药和应激状态等，均导致血肌酐和尿素氮一过性升高。然后，经过 12h 的抗心力衰竭、抗心肌梗死消炎杀菌治疗，心力衰竭与心肌梗死得到有效改善，感染得到控制，应激缓解，于是血肌酐和尿素氮又逐渐恢复正常。同事在此基础上继续查寻该患者以后长达半个月的情况，发现该患者血肌酐和尿素氮水平随着血 B 型氨基端钠尿肽原、肌红蛋白和肌钙蛋白的升高而升高，随着血 B 型氨基端钠尿肽原、肌红蛋白和肌钙蛋白的降低而降低，这充分表明我们找到的原因是正确的，从而消除了临床医师的疑虑。

【案例总结】

当血清肌酐和尿素氮水平高于正常时，首先要考虑肾脏疾病及影响因素，在排除肾脏疾病和影响因素的情况下，要把检验结果与临床情况结合起来进行综合分析，寻找其他原因，只有找出真正原因才能正确制订下一步的治疗计划，也才能真正解决临床实际问题。因此，从该案例中我们明白，检验与临床在疾病的诊治中既有分工，又有合作，遇到异常应该及时与临床医师沟通，积极寻找资料，找出原因所在。检验人员比临床医师更容易掌握实验室的第一手资料，如果检验人员能够在日常工作中发现问题，顺着蛛丝马迹，找到问题的所在，积极与临床医师、护士沟通，对进一步的检查提出建议，不仅能使患者得到及时正确的诊断和治疗，也能使检验人员与临床人员建立良好的信任关系。

【专家点评】

该病例中患者存在心肌梗死、心力衰竭合并感染及饮食等综合因素导致的应激性一过性的血肌酐和尿素氮异常增高，并非急慢性肾衰竭性肾病，建议临床医师加做尿微量白蛋白和血清胱抑素 C 的测定，这两个指标受其他因素影响较少，对肾脏疾病的诊断和鉴别诊断比血肌酐和尿素氮更为理想。另外提示作为检验工作者无论任何检验指标如出现明显异常，特别是出现危急值指标后排除实验误差等因素外，一定要积极与临床医师沟通，询问病史，特别是现病史，综合其他检查手段和检查结果，掌握医师对病情的分析在疾病的诊疗过程中至关重要，通过精准的实验检测和深入的医、患、护沟通交流，为临床提供可靠的实验室诊断依据是每个检验者的责任。

【参考文献】

[1]杨晓红，孙志军，郑黎强，等. 慢性心力衰竭患者肾功能恶化的危险因素分析[J]. 中华内科杂志，2011，50（7）：568-571.

71 λ型轻链病的实验室检查

作者：吉晓菲（郑州大学附属郑州中心医院检验科）
点评者：蒋丽云（兰州大学第一医院）

【案例经过】

患者，男，61 岁，以"食欲缺乏、消瘦 2 个月"为主诉入住消化内科。病例特点：①老年男性，慢性病程；②2 个月前无诱因出现食欲缺乏，为食欲不佳所致，进食量为之前一半，伴腹泻，4～5 次/天，为黄色稀水样或糊状便，无反酸、胃灼热、嗳气，无胸痛、咳嗽、咳痰，无头晕、头痛，无发热、尿频、尿急、尿痛；③既往史，患高血压 20 余年；④查体示体温 36.6℃，脉搏 76 次/分，呼吸 19 次/分，血压 120/70mmHg。为求系统诊治来笔者所在医院就诊。全身皮肤黏膜无黄染及出血点，巩膜无黄染，睑结膜无苍白，双肺呼吸音清，未闻及干湿啰音，心率 76 次/分，心律齐，各瓣膜听诊区未闻及病理性杂音。腹平软，全腹无压痛、反跳痛，肝脾肋下未触及，肝肾区无叩击痛，墨菲征阴性，移动性浊音阴性，肠鸣音 4 次/分，双下肢无水肿。相关检查结果见图 2-23～图 2-26。

检验项目		结果	参考值	单位	检验项目		结果	参考值	单位
WBC	白细胞	6.57	3.5～9.5	10^9/L	HCT	红细胞压积	24.1	↓40～50	%
Neu#	中性粒细胞数	4.37	1.8～6.3	10^9/L	MCV	平均红细胞体积	98.4	82～100	fL
Lym#	淋巴细胞数	1.59	1.1～3.2	10^9/L	MCH	平均血红蛋白量	31.8	27～34	pg
Mon#	单核细胞	0.27	0.1～0.6	10^9/L	MCHC	平均血红蛋白浓度	324	316～354	g/L
Eos#	嗜酸性粒细胞	0.32	0.02～0.52	10^9/L	RDW-CV红细胞分布宽度变异系数		15.0	↑11～14.8	%
Bas#	嗜碱性粒细胞	0.02	0～0.06	10^9/L	RDW-SD红细胞分布宽度-标准差		49.7	35～56	fL
Neu%	中性粒细胞比率	66.50	40～75	%	PLT	血小板	151	125～350	10^9/L
Lym%	淋巴细胞比率	24.20	20.0～50.0	%	MPV	平均血小板体积	10.9	9.4～12.5	fL
Mon%	单核细胞比率	4.10	3～10	%	PCT	血小板压积	0.17	0.17～0.35	%
Eos%	嗜酸性粒细胞比率	4.90	0.4～8	%	PDW	血小板分布宽度	12.4	9～17	%
Bas%	嗜碱性粒细胞比率	0.30	0～1	%	P-LCR	大型血小板比率	31.2	13～43	%
RBC	红细胞	2.45↓	4.30～5.80	10^12/L	CRP	C-反应蛋白	13.36	↑0～10	mg/l
HGB	血红蛋白	78↓	130～175	g/L	RET	网织红细胞计数	0.009	0.005～0.015	

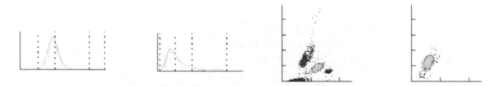

图 2-23　血常规结果（显示贫血）

肾内科会诊记录：患者血肌酐升高，尿蛋白阳性，会诊后考虑是否为急性肾损伤。建议完善双肾及肾血管彩超、抗核抗体谱、血管炎四项、抗 GBM 抗体、血清蛋白电泳、尿蛋白电泳等检查，避免使用肾毒性药物，维持适当肾灌注，加用碳酸氢钠、苯溴马隆、别嘌醇治疗（图 2-27～图 2-33）。与患者沟通后执行会诊意见。

沉渣有形成分					干化学结果				
简称	项目名称	结果	单位	参考值	简称	项目名称	结果	单位	参考值
RBC	红细胞	1.57	/uL	0～17.00	UBG	尿胆原	Normal 3.4	umol/L	3.4～17.0
WBC	白细胞	0.79	/uL	0～28.00	BIL	胆红素	—	umol/L	—
WBCC	白细胞团	0.00	/uL	0～2.00	KET	酮体	—	mmol/L	—
UNCX	未分类结晶	0.00	/uL	0～28.00	BLD	潜血	1+	Ca25 Ery/uL	—
SQEP	鳞状上皮细胞	0.79	/uL	0～28.00	PRO	蛋白质	+—	0.2 g/L	—
NSE	非鳞状上皮细胞	0.00	/uL	0～6.00	NIT	亚硝酸盐	—		—
HYAL	透明管型	0.00	/LPF	0～1.00	LEU	白细胞	—	Leu/uL	—
UNCC	病理管型	0.00	/LPF	0～1.00	GLU	葡萄糖	—	mmol/L	—
BACT	细菌	0.00	/uL	0～7.00	SG	比重	1.015		1.005～1.030
BYST	酵母样菌	0.00	/uL	0～1.00	pH	酸碱度	6.0		5～8
MUCS	粘液丝	0.00	/uL	0～28.00	MALB	微白蛋白	>0.15	g/L	—
SPRM	精子	0.00	/uL	0～6.00					

图 2-24　尿常规结果（显示尿蛋白+－）

检验项目		结果	单位	参考值
K	钾	3.92	mmol/L	3.5～5.3
Na	钠	145.2	mmol/L	137～147
Cl	氯	107.1	mmol/L	99～110
Ca	钙	2.18	mmol/L	2.08～2.60
GLU	葡萄糖	4.50	mmol/L	3.89～6.11
CO2	二氧化碳结合力	26.4	mmol/L	22.0～29.0
ALB	白蛋白	40.1	g/L	40～55
BU	尿素	6.08	mmol/L	2.86～8.20
CREA	肌酐	175.1 ↑	umol/L	57～111
UA	尿酸	303.1	umol/L	90～420
B2-M	β2微球蛋白	7.7 ↑	mg/l	0～3.00

图 2-25　生化常规结果（显示肾损伤）

检验项目	检验结果	单位	参考值
尿蛋白定量	25.16	g/24h	<0.15
磺硫酸蛋白定性	4+		阴性
尿量	3400	ml	
尿微量白蛋白	69.36	mg/L	0～20

尿微量白蛋白与尿蛋白定性严重不符，建议重新留尿复检。

图 2-26　24h 尿蛋白结果

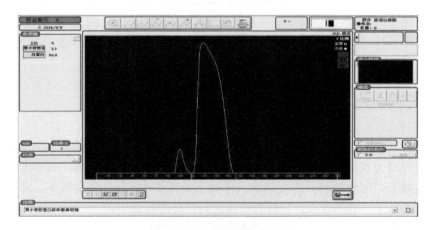

图 2-27　尿蛋白电泳图谱

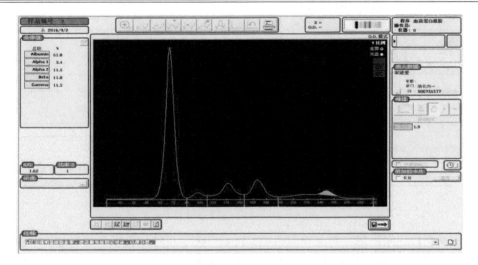

图 2-28　血清蛋白电泳图谱

序	代号	项　目	结　果	参 考 值	图 形 结 果
1	IgG	免疫球蛋白G	阴性	阴性	
2	IgA	免疫球蛋白A	阴性	阴性	
3	IgM	免疫球蛋白M	阴性	阴性	
3	IgD	免疫球蛋白D	阴性	阴性	
4	KAP	Kappa轻链	阴性	阴性	
5	LAM	Lambda轻链	阳性	阴性	

电泳结果显示：λ泳道发现异常单克隆条带，疑似伴λ游离轻链条带

ELP　G　A　M　K　L

图 2-29　血免疫固定电泳结果

代号	检验项目	结果	提示	单位	参考值
4hU-FKAP	24小时尿游离κ轻链	80.24		mg/24h	
4hU-FLAM	24小时尿游离λ轻链	4352		mg/24h	
4hU-V	24小时尿量	3400		ml	
-FKAP	尿游离κ轻链	23.6		mg/L	0~25.82
-FLAM	尿游离λ轻链	1280	↑	mg/L	0~11.29
-F KAP/LAM	尿游离轻链比κ/λ	0.02	↓		1.4~6.2

图 2-30　尿游离轻链结果

序	代号	项　目	结　果	参 考 值	图 形 结 果
1	IgG	免疫球蛋白G	阴性	阴性	ELP　G　A　M　K　L
2	IgA	免疫球蛋白A	阴性	阴性	
3	IgM	免疫球蛋白M	阴性	阴性	
4	KAP	Kappa轻链	阴性	阴性	
5	LAM	Lambda轻链	阳性	阴性	

尿免疫固定电泳：
电泳结果显示：尿液中λ泳道发现异常单克隆条带，疑似伴λ游离轻链条带

图 2-31　尿液免疫固定电泳结果

代号	检验项目	结果	提示	单位	参考值
KAP	血游离κ轻链	7.37		mg/L	6.7～22.4
LAM	血游离λ轻链	452.0	↑	mg/L	8.3～27.0
KAP/LAM	游离轻链比κ/λ	0.02	↓		0.31～1.58

图 2-32　血清游离轻链结果

代号	检验项目	结果	提示	单位	参考值
IgG	免疫球蛋白G	4.57	↓	g/L	6.8～14.4
IgA	免疫球蛋白A	0.29	↓	g/L	0.70～4.06
IgM	免疫球蛋白M	0.17	↓	g/L	0.4～2.3

图 2-33　血清免疫球蛋白结果

血液科会诊记录：患者贫血原因不明，IgA、IgG、IgM 均偏低，根据加做的血清蛋白电泳及免疫固定电泳结果，血液科诊断为多发性骨髓瘤（IgD 型或轻链型），建议转科治疗。

骨髓细胞学结果显示，在骨髓活组织印片中有核细胞增生明显活跃，粒细胞系统占 32%，比例减少，红细胞系统占 10%，大多红细胞不呈缗钱状排列，淋巴细胞比例减少，血小板多见，小堆分布，巨核细胞总数每 2.5cm×1.6cm 12 个，浆细胞系统占 52%，成群分布，原浆细胞直径为 15～30μm，胞体、胞核呈类圆形或椭圆形；可见不多的双核原、幼浆细胞，原浆细胞核偏位或明显偏位，核染色质疏松，核仁多为 1 个，大而清楚，胞质丰富，呈灰蓝色，见少许小空泡，大多数核旁初浆区消失，无颗粒骨髓小粒不多见，有核细胞增生减低，6 分叶中性分叶核粒细胞占 1%，浆细胞占 65%。血涂片示中性杆状核粒细胞占 8%，中性分叶核粒细胞 56%，淋巴细胞占 18%，单核细胞占 10%，嗜酸性分叶核粒细胞占 7%，幼浆细胞占 1%。结论：多发性骨髓瘤。

【案例分析】

多发性骨髓瘤的初次诊断常以其他系统疾病来院就诊，且缺乏骨髓瘤的明显临床症状，当患者免疫球蛋白单克隆增殖，常常引起某一种轻链型增高，另一种轻链型则正常或降低，多余的游离轻链沉积会引起组织器官损伤[1-3]，肾脏常为其首发和最常累及的器官，这常使骨髓瘤引起的慢性肾衰竭与原发慢性肾衰竭患者被误诊。当出现高血钙（血钙＞3mmol/L）、肾功能不全（肌酐＞173μmol/L）、贫血（血红蛋白＜100g/L）、红细胞沉降率增快等异常结果时，一定要考虑到多发性骨髓瘤。

【案例总结】

为何会出现尿微量白蛋白和电泳结果不符？尿蛋白电泳结果提示尿白蛋白占 94.9%，肾小管性尿蛋白占 5.1%，结合 24h 尿蛋白结果，其中尿微量白蛋白不多，且尿蛋白定性为+-，尿 λ 轻链 1280mg/L，考虑白蛋白区域存在大量游离轻链型聚合体，与多发性骨髓瘤有关。

【专家点评】

疾病的诊断，需要结合患者病史、临床表现、各项检查结果等进行综合判断，该案例较全面地介绍了该患者疾病诊断的过程，多发性骨髓瘤患者的初诊常因其他系统的疾病而就诊，这就需要临床医师能通过检查结果从细微处发现问题并积极地和相关临床科室及检验科沟通，尽快地为患者做出正确的临床诊断。

【参考文献】

[1]王攀峰，徐云，颜霜，等. 血清游离轻链 κ/λ 比率在初诊多发性骨髓瘤患者诊断和预后中的作用[J]. 中华血液学杂志，2016，37（5）：377-379.

[2]庄振起，周广宇，尹敏，等. 尿毒清治疗慢性肾脏病的研究进展[J]. 中国老年学杂志，2016，37（11）：11-15.

[3]李晓梅，梁丹丹. 轻链沉积病患者临床病理特征[J]. 肾脏病与透析肾移植杂志，2016，25（1）：1-6.

72 血尿酸异常降低

作者：吴志丹（江苏省江阴市人民医院检验科）

点评者：吴立翔（重庆市肿瘤医院）

尿酸是体内嘌呤核苷酸分解成嘌呤核苷和嘌呤后，经过水解、脱氨及氧化等作用生成的最终产物，在体内大部分经肾脏排出，少部分在胃肠道内被微生物分解。现在已知血清尿酸的变化与多种疾病有密切的关系，尤其对于老年患者，低尿酸血症可能成为许多疾病的预示指标[1]，应引起重视。

血清尿酸浓度≤119μmol/L，被称为低尿酸血症[2]。目前，国外对低尿酸血症患病率的报道较少，韩国一家医院报道门诊及住院患者的低尿酸血症的患病率分别为 0.53%及4.14%[3]。Kuwabara 等[4]报道日本两家医院体检人群的低尿酸血症的发病率分别为 0.19%及 0.58%。我国对低尿酸血症的报道很少。有学者报道低尿酸血症是健康人并发肾功能异常的危险因素[5]。Ishikawa[6]认为，运动及尿路结石诱发的急性肾损伤是低尿酸血症的并发症。林一民等[1]对低尿酸血症的临床病因进行了分析，认为造成低尿酸血症的主要原因包括尿酸合成障碍和排出量增加两个方面。现对笔者所在医院收治的 1 例血清尿酸异常降低患者的情况分析如下。

【案例经过】

患者，女，72 岁，2012 年 12 月 25 日因"反复咳嗽、咳痰、气喘 30 余年，加重 1 周"入院。入院查体：神志清，桶状胸，两肺叩诊为清音，两肺呼吸音偏低，两肺可闻及干啰音及少量湿啰音。次日，患者出现嗜睡，尿量少，血气分析示氧饱和度为 92%，二氧化碳分压为 77mmHg，氧分压为 66mmHg，pH 为 7.37；予以吸氧，行头孢唑啉抗感染，氨溴索止咳化痰，多索茶碱平喘，氢氯噻嗪利尿等抢救治疗，随后出现电解质紊乱，查头颅CT 未见异常，给予补充电解质治疗。12 月 27 日，继续给予吸氧、抗感染等对症治疗，查血示白细胞计数为 2.75×10^9/L，尿酸为 265μmol/L，钠为 123mmol/L，氯为 84.2mmol/L。12 月 30 日，给予脂肪乳营养支持，泮托拉唑抑酸保护胃黏膜，补充电解质。次日，患者出现呼之不应，血压下降，查血示尿素氮为 1.85mmol/L，钠为 103mmol/L，氯为 78mmol/L，尿酸为 89μmol/L，二氧化碳分压为 68mmHg，氧分压为 119mmHg，pH 为 7.30，给予羟乙基淀粉扩容升压，补充电解质等抢救措施。留取 24h 尿液结合静脉采血，次日查尿酸排泄分数为 10%。2013 年 1 月 2 日，查血示尿素氮为 1.84mmol/L，肌酐为 26mmol/L，钠为104mmol/L，氯为 72mmol/L，尿酸为 59μmol/L，继续补充电解质。1 月 7 日，血尿酸为45μmol/L，尿酸排泄分数为 6.5%。次日，患者咳出较多黄痰，气喘，两肺可闻及弥漫性干湿啰音，考虑患者合并肺部感染，加莫西沙星抗感染治疗，加复方异丙托溴铵、甲泼尼龙平喘，托拉塞米利尿消肿，补充电解质。患者肺部感染难以控制，呼吸衰竭加重，痰液阻塞，甚至心搏、呼吸暂时停止等。查血示尿素氮为 1.80mmol/L，肌酐为 22mmol/L，钾为

2.50mmol/L，钠为 114mmol/L，氯为 78mmol/L，尿酸为 37μmol/L。1 月 10 日，患者气喘突然明显加重，予以呋塞米静脉注射利尿，毛花苷 C 静脉注射强心，硝酸甘油微量泵入扩血管，加用阿莫西林克拉维酸钾静脉滴注，补充电解质，疗效不佳，气喘无减轻。查血示尿酸为 18μmol/L，尿素氮、肌酐及电解质继续下降，肝功能未见异常，尿酸排泄分数为 5%。1 月 11 日患者气喘、呼吸困难进一步加重，大汗淋漓，心率加快至 130 次/分，即予以对症治疗，气喘无减轻，疗效不佳。当天下午家属要求出院，予以自动出院。次日随访，患者去世。

【案例分析】

此患者血清尿酸水平由入院时的 265μmol/L 急降至出院时的 18μmol/L，尿素氮、肌酐及电解质也随之不同程度地降低，但血常规、尿常规及肝功能未见异常，肿瘤标志物也未见异常，结合影像学检查排除肿瘤。患者既往无尿酸合成相关的先天性遗传病（包括黄嘌呤尿症、嘌呤核苷酸磷酸化酶缺陷症、磷酸核糖焦磷酸合成酶缺陷症等），无重症肝疾病及未使用过黄嘌呤氧化酶抑制剂。笔者认为，患者电解质持续下降是因为患者机体长期缺氧，细胞膜对离子的通透性增高造成细胞内外离子失衡，加上多次使用利尿剂（氢氯噻嗪、呋塞米及托拉塞米）造成电解质从尿液中大量排出。尿素降低的原因：一方面由于患者每天进食少，长期低蛋白饮食加上内源性蛋白质被大量消耗，所以尿素的生成减少；另一方面当患者使用利尿剂时，尿素在远端小管再弥散回血液的量减少，大多数的尿素被排泄到尿液中，使血浆中的尿素浓度降低。血肌酐降低是由于生成减少：肌酐由肌肉肌酸非酶性脱水所产生，此患者长期蛋白质摄取不足，不能提供合成肌酸的前体氨基酸——精氨酸和甘氨酸，加上患者病程长，肌肉量因消耗而逐渐减少，因此肌酐生成减少。

尿酸是嘌呤代谢的最终产物，而嘌呤是细胞的组成成分。体内的老旧细胞在新陈代谢过程中，核酸氧化分解产生嘌呤，其量占体内总嘌呤的 80%，其余 20%来源于食物，尤其是富含嘌呤的食物（如动物内脏、海鲜等）。嘌呤在肝脏中被氧化为终产物尿酸，80%以上的尿酸经肾脏随尿液排出体外，其余不到 20%经由肠道排出体外。造成血尿酸降低的原因为合成减少和排泄增多，笔者认为，此患者血尿酸急剧降低的原因以合成减少为主。因为患者多次使用利尿剂，但并未使用促进尿酸排泄的药物，加上酸中毒更会导致肾脏尿酸排泄的减少。禁食会引起尿酸迅速升高，因为内在性物质降解的增加使内源性嘌呤合成增加，以及酸中毒时肾脏尿酸分泌减少，所以其尿酸合成减少的主要原因也并非含嘌呤食物摄取的减少。笔者认为，此患者尿酸水平急剧降低是由于其新陈代谢逐渐减弱，细胞内酶活力减弱，造成尿酸代谢的各生化反应减弱直至停止。此患者病程长达 30 年，由慢性阻塞性肺疾病发展为呼吸衰竭，各器官组织长期缺氧，由代偿性反应转为失代偿缺氧性受损。细胞膜对离子的通透性增高，细胞膜电位下降，进而细胞内 ATP 含量减少；缺氧严重时，线粒体肿胀、崩解，进一步加重 ATP 的缺乏；糖酵解增强使乳酸生成增多，脂肪氧化不全使中间产物酮体增多，导致酸中毒；溶酶体溶解使溶酶体酶大量释出，进而导致细胞及周围组织溶解、坏死，形成不断加剧的恶性循环[7]。最终机体 ATP 的来源几乎靠无氧呼吸维持，新陈代谢减慢并趋于停止，体内各生化反应也逐渐减弱并终止。因此，细胞内核酸的氧化分解减弱，80%来源的内源性嘌呤急剧减少（合成尿酸的主要原料减少），加上肝脏和小肠内的黄嘌呤氧化酶活力降低，使尿酸的合成急剧下降。患者 3 次尿酸排泄分数检测结果持续降低，并且患者查血肾功能指标（尿素、肌酐）并未见异常升高，反而随尿酸持续下降，进一步说明此患者不属于肾性低尿酸血症，属于继发性的合成障碍性低尿酸血症。

【案例总结】

笔者认为，血尿酸含量的变化可以充分反映出人体代谢、免疫等功能状况，通过监测尿酸水平可以大概了解机体的新陈代谢水平；如果尿酸在短时间内急剧下降，则反映了机体新陈代谢逐渐减弱直至趋于终止。因此，在排除肾性低尿酸血症的前体下，监测血尿酸水平对患者疾病的监控、预后具有一定的临床意义。

【专家点评】

本案例通过介绍患者尿酸进行性下降阐明了尿酸在体内的代谢，并对其降低的原因进行了详细的分析。本文记录清楚、概念明确、判断恰当，推理合乎逻辑，通常大家比较重视尿酸升高引起的痛风，却忽视了尿酸减低对身体带来的危害，排除饮食因素及营养状况后，尿酸减低更是机体新陈代谢减弱的标志，作者介绍了异常降低的血尿酸病例，从而引起读者对低尿酸的重视，以便对疾病进行监控和预防。

【参考文献】

[1]林一民，吴立翔. 低尿酸血症临床病因分析[J]. 国际检验医学杂志，2006，27（12）：1077-1078.

[2]托马斯. 临床实验诊断学-实验结果的应用和评估[M]. 上海：上海科学技术出版社，2004：183-185.

[3] Son C N, Kim J M, Kim S H, et al. Prevalence and possible causes of hypouricemia at a tertiary care hospital[J]. Korean J Intern Med，2016，31（5）：971-976.

[4] Kuwabara M, Niwa K, Ohtahara A, et al. Prevalence and complications of hypouricemia in a general population：a large-scale cross-sectional study in Japan[J]. PLoS One，2017，12（4）：e0176055.

[5] Kanda E, Muneyuki T, Kanno Y, et al. Uric acid level has a U-shaped association with loss of kidney function in healthy people：a prospective cohort study[J]. PLoS One，2015，10（2）：e0118031.

[6] Ishikawa I. Acute renal failure with severe loin pain and patchy renal ischemia after anaerobic exercise in patients with or without renal hypouricemia[J]. Nephron，2002，91（4）：559-570.

[7] 金惠铭，王建枝. 病理生理学[M]. 6版. 北京：人民卫生出版社，2004：89-91.

73 异常的体检结果

作者：金香春　林曦阳（天津太山肿瘤医院/天津市肿瘤医院空港医院检验学部）
点评者：王彩凤（兰州石化总医院）

乳酸脱氢酶（LDH）主要存在于人体组织中，属于氢转移酶类，催化乳酸氧化成丙酮酸，血清 LDH 升高可见于众多临床疾病，而血清 LDH 显著升高常见于广泛癌转移、血液系统疾病、肝胆疾病、组织损伤等。血小板计数是计算外周血液中血小板的数量，反映外周血中血小板生成与衰亡的动态指标，是常规体检中常规检查项目之一。在体检中通过两年的对比，发现一受检者 2016 年结果相较于 2015 年有显著改变，所以针对此案例进行了进一步分析。

【案例经过】

患者，男，57 岁（2016 年），2016 年查体时发现其血清 LDH 和血清 ALP 异常增高，血常规明显异常，2015 年此受检查血常规等并未有异常情况，见表 2-9。

表 2-9　近两年 B 超及血生化检查比较

项目	2015 年 4 月	2016 年 3 月	参考范围
B 超检查	未做	脾大（5.5 cm×14.2cm），其他无异常	—
生化检查			
血清 ALT（U/L）	28	34	9～50
血清 AST（U/L）	30	33	15～40
血清 ALP（U/L）	98	347↑	45～125
血清 ALB（g/L）	42.2	49.9	30～55
血清 TP（g/L）	68.6	66.3	65～85
血清 GLO（g/L）	26.4	16.4↓	20～40
血清 A/G	1.60	3.04↑	1.5～2.4
血清 TBIL（μmol/L）	12.6	20.9	5～21
血清 LDH（U/L）	200	475↑	109～245
血清 GGT（U/L）	45	54	10～60
血清 UA（μmol/L）	237	423↑	154～357

注：—表示无此项。

除此之外，此受检查白细胞及血小板计数也较前一年异常增高，血常规结果见表 2-10。

表 2-10 血常规检查比较

血常规检查项目	2015 年 4 月	2016 年 3 月	参考范围
WBC（×10⁹/L）	6.4	25.2 ↑	4～10
PLT（×10⁹/L）	239	661 ↑	100～300
RBC（×10¹²/L）	4.23	4.46	4.09～5.74
HGB（g/L）	120.4	127.0	110～160
HCT（%）	36.6	37.8	36～50
MCV（fl）	94.4	84.8	80～100
MCH（pg）	30.7	28.5	26～31
MCHC（g/L）	357	336	310～370
RDW（%）	14.2	15.4	11.5～16.5

从表 2-9 和表 2-10 可以看出，此受检者主要异常结果为 LDH 增高、ALP 增高、白细胞计数升高及血小板计数的异常升高。

LDH 在体检中的临床意义已基本明确，升高主要见于广泛癌转移、血液系统疾病及肝胆疾病。肝胆疾病排除方面：通过与 B 超医师沟通得知该受检者无明显癌变灶、发病灶，但 2016 年有脾大发生，肝功能指标正常，问诊得知该受检者近期无饮酒史，无服用中草药及其他药物史，通过问诊自述无肝炎疾病史，结合以上情况基本排除肝脏系统疾病引起的 LDH 升高。广泛癌转移排除方面：一般癌症疾病如若发展为转移阶段会引起诸多指标异常，肿瘤标志物就是其中较为敏感的指标，该受检者肿瘤标志物检测的十二项指标均在正常范围以内，其他 B 超检查也未见异常，患者无任何不适，结合以上情况基本排除广泛癌转移引起 LDH 升高。针对该受检者，结合脾大及 LDH 的异常升高为主要分析点，高度怀疑是否有血液系统的疾病，血常规检查异常也进一步证明该受检者确实存在血液系统相关疾病的可能。

血常规白细胞总数连同中性粒细胞升高，体检中常见于细菌性感染、慢性粒细胞白血病、非造血系统恶性肿瘤、骨髓增殖性疾病及妊娠期，结合 C-反应蛋白正常，通过问诊结合该受检者自身状态，基本排除细菌感染的可能；结合本实验室血小板及白细胞复检规则，镜检可见无特殊类型红细胞，白细胞基本以成熟中性粒细胞为主，轻度核左移，幼稚细胞未见，结合以上排除了白血病的可能；非造血系统恶性肿瘤结合 LDH 分析已基本排除。

最终结合白细胞及 LDH 的异常将可能性锁定在骨髓增殖性疾病中。骨髓增殖性疾病（MPD）主要包括真性红细胞增多症（PV）、慢性粒细胞白血病（CML）、原发性血小板增多症（ET）及原发性骨髓纤维化（PMF）。其中慢性粒细胞白血病已基本排除；而患者红细胞血红蛋白均正常，且无两颊、口唇、眼结膜等红紫的体征，也基本排除了真性红细胞增多症的可能，最终结合 PLT 异常这一怀疑点锁定在 PMF 和 ET。有文献报道称，PMF 早期（MF0、MF1）与 ET 在临床表现与实验室检查上存在诸多相似之处，极易混淆，两种疾病都可以表现为泪滴红细胞少见，白细胞计数大于 25×10⁹/L，PLT 指标异常[1]。MF 分四期，早期与 ET 极难区分，该受检者是否有可能是早期 MF 或 ET，纳入最终的判断中。文献报道中，早期 MF 和 ET 均具有白细胞计数和血小板计数异常升高的可能，其中 MF1 期 LDH

异常增高较明显[1]，同时该受检者 ALP 增高，其异常常见于骨骼疾病，该受检者是否因早期骨髓纤维化引起骨质破坏导致 ALP 的释放入血？同时根据其他文献及案例报道，2/3 的骨髓纤维化慢性病例可有血清尿酸、乳酸脱氢酶、碱性磷酸酶的增高[2, 3]，由于 ET 为排他性诊断疾病，最终建议该受检者做骨髓活检，通过随访，最终确诊为 MF1 期骨髓纤维化，患者服用羟基脲 5d 后，再次复检血常规，白细胞、血小板计数等均有所下降，结果见表 2-11。

表 2-11 服用羟基脲 5d 后血常规结果

血常规检查项目	检测结果	参考范围
WBC（$\times 10^9$/L）	16.7↑	4.0～10.0
PLT（$\times 10^9$/L）	587↑	100～300
RBC（$\times 10^{12}$/L）	4.75	4.09～5.74
HGB（g/L）	131	110～160
HCT（%）	40.8	36.0～50.0
MCV（fl）	85.9	80～100
MCH（pg）	27.6	26.0～31.0
MCHC（g/L）	321	310～370
NE（$\times 10^9$/L）	13.7↑	1.7～7.7

【案例分析】

通过分析，血小板异常在体检人群中发病率逐渐提高，特别是年轻女性，血小板计数增高率明显高于老年人，我国有文献报道[4]称，随年龄增长，我国人群 PLT 有减少趋势，究其原因为随年龄增长，造血干细胞数量下降，造血生长因子水平下降，造血祖细胞对生长因子的敏感性下降，使血小板生成减少，所以血小板的异常增高有可能是骨髓异常增生引起的。《造血与淋巴组织肿瘤 WHO 分类》（第 4 版）指出，ET 特征中有一项为外周血中血小板计数持续性增高至≥450$\times 10^9$/L，而早期 MF 虽无相关血小板数值描述，但通过大量临床研究，早期 MF 也同样存在 PLT 升高情况，所以应提高体检中对血小板异常的重视，同时血清 LDH 极少出现假性升高，一旦 LDH 升高应依据临床症状等逐一排除。

【案例总结】

1. 任何一份异常数据都应当引起检验医师的注意，同时要结合临床其他辅助检查进行逐一筛查。

2. 早发现、早治疗，检验医师应在体检中发现异常结果时积极指导受检者进行正确的检查。

3. LDH 在体检中的临床意义基本明确，其升高主要见于广泛癌转移、血液系统疾病、组织损伤（特别是肾炎肾变期）及肝胆疾病。

4. 日常体检中 PLT 升高应引起足够重视，特别是 PLT≥450$\times 10^9$/L 时应积极复查，有升高趋势时则需进一步检查。

5. 早期 MF（MF0、MF1）与 ET 在临床表现与实验室检查上存在诸多相似之处，极易混淆，应在积极排除 MF 情况下进一步怀疑 ET 的可能。

【专家点评】

健康体检是一种新的自我保健方式，它可以变被动看病为主动检查，变消极治病为积极防病。通过体检，早期发现亚健康状态和潜在的疾病，早期进行调整和治疗，对提高疗效、缩短治疗时间、减少医疗费用、提高生命质量有着十分重要的意义，体检的最大好处是一旦发现异常，应及时咨询医师是否要做有针对性的专项检查。作者对一体检对象两年体检结果的异常增高指标进行追踪，分析检查结果并建议患者做进一步相关检查，及早地发现了导致体检异常结果增高的疾病，为患者赢得了非常宝贵的治疗时间，同时也彰显了一位检验工作者对工作一丝不苟，对患者极度负责的优良品质。

【参考文献】

[1]刘志洋，申徐良. 早期或纤维化前原发性骨髓纤维化的研究进展[J]. 国际输血及血液学杂志，2018，41（6）：511-514.

[2]许文荣，王建中. 临床血液学检验[M]. 5 版. 北京：人民卫生出版社，2012：241-243.

[3]王春华，吴晓东. 骨髓增殖性肿瘤 56 例临床分析[J]. 宁夏医学杂志，2017，39（8）：728-730.

[4]莫荣新，张志强，郝珊，等. 广东省肇庆市 60 岁以上老年人静脉全血细胞计数参考范围调查[J]. 吉林医学，2016，37（3）：615-616.

74 蛙跳后竟然出现横纹肌溶解症

作者：史玲玲　史九波（三门峡市中心医院检验科）
点评者：王彩凤（兰州石化总医院）

【案例经过】

下午一上班同事就向笔者反映了一个门诊患者的检验结果，肌酸激酶（CK）太高，稀释 10 倍、20 倍都得不到结果，后来稀释了 160 倍才得到结果，CK 结果是 281 120U/L，高出参考值 1000 倍，其他的酶类也不正常。患者 16 岁，笔者考虑为因运动过量而出现的横纹肌溶解症，同事拿着检验单（图 2-34）到窗口询问患者，患者因为做了 200 多个蛙跳而出现双下肢疼痛肿胀，肌肉酸痛无力伴酱油色尿来医院就诊，所幸肾功能都在正常范围内，没有引起肾衰竭及多脏器功能障碍综合征等并发症。住院后医师也主要是针对病因治疗，减少肌肉损伤，恢复血流，防治急性肾衰竭。

	项目	结果	提示	参考范围	上次结果
1	AST	2950	↑	15~40(U/L)	2950
2	GLU	4.65		3.90~6.10(mmol/L)	
3	Urea	4.24		2.90~8.20(mmol/L)	
4	CRE	73.5		45.0~104.0(umol/L)	
5	URIC	338		208~428(umol/L)	
6	β2MG	1.45		1.00~3.00(mg/L)	
7	CYS	0.62		0.00~8.00(mg/L)	
8	K	4.42		3.50~5.30(mmol/L)	
9	Na	139.0		137.0~147.0(mmol/L)	
10	Cl	103.6		99.0~110.0(mmol/L)	
11	Ca	2.43		2.10~2.55(mmol/L)	
12	CO2cp	23.5		22.0~29.0(mmol/L)	
13	CK	281120	↑	24~200(U/L)	
14	CKMB	1365.0	↑	0.0~24.0(U/L)	
15	LDH	5600	↑	109~245(U/L)	
16	HBDH	2230	↑	72~182(U/L)	

图 2-34　检验报告单

【案例分析】

横纹肌溶解症是因肌细胞产生毒性物质而导致肾损伤的一种疾病，俗称肌肉溶解[1]。人体的肌肉分为三种：心肌、平滑肌及骨骼肌，其中的心肌及骨骼肌是有横纹的，而横纹肌溶解症通常发生在与肢体运动相关的骨骼肌。横纹肌溶解症较常发生于肌肉受到大力撞击、长时压迫或过度使用之后，也就是不科学的运动引起的横纹肌溶解症[2]。临床表现：①尿色异常（黑色、红色或可乐色）；②重症肌无力；③病变部位肌肉退化或肿胀；④无显著症状的虚弱；⑤肌强直或疼痛（肌痛）。

横纹肌溶解症多出现在 20 多岁的年轻人身上。运动过量打破了人体自身的和谐，比不运动带来的危害更大。为了避免运动过量，运动时要循序渐进、量力而行。健身者应拓展运动项目，以免单一运动带来的运动疲劳。长时间不运动，突然剧烈运动，再加上高温天气，没及时、大量补充水分，肌肉中大量产生的肌酸激酶来不及排出，释放到血液中，引起肾小管堵塞，导致急性肾损伤[3]。因此，切不可在长时间没运动的情况下突然做剧烈运动，应该循序渐进，最好能有健身教练安排每次运动量。同时，在运动过程中要及时补充水分。

【案例总结】

每年都能在门诊遇上几例横纹肌溶解症的青少年病例，突然地过量运动造成身体的损伤不容小觑，除了自己要注意外，家长和老师也要正确引导。如果浑身肌肉酸痛，小便出现酱油色，建议及时到医院明确病情，及时治疗[4]。横纹肌溶解症不是一种可怕的病，只要及时治疗，一般不会留下后遗症；如果治疗不及时，可能会引起急性肾损伤，后果较为严重。

【专家点评】

横纹肌溶解症是因肌细胞产生毒性物质而导致肾损伤的一种疾病，俗称肌肉溶解。通常发生于肌肉严重受创之后，笔者所在医院急诊科收治一位因大剂量服用减肥药而导致的横纹肌溶解症患者，检查指标与本病例相似。该类病例的主要特征是心肌酶谱各指标异常增高，严重病例可增高到正常参考范围的数十倍，正常标本检测时因超出线性范围测不出值或与真实值相差较远，因而根据实验室工作人员经验，标本稀释技术要求严格，咨询患者的病史非常重要。

建议：如果该病例已做心电图、血清肌钙蛋白和肌红蛋白检测，将此结果引入，如诊疗时未做急诊检测，此类病例肌红蛋白会很高，但肌钙蛋白略高或正常，有助于鉴别诊断和排除心肌梗死，也可解除年轻医师对心肌酶谱异常增高是否应怀疑生心肌梗死的困惑。

【参考文献】

[1]Torres P A，Helmstetter J A，Kaye A M，et al. Rhabdom yolysis: pathogenesis，diagnosis，and treatment[J]. Ochsner J，2015，15（1）：58-69.

[2]李宜为，宋洋，谢静，等. 运动性横纹肌溶解综合征并发低氧血症1例[J]. 中国现代医学杂志，2017，（5）：143-144.

[3]Shih C C，Hii H P，Tsao C M. Therapeutic effects of procainamide on endotoxin-induced rhabdomyolysis in rats[J]. PLoS One，2016，11（2）：1-18.

[4]文丹，邹彦芳，沈平雁，等. 横纹肌溶解综合征致急性肾损伤临床预后分析[J]. 上海医学，2015，38（5）：387-389.

75 心肌酶"爆表"

作者：蒋凯丰（永州市中心医院检验科）
点评者：吕青松（永州市中心医院）

【案例经过】

凌晨儿科急诊送来一管测心肌酶的血液标本和一份测尿常规的尿液标本，尿标本外观无明显异常，尿常规结果见图 2-35，干化学提示隐血 3+，镜下却未见红细胞，复查结果一致。为何未见到红细胞，是红细胞被破坏了，还是有其他原因？心肌酶结果见图 2-36，肌酸激酶（CK）26 053.6 U/L，肌酸激酶同工酶（CK-MB）30 774.7U/L，肌红蛋白（Myo）2653ng/ml。结果已经"爆表"了，CK-MB 比 CK 要高些，标本又未溶血，出现这么高的结果，是仪器出问题了？马上用另外一台仪器复查，结果还是一样，调出当天质控，显示在控，因为是急诊患者，不知诊断、不知病史。难道是急性心肌梗死、心肌炎等疾病？为何心肌酶结果如此高，CK 与 CK-MB 结果不正常呢？尿常规干化学隐血 3+，镜下未见红细胞，这又是什么原因导致的呢？这时家属来询问结果，笔者了解了一下患者的基本情况。患者为学生，13 岁，因双下肢酸痛 4～5d 前来就诊，原因是老师体罚下蹲跳而导致双下肢酸痛。难道是运动过度导致的横纹肌溶解？

	项目编码	项目名称	项目结果	参考范围
1	SG	比重	1.010	1.015-1.025
2	PH	酸碱度	6.50	4.5-8.0
3	UBG	尿胆原	−	阴性
4	LEU	白细胞	−	阴性
5	NIT	亚硝酸盐	−	阴性
6	PRO	蛋白质	−	阴性
7	GLU	葡萄糖	−	阴性
8	KET	酮体	−	阴性
9	BIL	胆红素	−	阴性
10	ERY	潜血	3+	阴性
11	VC	维生素C	−	阴性
12	SGJJ	手工镜检结果	阴性(-)	阴性

图 2-35　尿常规结果

	项目编码	项目名称	项目结果	参考范围
1	CK	肌酸激酶	26053.6	0-167
2	CK-MB	肌酸激酶MB同工酶	30774.7	0-24
3	LDH	乳酸脱氢酶	3349.2	103-227
4	Myo	肌红蛋白	2653	0-70

图 2-36　心肌酶结果

【案例分析】

CK-MB 与 CK 结果不符，存在如试剂、仪器、方法学及巨 CK 血液等原因[1]。①因本实验室 CK-MB 检测结果较准确，又经不同仪器重复检测后结果一致，可排除仪器、试剂因素。②方法学局限性，实验室采用的免疫抑制酶动力学法，测得未抑制活性结果乘 2 得到 CK-MB 活性结果。本例考虑肌肉过度损伤，线粒体中 CK-MB 大量释放出来，导致其假性增高，使二者结果不符。患者血中肌红蛋白也极高，尿隐血干化学检查与镜检不符很有可能就是因为它，当血中肌红蛋白增多超过肾小管重吸收时，大量的肌红蛋白从肾排出，可出现肌红蛋白尿。肌红蛋白是与血红蛋白类似的一种色素蛋白，可使干化学检查出现阳性，但镜检又未见红细胞，可见此患者很有可能是横纹肌溶解导致心肌酶增高、尿隐血假阳性和肌红蛋白尿症。该患者入院后经综合检查确诊为横纹肌溶解症，给予护肝护肾，碱化尿液，多饮水、多排尿治疗，1d 后检测尿常规，见尿隐血已阴性，心肌酶也同步下降，症状也在减轻。同时家属提醒，与一起过度运动的学生入院时的检查结果一致。可见这是典型的运动过度导致的横纹肌溶解引起的心肌酶增高和肌红蛋白尿症。

【案例总结】

横纹肌溶解症指一系列影响横纹肌细胞膜、膜通道及其能量供应的多种遗传性或获得性疾病导致的横纹肌损伤，细胞膜完整性改变，细胞内容物（如肌红蛋白、肌酸激酶、小分子物质等）漏出。常见的原因有过量运动、肌肉挤压伤、药物、自身免疫、肌酸磷酸化酶缺陷等，可导致心肌酶结果异常增高，也可导致肌红蛋白尿。尿隐血阳性程度一般来说与红细胞含量呈正比，但也存在不一致情况，由于干化学法缺乏特异性，维生素 C 会导致假阴性，尿液被污染、尿路感染时某些细菌可产生过氧化物酶，女性白带污染可引起假阳性[2]。另外，尿中红细胞被破坏，可导致隐血强、红细胞少的现象，当干化学检查与镜检结果不符时应注意鉴别。血红蛋白尿与肌红蛋白尿的传统鉴别方法是肌红蛋白能溶于 80% 饱和度的硫酸铵溶液中，而血红蛋白则不能，此操作太烦琐，可利用粪便隐血胶体金法针对人血红蛋白进行鉴别诊断。

【专家点评】

在日常工作中，往往会遇到异常高的、"不符"的结果，本案例中尿隐血干化学检查阳性与镜检红细胞阴性不符，CK-MB 比 CK 高，作者通过复测、仪器、方法学局限性分析以排除误差，及时了解病史并能结合生化和尿常规结果进行深入分析，因患者有过度运动史，心肌酶增高，CK-MB 比 CK 高可由肌肉过度损伤造成，尿隐血阳性、镜检红细胞阴性可用血清肌红蛋白结果来解释，综合诊断为横纹肌溶解症。本案例提示，当遇到异常结果时需鉴别诊断，结合病史深入分析，及时准确地核发报告，为临床提供可靠的诊断依据。

【参考文献】

[1]任婧婧. 两种检测 CK-MB 方法对比分析[J]. 中国误诊学杂志，2012，12（12）：2844.

[2]褚福琴. 尿液分析仪检测尿隐血与显微镜检查尿红细胞对照[J]. 中国医药导报，2007，4（18）：133.

76 "突出"的肌钙蛋白

作者：范娜（红河州第三人民医院检验科）
点评者：杨洪芬（贵阳市第二人民医院）

心肌肌钙蛋白（cTn）是心肌损伤坏死的标志物，对急性心肌梗死的诊断和危险分层有重要的临床意义。cTn 值升高提示心肌损伤，可见于急性心肌梗死、不稳定型心绞痛、肺梗死、心力衰竭及其他导致心肌损伤的疾病如胰腺炎、结缔组织疾病等，数值越高，损伤范围越广。在急性心肌梗死患者中，cTn 3～6h 开始释放，10～24h 达到高峰，cTnT 和 cTnI 正常恢复时间分别为 10～15d 和 5～7d；部分肾功能不全患者亦可出现升高。在日常工作中发现一例成年患者无明显心肌损伤，但是 cTnI 却升高至正常上限 10 倍以上，而心肌酶谱中的其他指标无明显升高。

【案例经过】

一次夜间值班遇到一患者心肌酶谱中 cTnI 值升高特别突出，cTnI 结果为 1.80ng/ml（参考范围 0～0.034ng/ml），但是心肌酶谱的其余几项并无明显异常，存在略微升高，这引起了值班人员的关注。核查确认标本、仪器、试剂等无误，重新采血检测仍是高值，电话询问临床医师该患者是否有心电图异常或心脏不适等，医师告知该患者无心电图异常，就诊原因是肺部感染。

隔日复查，cTnI 结果分别为 0.690ng/ml、0.464ng/ml，一直处在高于参考值上限 10 倍以上水平，经过治疗后心肌酶谱降低，cTnI 也逐步降低。后查阅患者病历，初步诊断为肺性脑病、肺部感染、2 型糖尿病性酮症酸中毒等，患者有嗜睡、口唇发绀，双肺可闻及湿啰音等。

查阅文献后了解到 cTnI 与肺部疾病相关。肺部感染患者因肺部气体交换面积减少或微生物作用可导致肺及其他组织不同程度缺氧，从而引起心肌酶和 cTnI 不同程度升高[1]。

【案例分析】

在日常工作中，一般很少发现心肌酶或 cTnI 的结果升高却没有明显的心电图异常。肌钙蛋白值升高除提示心肌损伤外，还可见于其他心脏外疾病引起的心肌损伤。有文献报道称，严重的肺部感染因气体交换面积减小，在影响肺功能的基础上会加重心脏的负担，患者肺炎病情越严重，血中的肌钙蛋白含量越高[2]。该患者无明显心电图异常，因肺部感染较严重而导致心肌组织的缺氧，从而引起了 cTnI 的升高。

【案例总结】

心肌肌钙蛋白值升高提示心肌损伤，但是不可忽略其他导致心肌损伤的疾病如胰腺炎、肺部疾病、结缔组织疾病等。肺部感染病毒、支原体或细菌后会因毒力直接侵袭心脏而引起心脏疾病，导致心肌损伤，在以往也有过报道，而对于肺部感染的患者，应注意心脏体征并进行心肌酶及 cTnI 检测，从而鉴别诊断，以便及早发现心肌损伤。

【专家点评】

本案例为临床一线工作者重视检验指标的临床应用，发现心肌酶谱多数指标基本正常，唯独 cTn10 倍以上升高，排除实验室误差因素外，分析了 cTn 的生理生化特性，与临床医师联系了解病史，进行动态观察，边工作边学习，查阅资料，最终得出结论：肺部感染也会导致 cTn 不同程度升高，且与感染程度成正比。

非急性冠状动脉综合征患者的 cTn 升高，患者氧供降低，同时机体细胞对氧的需求量增大，心脏的血供不足或血流动力学异常，导致心肌细胞受损、坏死。当机体被感染时，病原微生物也可损害心肌细胞，多种原因导致心脏功能受损，这类问题应引起检验工作者及临床的充分重视。

在 cTn 指标的临床应用中，应注意以下事项。

（1）心肌中肌钙蛋白的含量远高于 CK，因而肌钙蛋白敏感度高于 CK。该指标不仅能检测出心肌梗死患者，而且能检测出微小损伤，如不稳定型心绞痛、心肌炎。

（2）有较长的窗口期，cTnT 长达 7d，cTnI 长达 10d，甚至 14d，因此其有利于诊断迟发的心肌梗死和不稳定型心绞痛、心肌炎的一过性损伤。

（3）双峰的出现可帮助判断再灌注成功。

（4）肌钙蛋白在血中的浓度和心肌损伤范围有较好的相关性，可用于判断病情的轻重，指导临床正确治疗。

（5）胸痛发作 6h 后，血中 cTn 浓度正常可排除心肌梗死。

（6）在损伤发作 6h 内，敏感度较低，对确定是否早期使用溶栓疗法价值较小。

（7）由于其出现的窗口期长，诊断近期发生的再梗死效果较差。

（8）除了急性冠脉综合征之外，其他一些疾病的 cTnI 水平通常也会升高，如心力衰竭、心肌病、心律失常、肾衰竭、肺栓塞、急重症、药物反应等。

（9）cTnI 检测值的不同直接影响对众多临床问题的解释，如心肌梗死的发作时间、梗死面积、再灌注的评估及心肌损伤危险性的分类等。

（10）cTnI 的检测存在一些方法学问题，如分析物的稳定性、防腐剂的影响、纤维蛋白原的干扰和样本中的嗜异性抗体（HA）及类风湿因子（RF）导致的假阳性上升等，特别是不同生产厂商的 cTnI 检测试剂不同可能造成检测结果的不一致等。

【参考文献】

[1]沈蓓. 心肌酶谱与肌钙蛋白（cTnI）在肺部感染中的应用[J]. 临床肺科杂志，2007，12（9）：1024.

[2]张爱明. 重症肺炎患者肌钙蛋白变化意义的分析[J]. 中国医药指南，2014，12（14）：101.

77 急性淋巴细胞白血病引发的思考

作者：杨佳锦（中南大学湘雅二医院检验科）
点评者：庄顺红（浙江大学金华医院）

【案例经过】

患者，老年女性，主诉"血糖高 3 年，乏力及下肢水肿半个月"，2017 年 2 月 7 日就诊于笔者所在医院内分泌科。患者既往（2016 年 8 月）在外院行血常规、肝肾功能、血脂等检查，结果均正常，但未查乳酸脱氢酶（LDH）。2016 年 11 月因胸背疼痛再次就诊当地医院，各项抽血检查中除 LDH 高达 1000U/L 外，其余结果未见异常。入院后多次查血常规，结果见表 2-12。生化主要异常指标包括白蛋白 26.1g/L，LDH 2747.7U/L，尿素氮 19.27mmol/L，肌酐 97.7μmol/L，尿酸 644.2μmol/L。血液科会诊后建议骨髓穿刺，骨髓穿刺结果为急性淋巴细胞白血病（ALL）。

表 2-12 血常规结果

指标	时间		
	2017 年 2 月 7 日	2017 年 2 月 8 日	2017 年 2 月 9 日
WBC（×10⁹/L）	12.54	3.59	2.12
RBC（×10¹²/L）	1.39	1.62	2.24
HGB（g/L）	38	41	61
PLT（×10⁹/L）	7	4	3
N（%）	19.4	30.50	39.7
L（%）	69.9	59.8	44.3
备注	镜检发现异常细胞占 25%	输血后	输血后

【案例分析】

本例 ALL 患者既往就诊经历可给检验人以下提示：LDH 虽然往往被作为反映心肌损害的指标使用，但容易忽视它可提示有恶性疾病的作用。由于 LDH 的组织特异性较低，在各种疾病的急性时相期，血液病（巨幼细胞贫血、溶血性贫血、恶性贫血），心肺疾病（急性心肌梗死、肺梗死），肝胆疾病，恶性肿瘤，肾病，脑血管病等情况下，LDH 均可以升高[1]。在本病例中，2016 年 8 月各抽血结果均正常，结合当时的诊疗经过可排除上述大部分疾病，因此 LDH 的显著升高由 ALL 引起的可能性大。目前各医院虽然均开展了肿瘤标志物的检查，但这些标志物往往针对的是实体肿瘤，如肺癌、肝癌、肠癌、前列腺癌等[2]，对血液系统疾病的筛查主要是通过血常规，如果血常规各项指标无明显变化，加上工作人员疏忽容易造成漏诊。本病例就诊史较短，缺乏连续的 LDH 检测结果。以往也有 LDH 不明原因连续数年增高，最后查出是骨髓纤维化的病例，因此笔者认为体检中加入 LDH 对筛查血液系统疾病有一定的作用。除 LDH 之外，恶性肿瘤的存在同样可引起高尿酸血症，尤其是血液系统方面的肿瘤。该患者体型偏瘦，无饮酒习惯，无痛风病史，既往血糖控制尚可，可基本排除先天性和饮食上造成的高尿酸血症。而尿酸从 2016 年 8 月的 220μmol/L 升至 2017 年 2 月的 644.2μmol/L，应该与 ALL 有关。LDH 与尿酸能够在恶性疾病中升高是因为它们的升高反映了高糖代谢和高核酸合成，而这两点恰好是恶性疾病的特点。该患者尿素氮明显升高，而肌酐尚在正常范围，加上白蛋白低，均表明患者机体处于高分解代谢状态，与恶性肿瘤引起的恶病质有关。

【案例总结】

本病虽然已经被诊断为 ALL，但单从其血象的特点来看需要与再生障碍性贫血（再障）相鉴别，再障往往表现为三系的降低，少数可有两系减少，以淋巴细胞为主，但一般都有血小板的减少。一般来说急性白血病常可在外周血中发现白血病异常增生的细胞，不难鉴别。但少数 ALL 发病早期可表现出与再障类似的骨髓衰竭，从而较难与再障相鉴别[3]。在这种情况下，因为白血病细胞可呈灶性增生，多部位穿刺有利于发现原始细胞，同时骨髓活检、免疫流式技术和分子生物学检查有助于与再障进行鉴别。因此，即使遇到初发表现为三系减少的血象，也不要轻易判断为再障，还应结合镜检以查看有无原始和（或）幼稚细胞。此外，网织红细胞可反映骨髓的造血功能，它的绝对值减少是诊断再障的标准之一。目前研究表明，未成熟网织红细胞（IFR）是反映骨髓造血功能更敏感的指标，在骨髓移植后的造血功能恢复时其升高时间比网织红细胞早一半。该指标被认为在贫血的鉴别和治疗效果监测上均有不错的参考价值，其中该指标在再障中通常是降低的[4]。本例网织红细胞绝对值减低（0.014×10^{12}/L），而 IFR 比例升高（19.4%），说明造血功能并未衰竭，提示非再障可能。因此，笔者推测 IFR 可用于再障的鉴别诊断。

【专家点评】

作者从 LDH 异常升高开始分析其中的原因，考虑到 LDH 与一些恶性肿瘤、白血病、恶性淋巴瘤及一些溶血性疾病具有较强的相关性，并通过血常规网织红细胞绝对值的比较，最终得出结论。作者丰富的临床检验经验与较强的观察力和分析能力值得广大检验人员借鉴学习。

【参考文献】

[1]府伟灵. 临床生物化学检验[M]. 5 版. 北京：人民卫生出版社，2012：218.

[2]王书奎. 精准检测之肿瘤标志物研究进展[J]. 标记免疫分析与临床，2016，23（10）：1113-1118.

[3]王吉耀. 内科学（八年制）[M]. 2 版. 北京：人民卫生出版社，2010：749.

[4]刘成玉，罗春丽. 临床检验基础[M]. 5 版. 北京：人民卫生出版社，2012：121-122.

78 糖化血红蛋白异常低值的分析

作者：吉晓菲（郑州大学附属郑州中心医院检验科）
点评者：朱槿宏（兰州大学第一医院）

【案例经过】

笔者在审核结果时发现 1 例女性患者的糖化血红蛋白结果（1.40%，参考范围 4.00%～6.00%）异常偏低，经复查且反应曲线均无异常，查看血糖及血常规结果，显示血糖及血红蛋白偏低。结果见图2-37 和图2-38。

序	代号	项目名称	结果	参考范围	单位
1	GLU	葡萄糖	2.52	↓ 3.9-6.1	mmol/L
2	CHOL	总胆固醇	4.14	3.10-5.18	mmol/L
3	TG	甘油三脂	1.51	0.56-1.70	mmol/L
4	HDL-C	高密度脂蛋白	1.57	↑ 1.29-1.55	mmol/L
5	LDL-C	低密度脂蛋白	1.95	0-3.37	mmol/L
6	ASO	抗链球菌溶血素O	67.1	0-220	IU/ml
7	RF	类风湿因子	2.1	0-30	IU/ml

图 2-37　患者血糖结果

序代号	项目名称	结果	参考范围	单位	序代号	项目名称	结果	参考范围	单位
1 WBC	白细胞	8.34	3.50--9.50	10⁹/L	17MCHC	平均血红蛋白浓度	327	316--354	g/L
2 NEU#	中性粒细胞计数	5.57	1.80--6.30	10⁹/L	18 RDW-CV红细胞分布宽度CV		18.3	↑11.0--14.8	%
3 LYM#	淋巴细胞计数	2.22	1.10--3.20	10⁹/L	19 RDW-SD红细胞分布宽度SD		76.6	↑35--56	fL
4 MON#	单核细胞计数	0.48	0.10--0.60	10⁹/L	20 PLT	血小板	218	125--350	10⁹/L
5 EOS#	嗜酸性粒细胞计数	0.04	0.02--0.52	10⁹/L	21 MPV	平均血小板体积	10.00	9.40--12.50 fL	
6 BAS#	嗜碱性粒细胞计数	0.03	0--0.06	10⁹/L	22 PCT	血小板压积	0.22	0.17--0.35	%
7 NEU%	中性粒细胞百分比	66.70	40.00--75.00%		23 PDW	血小板分布宽度	11.2	9.0--17.0	%
8 LYM%	淋巴细胞百分比	26.60	20.00--50.00%		24 P-LCR	大型血小板比率	24.60	13.00--43.00%	
9 MON%	单核细胞百分比	5.80	3.00--10.00 %		25 CRP	C反应蛋白	< 0.5	0--10	mg/L
10 EOS%	嗜酸性粒细胞百分比	0.50	0.5--5.0	%					
11 BAS%	嗜碱性粒细胞百分比	0.4	0.0--1.0	%					
12 RBC	红细胞	2.29	↓3.8--5.1	10¹²/L					
13 HGB	血红蛋白	89	↓115--150	g/L					
14 HCT	红细胞压积	27.20	↓35.00--45.00%						
15 MCV	平均红细胞体积	118.8	↑82.0--100.0	fL					
16 MCH	平均血红蛋白量	38.9	↑27.0--34.0	pg					

检验意见：

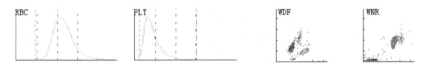

图 2-38　患者血常规结果

【案例分析】

查看病历：①中年女性，急性起病；②既往"溶血性贫血、胆囊切除术后、子宫切除术后"病史。初步诊断：①双下肢麻木无力待查，怀疑急性吉兰-巴雷综合征、周围神经损伤；②溶血性贫血；③胆囊切除术后；④子宫切除术后；⑤怀疑高血压。与临床沟通后，发出结果。

查房及会诊记录：患者溶血性贫血2个月，入院后查血红蛋白、珠蛋白低，请血液科会诊以指导治疗。患者入院后空腹血糖低、糖化血红蛋白低，患者无低血糖症状，请内分泌科会诊后考虑查低血糖原因，建议查胰岛素释放、C肽、胰岛素相关抗体、促肾上腺皮质激素（ACTH）、甲状腺功能、皮质醇节律等；监测血糖，及时纠正低血糖。结果显示均无异常。

【案例总结】

1. HbA1c测定意义的局限性和缺点　首先，个别糖尿病患者Hb的基因多态性及Hb的突变（如α链的Ala120Glu突变）使Hb的糖化不增加，血糖和HbA1c升高不呈比例，因此HbA1c测定无意义。其次，有些糖尿病的HbA1c升高不明显或不升高，但糖尿病的慢性并发症却十分明显，这说明HbA1c仍不能完全反映病情的渐进变化过程和程度（因HbA1c仅代表4～8周前的血糖总水平），在这些情况下，可用血清果糖胺、糖化血清白蛋白、血清1,5-脱水山梨醇（1,5-AG）等来协助诊断。最后，不能单用HbA1c作为糖尿病的诊断指标，因许多因素可影响HbA1c浓度，如尿毒症中的氨基甲酰化、青霉素、阿司匹林及酒精中毒出现的某些代谢产物可影响其测定结果。在一些电泳和离子交换方法中，HbF可以与HbA一起被层析分离出来，使HbA1c呈假性升高，而HbS和HbC又可降低其结果，这是因为它们可与HbA一同被洗脱出来。溶血性贫血的患者或者存在急性、慢性失血的患者及妊娠妇女的红细胞寿命缩短，HbA1c含量下降[1]。有报道称[2,3]，维生素C和维生素E也可以降低HbA1c，这可能是阻滞了糖化过程而引起的。

2. HbA1c假性降低　任何能缩短红细胞寿命或减少红细胞在高糖环境中的暴露时间，增加红细胞周转的因素均可造成HbA1c水平降低，这些因素如急性或慢性失血、溶血性贫血、脾大等均可造成HbA1c结果呈假性降低。葡萄糖-6-磷酸脱氢酶（G-6-PD）缺陷可导致HbA1c水平降低[4]。也有研究报道称，G-6-PD缺陷是2型糖尿病的风险因素之一[5]。

通常，慢性肾病患者的HbA1c结果呈假性降低。这最初与随着红细胞的减少而引起的慢性贫血有关，然而，促红细胞生成素的治疗和高尿素血症的存在等多种因素的相互作用产生不同的效果，从而进一步影响HbA1c。总之，对于终末期的肾病患者，易于低估患者的平均血糖浓度，临床医师应考虑使用血糖控制的替代指标。

在妊娠初期，HbA1c不能真实地反映血糖水平，因为红细胞寿命由约120d减少到90d左右，同时促红细胞生成素产生增加。HbA1c值在妊娠12～16周进一步降低，直到妊娠20～24周停止。HbA1c水平在妊娠9个月时又重新开始升高。因为在妊娠期间HbA1c水平通常呈假性降低，故不能用于诊断妊娠糖尿病[6]。反而，OGTT试验可以用来筛查和诊断，在妊娠期间的血糖管理应首选自我血糖监测。

影响HbA1c假性降低的补充品和治疗药物包括维生素E、利巴韦林和α干扰素。维生素 E 每天剂量达到 600～1200mg 即可减少蛋白质的糖化作用，而利巴韦林和 α 干扰素能够引起可逆的溶血性贫血。

【专家点评】

HbA1c 是用来了解患者近 2～3 个月血糖水平的一个指标，如果血红蛋白有问题，应该采用糖化白蛋白或近期即时血糖以提供相应信息。不同 HbA1c 的检测方法有各自的局限性，有些方法遭遇特殊标本就会出现检验的局限性。文中 HbA1c 检测的仪器型号、检验方法缺失，HPLC 法是国际推荐的 HbA1c 检测的"金标准"，文中针对糖化血红蛋白结果出现的异常并未从检验本身的角度采用"金标准"的方法（或其他检验方法）去验证可能出现的原因。对于该患者糖化结果的偏低还应分析具体所用的药物，以排除相应的影响。

除了检验方法本身的原因外，血红蛋白因素和红细胞因素也会造成糖化血红蛋白结果的偏差，而该病例患者诊断有溶血性贫血，会造成相应红细胞寿命或血红蛋白结构和功能的改变，在这方面应该再提供一些辅助的证据；地中海贫血也应该与之相鉴别，提供相应的分析结果。

【参考文献】

[1]薛声能. 糖化血红蛋白的研究进展[J]. 国际内科学杂志，2008，35（10）：586-601.

[2]Shirpoor A，Ansari MHK，Salami S，et al. Effect of vitamin E on oxidative stress，status in small intestine of diabetic rat[J]. World J Gastroenterol，2007，13：4340-4344.

[3]Belai A，Lincoln J，Milner P，et al. Differential effect of streptozotocin-induced diabetes on the innervation of the ileum and distal colon [J]. Gastroenterology，1991，100：1024-1032.

[4]李晶晶，阚丽娟，张秀明，等. 葡萄糖-6-磷酸脱氢酶缺乏与糖化血红蛋白的关系[J]. 国际检验医学杂志，2015，36（15）：2177-2179.

[5]阚丽娟，李晶晶，张秀明，等. 葡萄糖-6-磷酸脱氢酶缺乏与 2 型糖尿病的关系[J]. 国际检验医学杂志，2015，36（16）：2297-2300.

[6]杭春中，季中泽. 糖化血红蛋白对糖尿病的诊断价值分析[J]. 检验医学与临床，2012，20（11）：110.

79　糖尿病患者空腹血糖低的分析

作者：卢兴兵　曾素根（四川大学华西医院实验医学科）
点评者：朱槿宏（兰州大学第一医院）

【案例经过】

患者，女，81 岁，糖尿病病史 20 余年，因"维持性血透 1 年余，伴心累气促不适 4d"入院。入院诊断：慢性肾病尿毒症期、2 型糖尿病和糖尿病足。目前给予门冬胰岛素早中晚餐前 14U 皮下注射，甘精胰岛素睡前 14U 皮下注射控制血糖，平素血糖控制尚可。

实验室血生化检测结果：总胆红素（TBIL）5.5μmol/L、直接胆红素（DBIL）0.8μmol/L、间接胆红素（IBIL）4.7μmol/L、ALT 8IU/L、AST 7IU/L、总蛋白（TP）67.8g/L、白蛋白（ALB）40.3g/L、球蛋白（GLB）27.5g/L、血糖（GLU）2.37mmol/L、尿素（UREA）23.3mmol/L、肌酐（CREA）407μmol/L、尿酸（URIC）325mmol/L、碱性磷酸酶（ALP）72IU/L、谷氨酰转移酶（GGT）26IU/L、肌酸激酶（CK）67IU/L、钠 138.8mmol/L、钾 4.45mmol/L、氯 100.7mmol/L、二氧化碳结合力（CO_2CP）21.4mmol/L、钙 2.08mmol/L、镁 1.30mmol/L、无机磷 2.22mmol/L。

【案例分析】

审核报告时发现早晨空腹 GLU 2.37mmol/L，对此检测结果产生怀疑，先查看仪器状态，仪器无报警信息，血清 GLU 反应曲线正常，排除了仪器因素；难道是标本自身原因吗？将标本再离心进行重复检测，复查后结果为 2.36mmol/L，与前次检查结果基本一致，排除该标本自身因素。随后，立即与临床医师联系，了解患者情况，患者睡前规律服用降糖药且患者空腹血糖历史结果分别为 8.12mmol/L、7.23mmol/L、5.91mmol/L，符合降糖治疗预期结果，排除睡前降糖药服用过量导致早晨低血糖；当前患者状况良好，生命体征平稳，未出现头晕、手脚麻木、冒虚汗等一系列低血糖的临床表现，说明该低血糖结果与临床表现不符。继续追问标本采集情况，得知护士 7：00 抽取了该患者的血液标本，14：06 检验科才接收该标本，室温放置长达 7h，标本中的血糖消耗降低。随后，通知临床人员重新抽取标本复查，复查后的随机血糖结果为 7.12mmol/L，符合临床情况，避免了一次"低血糖"可能误导临床医师对该糖尿病患者采取升高血糖的治疗。

【案例总结】

1. 对于检测结果明显异常时，应先检查仪器状态、报警信息、检查项目的反应曲线等；检查标本是否合格，抽血前是否有服用药物等干扰因素。然后将标本重新离心复查，查看历史结果。

2. 检验科人员应该和临床医师积极沟通，了解患者的病情资料和药物史。本案例患者有糖尿病病史 20 余年，规律服用降糖药，历史血糖监测控制良好；当前患者状况良好，生命体征平稳，未出现头晕、手脚麻木、冒虚汗等一系列低血糖临床表现，说明该低血糖结果与临床表现不符。在排除仪器和患者病情因素外继续追踪标本质量控制，发现低血糖结果是由标本在室温放置太久未及时送检造成的。研究表明[1]，血液离体后红细胞经糖酵解途径分解葡萄糖，导致血液中葡萄糖浓度下降，尤其是血细胞比容较高的标本，由于红细胞数量多，血清量少，红细胞糖酵解作用更加明显，若离心处理较晚，对血糖结果会产生极为明显的影响。一般在室温条件下，血糖会随着时间的延长以每小时7%左右的速度进行分解消耗，而分离的血清血糖浓度在室温可保持5～8h[2]恒定。大多数实验室已经尽力缩短标本的运送时间，而且能够做到标本送达实验室后及时离心处理。但是，一些大型实验室，由于标本量大，检测速度不能满足临床实验室标本检验结果回报时间（TAT）的要求，导致大量标本在开盖的状态下等待检测，这样就造成血清暴露在室温环境下，由于水分蒸发造成检测结果的偏高。因此，为防止血糖的分解，应尽早送检并离心检测，对于那些不能立即进行血糖检测的标本，应尽量离心分离血清并置于4～8℃环境中保存[3]。

3. 检验前质量管理是决定检测结果真实性和准确性的前提及重要影响因素，检验前主要特征是全员参与，包括检验人员、临床医师、护士、护工人员及受检者本人，任何一个环节的疏漏或不规范均可导致检验结果的误差[4]。因此，检验人员应该严格按照有关SOP文件规定的标本采集、运送、接受和拒收等措施加强检验前质量管理，确保检验前的工作符合检验要求。当出现"危急值"的检测结果时多一点"怀疑"，积极与临床医师沟通，检查标本仪器，综合进行判断分析，减少实验前误差。确保检测结果准确无误后再报危急值，避免医疗事故的发生。

【专家点评】

本案例比较典型，常规工作中经常会遇到。作者处理过程思路清晰，恰当无误，从自查到与临床人员沟通，严格按照流程。遇到此类事件，除做好分析中的测定外，一定要与临床人员沟通，优化与完善分析前工作流程，加强检验前质量管理。也可以与临床沟通，检测血糖是否可以用灰盖管（氟化钠抗凝管）采集标本。

检验前质量管理很关键的一条就是必须建立起监控样本时间采集的制度并如实记录，同时严格培训样本采集及运送人员，否则样本已过最佳检测期限，实验室依然不清楚，导致结果异常，而这种分析前质量问题在实验室内部，如通过质控、仪器反应曲线等有时也很难发现。

【参考文献】

[1] 童绍珍. 血液病标本放置时间的长短对血糖监测的影响探讨[J]. 国际检验医学杂志, 2013, 24 (15): 2030-2031.

[2] 王路, 刘旻, 徐承, 等. 氟化钠抗凝管离心前、后放置时间对血糖测定值的影响[J]. 检验医学, 2015, 30 (1): 61-63.

[3] 李德琴, 刘兰民, 卫丽. 高原地区干燥环境下血液标本离心后室温放置时间对血糖结果的影响[J]. 国际检验医学杂志, 2016, 37 (14): 2038-2039.

[4] 王利新, 潘琳, 魏军, 等. 医学实验室质量管理体系研究[J]. 检验医学与临床, 2013, 10 (6): 754-756.

80 糖尿病患者血糖不高的分析

作者：康婷芬（太原市第八人民医院检验科）
点评者：杨洪芬（贵阳市第二人民医院）

【案例经过】

笔者值班时收到一门诊患者标本，诊断为 2 型糖尿病，这是一名定期检测血糖的患者，此次只查空腹血糖和糖化血红蛋白（HbA1c），血糖结果为 6.1mmol/L，HbA1c 为 6.9%。经过再次复查，血糖值不变。

【案例分析】

这种情况可以理解为过去血糖控制得不好，而最近血糖控制得比较好，所以糖化血红蛋白水平升高，而空腹血糖趋于正常，这是大家习惯的解释。但是还存在着另外一种解释，HbA1c 轻度升高（<7.3%）时，其受餐后血糖的影响更甚[1]，这时空腹血糖可能是正常的，也可能是空腹血糖与 HbA1c 结果不符合。如果按照上述这种情况的解释，首先应排除因检测方法和患者自身存在的生物学因素导致的情况。

（1）标本的问题：检验科检测血糖肯定是测定血清或血浆样品，取血后血细胞中的糖酵解会使血糖下降，当有白细胞增多或细菌污染时，葡萄糖的损失会增加。咨询采血室，患者无药物影响且标本采集后立即分离血清，血糖最长能稳定 24h。因此，不能排除感染性因素。

（2）全自动生化仪多项目、多样本长期使用致其清洗能力下降，比色杯老化引起的吸附能力增强，生化仪内污垢积聚，常规清洗不能消除交叉污染，增加了试剂间化学污染可能。检查试剂仓位，发现葡萄糖试剂与肌酐、尿素试剂不相邻，不会存在交叉污染。

（3）难道是方法学本身的问题？检测方法为氧化酶 GOD-POD 法，其原理是利用氧和水将葡萄糖氧化为葡萄糖酸，并且释放过氧化氢，过氧化氢酶在色原性氧受体存在时将过氧化氢分解为水和氧，并使色原性氧受体 4-氨基安替比林和酚去氢缩合为红色醌类化合物，其颜色深浅与葡萄糖浓度成正比[2]。第二步反应特异性较差，很多还原性物质可以引起负干扰。维生素 C、胆红素、血红蛋白等可抑制其呈色反应。

循证验证：根据以上怀疑进行验证。当时没有报告结果，而是联系临床进行沟通。了解到此糖尿病患者 68 岁，常用便携式血糖仪测试血糖，早上刚测过血糖为 6.8mmol/L。显然空腹全血浓度比血浆葡萄糖浓度低 12%～15%。询问患者有没有不舒服、上呼吸道感染，患者回答："最近天气不好，脚有点痛。"出于医务人员的直觉，怀疑为关节炎或痛风，难道是痛风影响葡萄糖测定结果？立即测试标本，结果显示尿酸 826μmol/L。为了排除还原性物质的干扰，检验科通常在使用氧化酶法试剂时备有己糖激酶试剂，更换试剂后血糖测定结果为 7.2mmol/L，最终找到了问题发生的原因。

糖尿病与痛风都是体内代谢异常所引起的疾病，二者有共同的发病基础，均可由胰岛素抵抗引起[3]。另外，因为糖尿病患者调节血糖胰岛素缺乏，导致体内持续处于高血糖状态，影响其他物质的代谢，致使脂肪、蛋白质、水和电解质紊乱。人体内的尿酸是由食物中的嘌呤代谢和体内自身代谢产生的。因此，血糖值高者，尿酸值也会比较高。痛风患者应该定期监测血糖，而糖尿病患者同时也要注意预防痛风。

【案例总结】

尿酸是核酸嘌呤分解代谢的终产物，主要来源于体内组织核酸的分解，随肾脏排出体外，而它又是一种还原性物质，用葡萄糖氧化酶法（GOD-POD 法）测定血糖时可与色素原竞争过氧化氢，产生竞争性抑制，使血糖测定结果比真实值偏低。所以临床上应注意，在看检验报告单时，如血糖测定方法为 GOD-POD 法，应结合尿酸的检测结果来判断患者是否血糖升高，特别是当尿酸的检测结果偏高而血糖的结果处于临界值时，应考虑尿酸对血糖的影响，以免给患者造成误诊、误治。

【专家点评】

该病例讨论了血糖正常而糖化血红蛋白增高的原因，着重分析了方法局限性导致的血糖检测负干扰现象，从标本、设备、试剂三方面进行了可能的原因分析及排查，同时与临床及时取得联系，得知患者有痛风的体征，检测尿酸果然升高，进而排除尿酸升高对葡萄糖氧化酶测定血糖的影响。重点提示，对于使用 GOD-POD 法测定血糖时，检验工作者应警惕尿酸等还原性物质造成的假阴性。

糖尿病病因是胰岛素相对或绝对分泌不足，或胰岛素作用缺陷引起糖、蛋白质、脂肪、水和电解质等一系列代谢紊乱。因此，空腹血糖是一个经常监测的指标，正如笔者所说，在临床上大多数糖尿病患者都会出现空腹血糖增高的情况，但在实际运用中由于方法学的缺陷，仅查空腹血糖容易造成漏诊或误判的情况，所以建议血糖调节受损的人群应同时监测糖化血红蛋白更为可靠。糖化血红蛋白在体内含量相对稳定，不受抽血时间、是否空腹、是否使用胰岛素的影响，是血糖控制监测的"金标准"。本案例所涉及的尿酸是嘌呤代谢的终产物，既有抗氧化又有促氧化作用，这与机体内的化学微环境有关，一般成人的高尿酸血症有可能是胰岛素抵抗造成的，高尿酸血症是糖尿病前期及糖尿病的危险因素之一。

患者的结果与真实值间的差异主要受 3 个因素影响：系统偏差、精密度和干扰。本案例主要因素是干扰，由一个干扰物引起的不能预料的作用可使临床检验结果具有显著的误差，被干扰的结果可能影响临床医师的决定，给医患双方带来不利影响。对实验室来说，通过干扰评价试验和厂商提供的干扰声明以明确干扰物质引起的检验结果差异。任何一种分析方法都可能存在干扰，不断改进方法的特异性是临床检验的一个质量目标，检验工作者有责任弄清楚实验方法的分析特性及干扰物质给标本检测带来的影响，能够分析干扰的作用并鉴别其效应，评价其医学意义，确定其原因以持续改进，为临床提供尽可能正确的检验结果。

【参考文献】

[1]Woerle H J，Neumann C，Zschau S，et al. Impact of fasting and postprandial glycemia on overall glycemia control in type 2 diabetes Importance of postprandial glycemia to achieve target HbA1c levels[J]. Diabetes Res Clin Pract，2007，77（2）：280-285.

[2]Barham D，Trinder P. An improved colour reagent for the determination of blood glucose by the oxidase system[J]. Analyst，1972，97（151）：142-145.

[3]吉梅. 聚焦糖尿病并发痛风[J].糖尿病之友，2014，5：52-58.

81 疑惑的糖耐量-胰岛素释放试验结果

作者：刘小柳（深圳市罗湖区人民医院）
点评者：吴立翔（重庆市肿瘤医院）

【案例经过】

生化实验室的一位资深老师对一个检验结果产生疑惑不解：患者的胰岛素和血糖值均在 30min 和 120min 时出现高值，曲线呈波浪形，与往常患者做的单个高峰相形不太一样，且患者的血液标本、检测试剂、仪器质控都是在保质期，护士也是严格按照胰岛素释放试验的时间点抽取的血液。患者的血糖、糖耐量-胰岛素释放试验和促肾上腺皮质激素（ACTH）的结果见图 2-39、图 2-40 和表 2-13。

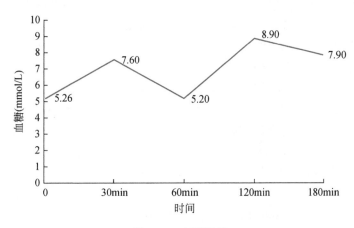

图 2-39 血糖结果

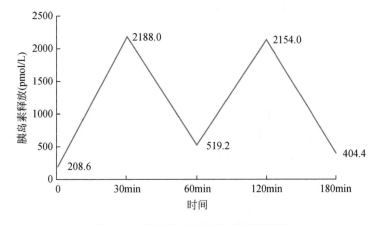

图 2-40 糖耐量-胰岛素释放试验结果

表 2-13　患者 ACTH 检查结果

项目	结果	参考范围	检测方法
ACTH（0：00）	1.02pmol/L	1.60～13.90	电化学发光法
ACTH（8：00）	9.64pmol/L	1.60～13.90	电化学发光法
ACTH（16：00）	2.95pmol/L	1.60～13.90	电化学发光法

患者 ACTH 结果显示正常，笔者对血糖和胰岛素的结果甚是疑惑，致电联系临床医师。

【案例分析】

查看病历：患者，女，41 岁，无明显诱因自觉头晕，体位改变明显，全身乏力，持续性耳鸣，头目不清，颈部酸痛，左手指麻木，无耳聋，无明显胸闷心悸，无恶心、呕吐，无视物模糊，稍咳嗽，咳灰色黏痰，不易咳出，无发热、恶寒，无腹痛、腹胀、腹泻，无上下肢水肿，无晕厥、失语等，口干口苦，纳可，二便尚调，睡眠不佳，半年来体重明显增加 23kg。既往有子宫肌瘤病史，月经史 15～40 岁，有地中海贫血家族史，否认高血压、糖尿病、冠心病、甲状腺功能亢进等病史，否认外伤、输血、中毒病史，自述不明原因全身布满瘙痒性皮疹。辅助检查：入院指尖血糖 7.60mmol/L；血常规：NEU% 77%；CRP、凝血功能、肾功能、心肌酶正常；空腹葡萄糖 7.45mmol/L，糖化血红蛋白 6.8%。

临床医师认为之所以会出现这样的情况，可能与患者做糖耐量试验前两天服用格华止（盐酸二甲双胍片）有关，该品与胰岛素合用，空腹状态下口服盐酸二甲双胍 0.5g 的绝对生物利用度为 50%～60%，降低胰岛素抵抗，可增加胰岛素的降血糖作用。据文献报道称，第一时相的峰值是由于自身分泌的胰岛素中含大量无降糖作用的胰岛素原[1]，该患者胰岛第一分泌时相过度代偿，30min 胰岛素形成假性峰值而导致血糖增高；该患者是有较轻胰岛素分泌功能缺陷伴胰岛素抵抗的个体[2]，胰岛素在第二分泌时相形成正常峰值（2h 胰岛素是真正的胰岛素分泌峰值），该患者自身分泌的胰岛素峰值在 2h，血糖在 2h 出现峰值，但是从 8.9mmol/L 至 7.9mmol/L 已经呈现下降趋势。

临床医师补充道，该患者最终诊断为椎-基底动脉供血不足、颈椎病（混合型）、急性上呼吸道感染、高低密度脂蛋白胆固醇血症、甲状腺结节、肥胖症、乳腺增生、地中海贫血，临床上称为代谢综合征。代谢综合征紊乱造成的胰岛素抵抗也会影响糖耐量的异常结果，但是临床上少见具体相关的研究。

【案例总结】

在临床上，胰岛功能检测有助于了解胰岛 B 细胞的储备功能，是诊断糖尿病和区分糖尿病类型及决定治疗方案的最可靠方法，血浆葡萄糖浓度是调节胰岛素分泌的主要原因，摄入葡萄糖后血糖升高，刺激胰岛 B 细胞分泌胰岛素量增加，胰岛内 B 细胞对静脉口服葡萄糖后浓度增高的刺激反应呈双相性[3]。

第一时相是快速分泌相，门静脉血浆中胰岛素在 2～5min 即达到最高值，图像以速率敏感短暂胰岛素释放为特征，呈尖锐高峰曲线，反映 B 细胞储存颗粒中胰岛素的分泌，与糖耐量有一定关系；第二时相是延迟缓慢相，1～2h 后有缓慢的输出，反映新胰岛素的合成和胰岛素原分泌的时期。

　　最新研究发现，胰岛素分泌不仅出现第一、二时相，且出现了第三时相，一种说法认为第三时相是抑制效应的初始或驱动作用的衰退，即在第二时相胰岛素分泌进行性增多的持续刺激下，时间依赖性胰岛素释放增加，反映了葡萄糖和其他促分泌素有放大各自信号的性能，称为时间依赖性强化。自 1.5～3.0h 起第三时相胰岛素开始，以自发性分泌下降到峰值 15%～25% 为特征，持续超过 48h。另一种说法是第三时相是一种代谢性反馈抑制，因本身分泌能产生一种抑制分泌的环行通路，如胰岛素分泌需要钙离子，而接触葡萄糖后钙储存及对细胞钙的敏感性下降，故第三时相胰岛素分泌反映了钙通道活性或钙在 B 细胞间隙的再分布改变，造成一种对各种促分泌素反应的反馈抑制现象。它是发生在胰岛素释放机制中的一种现象，与胰岛素生成无关，它反映 B 细胞恢复敏感阈值降低到代谢性反馈抑制[4]。

　　作为一名检验人员，必须虚心学习并与临床多沟通。学习就像登山，只有坚持不懈的人才能到达顶峰。

【专家点评】

　　本例患者的糖耐量-胰岛素释放试验结果异常，通常情况下会怀疑血液标本顺序是否颠倒或标本放置时间较久，然而作者均排除这些因素，这一结果让多数医师也很迷惑。医师怀疑为二甲双胍对胰岛素的影响，作者从胰岛素最新时相学说的角度阐述并分析了出现双峰的可能性，解释合情合理。若需进一步确定是否为盐酸二甲双胍的影响，建议停止服用盐酸二甲双胍 1 周后，再次进行糖耐量及胰岛素检测以对比。

　　糖尿病的起因很多且复杂，有研究发现肥胖对不同糖耐量人群胰岛 B 细胞分泌功能的影响各不相同。对于本例肥胖患者，根据其血糖值可诊断为糖耐量递减，且有子宫肌瘤病史、地中海贫血等多种疾病，因此在血糖代谢和胰岛素分泌中也可能有特殊的影响，还有待进一步研究。

【参考文献】

[1]郭永铁，耿洁. 双峰型胰岛素释放曲线的初步分析[J]. 国际放射医学核医学杂志，2010，34（6）：359-362.

[2]贾伟，陆俊茜. 新诊断 2 型糖尿病患者一相胰岛素分泌和胰岛素敏感性评估[J]. 中华内分泌代谢杂志，2007，23（2）：100-103.

[3]杜玉名，尹洪君. 瑞格列奈与二甲双胍联合治疗对 2 型糖尿病胰岛素早期分泌时相的影响[J]. 中国老年学杂志，2004，24（6）：512-513.

[4]马晓静，周健，贾伟平. 葡萄糖耐量试验的原理及临床应用[J]. 上海医学，2009，32（5）：440-443.

82 全自动生化分析仪协助诊断多发性骨髓瘤

作者：颜霞（襄阳市中心医院检验科）

点评者：吴立翔（重庆市肿瘤医院）

全自动生化分析仪具有操作简单、检验速度快、检验结果准确度高等优点，目前已被广泛应用于临床。生化分析仪在日常使用过程中会对不合格标本产生报警提示，常见提示包括样本量不足、样本中有气泡、样本空缺、样本堵孔、结果超限等。检验工作人员正确判断、合理分析警示原因并加以处理，不仅能保证生化项目的可靠性，还能对疾病的诊断提供有力的帮助。笔者所在医院检验科在使用 ADVIA2400 全自动生化分析仪检测时，因仪器报警提示"样本堵孔"，查找原因却发现了 1 例多发性骨髓瘤患者。

【案例经过】

患者，男，76 岁，因反复发作阵发性胸闷、胸痛，伴头晕、乏力、贫血、消瘦半年余，于 2016 年 5 月 30 日以"冠状动脉粥性硬化性心脏病，心房颤动，心功能Ⅲ级"收入笔者所在医院心内科。在进行生化检验时，ADVIA2400 全自动生化分析仪报警提示"样本堵孔"。检验人员按照常规处理方式观察标本外观，清亮无胶冻状，先用玻棒轻轻搅拨标本血清层，没发现有凝状物或黏液丝等可造成堵孔的物质，随后重新离心标本，对标本重新测定，结果仪器再次报警提示"样本堵孔"，故取出标本检查。将标本用生理盐水分别进行 2 倍、4 倍、6 倍稀释后再次测试，观察样品杯底部没有黏稠物沉淀，标本正常通过仪器测试。其测定换算结果为总蛋白（TP）107.6g/L，白蛋白（ALB）29.4g/L，球蛋白（GLB）87.6g/L，尿酸（UA）429.8μmol/L，肌酐（Cr）99.5μmol/L，尿素（Urea）10.6mmol/L，C-反应蛋白（CRP）44.17mg/L，钙离子 1.92mmol/L，补体 C 30.66g/L，补体 C4 0.04g/L，超敏肌钙蛋白（hs-TNI）8.2pg/ml，肌红蛋白（MYO）74.6ng/ml。随后检验人员联系临床医师沟通情况，分析此标本排除了因抗凝不合格或治疗用药等外在因素所致的异常，仪器提示"样本堵孔"考虑是标本自身原因所致，可能为血浆黏稠度过高或有冷凝集现象。将此标本离心后直接放于 5℃冰箱 5min 后血浆出现凝集现象，取出放置室温后凝集现象消失。随即补做免疫球蛋白试验，结果为 IgM 0.10g/L、IgG 64.60g/L、IgA 0.20g/L、Igκ＜0.27g/L、Igλ 17.80g/L。查阅血细胞检验结果：WBC 2.57×10⁹/L、中性分叶核粒细胞百分比 91.3%、淋巴细胞百分比 1.4 %，单核细胞百分比 5.6%，RBC 2.22×10¹²/L，HGB 75g/L，PLT 90×10⁹/L，红细胞沉降率 150mm/h；外周血细胞形态分析示中性粒细胞比率增高，镜下红细胞呈缗钱状排列；通过以上实验结果及临床分析，并查阅相关资料及文献[1-3]，高度怀疑为巨球蛋白血症。建议主治医师对患者进行血清免疫固定电泳、骨髓细胞学等检查：免疫固定电泳见 IgG+λ蛋白特异性结合带；骨髓穿刺检查示浆细胞样瘤细胞分类占 24%，可见双核质及淋巴样浆细胞浸润。经多个临床科室结合 ECT 等影像学检查结果讨论会诊，最终确诊为多发性骨髓瘤（IgG 型）。随即转入血液内科，治疗 3 周后症状减轻，出院。

【案例分析】

高黏度血液标本常见于血黏滞综合征如高脂血症、原发性巨球蛋白血症等。多发性骨髓瘤（MM）是一种骨髓异常浆细胞过度增殖的血液系统恶性肿瘤，好发于中老年人，约占所有血液系统肿瘤的10%[4]。克隆免疫球蛋白病又称为异常球蛋白血症（副球蛋白血症），包括MM、轻链型淀粉样变、轻链沉积病、巨球蛋白血症、冷球蛋白血症等一组疾病。这类疾病因浆细胞过度增生分泌大量单克隆巨球蛋白，导致血标本黏度增高，红细胞呈缗钱状排列[1-3]，而MM血浆的高黏滞性导致全自动生化分析仪出现吸样错误或异常报警[1]。

【案例总结】

MM的早期临床表现多样，如骨痛、贫血、肾功能不全、感染、出血、高钙血症、神经症状、心肌病变等多器官多系统病理改变，因特异性差异首诊误诊率高达70%[5]。根据《中国多发性骨髓瘤诊治指南》[6]中实验室重要诊断标准，血清中单克隆免疫球蛋白（M蛋白）IgG＞35g/L、IgM＞15g/L，IgD＞2g/L，IgA＞20g/L，IgE＞2g/L及骨髓中浆细胞分类中10%～30%伴形态改变，为本病确诊的主要依据[3]。因此，当实验室检查发现高黏滞性血液标本时，在确保仪器性能良好、正确处理标本的情况下需及时联系临床医师进行沟通，并建议对可疑病例进行免疫球蛋白定量监测、血清蛋白电泳、免疫固定电泳、骨髓穿刺细胞形态学、骨髓病理活检以进一步确诊，为临床早期诊断、早期治疗、减少误诊提供依据。

【专家点评】

通过全自动生化分析仪检测血样时仪器报警提示"样本堵孔"，从而引起检验人员怀疑此现象可能为患者自身疾病原因所致，进而补做免疫球蛋白试验，发现IgG明显升高，通过其他检查最终诊断为多发性骨髓瘤。本文逻辑性强、观点明确、层次清楚，标题充分、准确、全面地反映了本文的中心内容，从生化检验项目推出血液系统疾病，标本状态、仪器警示、免疫球蛋白测定等可以辅助诊断多发性骨髓瘤。本文实用性强，能解决生化检验中遇到的实际问题，具有较高的实用价值，检验是一个整体，多方向、多学科考虑对疾病的早期诊断有重要的作用。

【参考文献】

[1]席文华，李泽文，刘汝胜. 高黏样品影响全自动生化分析仪加样量[J]. 实验与检验医学，2012，10（30）：500-501.

[2]张之南，沈悌. 血液病诊断及疗效标准[M]. 3版. 北京：科学出版社，2007：163-165.

[3]朱婉秋，陈文明. 多发性骨髓瘤诊断标准的更新：2015年国际骨髓瘤工作组会议报道[J]. 国际输血及血液学杂志，2015，38（6）：554-556.

[4]Chesi M，Bergsagel P L. Advances in the pathogenesis and diagnosis of multiple myeloma[J]. Int J Lab Hematol，2015，37（Suppl 1）：S108-114.

[5]汪江，颜维仁. 多发性骨髓瘤误诊原因分析[J]. 临床误诊误治，2010，23（8）：753.

[6]黄晓军，路瑾，侯能，等. 中国多发性骨髓瘤诊治指南[J]. 中华内科学杂志，2015，12（54）：1066-1070.

83　复凝的血清

作者：徐瑞平（河南省镇平县第二人民医院检验科）
点评者：朱槿宏（兰州大学第一医院）

【案例经过】

下午值班，病房送来 3 管血标本急查，操作模式是固定化的，常规直接上机检测，凝血标本先进行离心，笔者所在医院只有红色促凝管，按要求先温浴 20min 后再离心 10min。生化管离心后血清清亮，量也很多，吸出一部分做电解质分析，剩余部分直接上机做生化分析。

十多分钟后生化结果出来了，血糖 28.62mmol/L，尿素 37.64mmol/L，肌酐 273.9μmol/L。血糖、肾功能检测项目结果都超过危急值。根据检验科要求，超过危急值的结果要复查后才能发报告，检查血清足量，随后直接点击了复查。检查了电解质结果后，在丢弃电解质反应杯时无意发现情况不对，血清有问题，有凝固的迹象。

于是立即暂停复查，将标本从生化分析仪里取出，仔细观察发现促凝管里的血清还是清亮、流动的。用棉签轻挑，感觉并无纤维蛋白丝。这不符合常理啊！再次将剩余的标本和做电解质剩下的一点儿血清放在水浴箱继续温浴。10min 后，做电解质剩余的那一点儿血清因为量少加上温浴已经彻底凝固了，这说明第 1 次离心完的标本纤维蛋白原的确没完全凝聚，但是促凝管里的血清经肉眼观察却是清亮可流动的。

难道该患者的血无法凝固？查看该患者其他检测结果，仪器显示血小板正常，而凝血结果果然有问题，凝血酶原时间（PT）、国际标准化比值（INR）、活化部分凝血活酶时间（APTT）无数据，结果显示"****"。PT、APTT 无结果，而抗凝管血清又不凝固，那应该是结果偏高，超过了仪器设定的参数范围。PT、APTT 延长，血小板正常，一般考虑维生素 K 缺乏、肝病或使用华法林或肝素治疗。

联系医师询问患者情况，医师说患者因昏迷入院，曾在诊所输液数天，具体用药不详。于是笔者询问医师患者是否使用了抗凝药物，医师表示患者出现过心肌梗死，应该使用过抗凝药物。笔者向医师报告了患者血清的特殊状况，医师也很重视，让检验科尽量想办法测出结果。随后医师经再次询问患者家属得知，患者平时服用华法林，但并不规范，属于"饥一顿饱一顿"型，对 INR 更是没有监测。华法林能拮抗维生素 K，导致 PT、APTT 延长[1]。患者服用药物不规律，导致血液不凝固。

因为各种原因，笔者所在医院做生化只有红色促凝管，但是经过 1h 温浴血清还是没有凝固，吸出后置于反应杯里的血清，温浴后挑出纤维蛋白丝再温浴还是会再次凝固。不敢冒险再上机做生化分析，万一堵了仪器呢？为了不耽搁报告急诊患者的检验结果，用 EDTA 抗凝的血常规血浆重做了所有的检验项目，检测结果显示血糖和肾功能还是超过危急值，报给医师后医师表示感谢，并表示已经及时与患者沟通。直到 2h 后，该血清还是一直没完全凝固。只是稍微有点混浊，但若用棉签挑还是没有纤维蛋白丝。

已下班时间没有再对标本进行追踪观察。第二天上班，特意检查了标本，发现该患者没有再次送检标本，联系医师后得知患者已经去世，幸好检验科危急值报告及时，与患者沟通及时，没有出现医疗纠纷。

【案例分析】

在临床工作中偶尔可以见到一些离心后标本的血清复凝，复凝血清一般多见于服用大量抗凝药物的患者、透析后的患者和危重症导致的凝血功能紊乱患者[2]。这些患者或是用了大量的抗凝药物，或是体内凝血功能紊乱导致血液不容易凝固，如果不注意，这样做出来的结果不仅不准确，甚至有可能堵塞仪器。

因此，检测完毕的样本，从生化仪器上取出时应该重新观察标本状态，如发现有凝固现象，那么该标本的测定项目应重新检测。如果抽血不方便（患者不愿意、血管不畅等）或者急需报告而等不及（不凝固），可以用血常规 EDTA 抗凝管的血浆临时"救急"[3]。

【案例总结】

在确认检验结果可否发出前还应该再次观察标本质量，如标本有无溶血，是否为乳糜血、脂血，是否复凝等[4]，这属于分析后质量控制的内容。分析后质量控制是全程质量管理的最后一道关口，对保证检验结果准确可靠、提高医疗质量非常重要。

【专家点评】

在临床检验工作中，服用大量抗凝药物、透析和危重症导致凝血功能紊乱等患者的标本复凝是特别常见的，各家医院可能有相应的处理措施，但目前尚无具体行业规范。目前使用的全自动生化分析仪一般都有对血凝块自动检测功能，使测定结果更准确，但是对于案例中出现的微小凝块的检测功能是生化分析仪厂商的生产难题之一，各大厂商目前也没有很好的解决方案。遇到这种情况，作者的处理过程可圈可点，不过用 EDTA 抗凝管"救急"还有待商榷，条件允许的话，建议采用分离胶的真空采血管。

【参考文献】

[1]丁必然，解光文，许峰. 1 例异常血凝检测结果的讨论[J]. 中国民康医学，2012，24（3）：封 4.

[2]崔艳丽，余杨，刘红彬，等. 凝血功能紊乱与危重症患者病情及预后的相关性研究[J]. 中国医药导报，2011，34：57-59.

[3]陈迎春. EDTA-K2 抗凝对生化检测项目结果的影响[J]. 交通医学，2010，24（3）：315-316.

[4]丛玉隆. 重视分析后质量管理[J]. 检验医学与临床，2012，9（15）：289-292.

第三部分

免疫学检验

84 胃泌素释放肽前体异常升高是肺癌还是神经鞘瘤引起的

作者：习静（甘肃医学院附属医院检验中心）
点评者：李宏科（甘肃医学院附属医院）

目前，用于诊断小细胞肺癌（SCLC）最有价值的是神经元特异性烯醇化酶（NSE）和胃泌素释放肽前体（ProGRP）。其中，ProGRP 检测稳定性较好，其结果在非小细胞肺癌（NSCLC）、良性疾病或其他肿瘤[除肾脏疾病、甲状腺髓样癌（MCT）和神经内分泌肿瘤（NET）]患者中浓度较低，但在 SCLC 患者中其浓度异常升高，因此它能很好地鉴别 NSCLC 及 SCLC。有报道称仅发现来自肺或原发灶未知的 NET 水平升高[1]。ProGRP 可能还是定位原发灶未知的 NET 的有效诊断工具[2]。

【案例经过】

患者，女，53 岁，因背部疼痛就诊于当地卫生院，诊断为慢性胆囊炎，对症治疗半个月余症状并未改善，随即转至笔者所在医院，以背部疼痛收入骨科。主治医师行 X 线、超声、心电图及血尿常规、生化全项和肿瘤全项等检查。患者检验结果除了 ProGRP 升高近 1 倍外，没有发现其他明显异常结果，其他影像学检查也未提示实质性病变。

综合各种检查分析，患者背部疼痛是否与 ProGRP 升高有关呢？引起 ProGRP 升高的原因又是什么呢？首先 ProGRP 是诊断 SCLC 比较灵敏和特异的标志物，在早期即可发现，可用于高危小细胞肺癌的筛查。笔者快速回忆了理论知识并进一步咨询了资深的同事，升高幅度不大，认为可能是由误差或患者自身的影响因素导致的。例如，正常人群在正常组织或良性病变中同样可以产生；血液标本储存不当；使用药物如胸腺肽、狂犬疫苗等生物制剂；还有一些特殊情况，如喝酒、睡眠不好或过频进食补品等。

为排除误差，笔者对标本、质控、仪器、试剂等各个方面进行了核查和校准，在排除误差的可能性后，笔者又询问了患者的家属，进一步否定了使用药物、过度进补等因素，最后考虑到许多肿瘤标志物都缺乏特异性，肿瘤诊断不能单独依靠标志物检查，单次标志物升高意义并不大，只有动态持续升高才有意义。建议医师对该患者行 CT、MRI 等检查。于是该患者又进行了 CT 检查，结果提示肺部正常，没有发现有关小细胞肺癌等相关的病变，又行 MRI 检查，发现占位性病变，考虑为神经源性肿瘤。随后患者转至神经外科，最终确诊为神经鞘瘤并进行了手术治疗，病理检查结果支持神经鞘瘤。

【案例分析】

ProGRP 是诊断小细胞肺癌的标志物，但是通过影像学检查及病理检查确诊并未发现小细胞肺癌，而发现了神经鞘瘤，那么，引起 ProGRP 升高的原因除了小细胞肺癌还有哪些呢？带着这个疑问笔者进一步对 ProGRP 进行了探究。

胃泌素释放肽（GRP）是一种胃肠激素，主要刺激胃的 G 细胞分泌胃泌素，参与平滑肌的收缩和促进细胞间的相互作用，是机体重要的调节分子之一，与许多生理功能、病理状态相关，其信号肽解离为 GRP 和 ProGRP。其中 GRP 是正常人脑、胃的神经纤维及胎儿肺的神经内分泌组织分泌的激素，成人的分泌水平很低。SCLC 患者往往分泌和表达高水平的 GRP，刺激肿瘤细胞的生长，但其半衰期短，稳定性差，难以检测。相对而言，ProGRP 存在于非胃窦组织、脑和肺等的神经内分泌细胞中，且能在血液中稳定表达，可反映 GRP 的水平，它是一种与神经内分泌源组织和肿瘤有关的分子，ProGRP 升高见于多种神经内分泌肿瘤。

经过对相关报道的归纳，ProGRP 可在以下情况异常表达。

1. 良性疾病　ProGRP 可轻度升高，通常＜80pg/ml。其中肾功能不全是导致其升高的唯一原因。

2. 其他肿瘤　不伴随肾功能不全的其他恶性肿瘤患者也可出现 ProGRP 浓度轻度升高，但其浓度通常＜100pg/ml。

3. 神经内分泌肿瘤　ProGRP 在分化良好的神经内分泌肿瘤中浓度升高常提示原发性肿瘤，并且该患者的生存率较低。

4. 肺癌　ProGRP 是小细胞肺癌特异性的肿瘤标志物，但其水平升高还可见于一小部分非小细胞肺癌患者，但浓度明显低于小细胞肺癌患者。ProGRP 血清浓度与肿瘤浸润程度有关，有资料报道称，当 ProGRP＞150pg/ml 时提示小细胞肺癌的可能性＞93%。

5. 鉴别肺癌　ProGRP 对鉴别小细胞肺癌和非小细胞肺癌非常有帮助。Molina 等[3]的一项研究显示，肺腺癌患者血清 CA153 和 CEA 水平显著升高，鳞状细胞癌抗原（SCC）和 CYFRA21-1 在肺鳞癌患者中升高更明显；而 SCLC 患者的血清 ProGRP 和 NSE 明显升高。

6. 肺癌疗效预测和治疗监测　一项纳入 189 例 SCLC 患者的来自 4 个国家 5 个中心的 Elecsys ProGRP 多中心评估研究数据显示，ProGRP 自基线水平下降 60% 时，判断患者第二周期后出现疾病进展的敏感度可达 93.8%；使用连续两个化疗周期的 ProGRP 变化值，则预测患者疗效的敏感度进一步增强。此外该研究还使用患者化疗第一、第二周期后 ProGRP 变化值，建立了预测患者疾病进展的模型：如果患者化疗第一周期后 ProGRP 下降超过 25%，并且化疗第二周期后 ProGRP 保持稳定或出现任意下降[4]，那么此时经 CT 证实的患者疾病进展的可能性几乎为零。该研究提示 ProGRP 是 SCLC 患者治疗监测的可靠指标，可以帮助减少患者的 CT 检测，既节约了经济成本，又避免了资源浪费。

该患者 ProGRP 轻度升高，容易引起漏诊，因此一定要重视肿瘤标志物水平轻度升高的情况，应该进一步探讨其升高的原因，避免被医务人员及家属误认为是良性病变的一过性升高而忽略了神经内分泌肿瘤可能，从而错过最佳的手术时间。

【案例总结】

对于肿瘤标志物初次检验结果升高而未见任何异常的体检人群，一定要综合考虑并建议定期复查，若复查结果为阴性，可能为良性疾病或者其他原因引起的一过性升高。若连续三次检查呈现持续升高，应引起高度重视，仔细询问患者病史及体格检查、影像学检查等情况。因此，肿瘤标志物应该合理应用、动态监测、联合检测、理性分析，这样才更有利于肿瘤的预防和治疗，从而进一步提高患者的生存率和生活质量。

【专家点评】

通过该患者发现，ProGRP 与神经鞘瘤高度相关，但相关报道较少。虽然 NSE 和 ProGRP 被推荐为 SCLC 的肿瘤标志物，但临床诊断的特异性和敏感性受一定的条件限制。随着实验医学的发展、病历资料的积累、临床对检验的依赖、诊断需求的增加及准确率的提高，建议临床医师对疑似神经内分泌疾病的患者进一步检测 ProGRP，提高临床对该类疾病诊断的准确率，充分发挥实验检测项目的临床诊断价值，从而更好地服务于临床及患者。

【参考文献】

[1] Korse C M，Taal B G，Bonfrer J M，et al. An elevated progastrin-releasing peptide level in patients with well-differentiated neuroendo-crinetumours indicates a primary tumour in the lung and predicts a shorter survival[J]. Ann Oncol，2011，22：2625-2630.

[2] Catharina M K，Hodldenrieder S，Zhi X Y，et al. Multicenter evaluation of a new progastrin-releasing peptide （ProGRP） immunoassay across Europe and China[J]. Clinica Chimica Acta，2017，20（8）：568-577.

[3] Molina R，Auge J M, Filella X, et al. Pro-gastrin-releasing peptide（ProGRP）in patients with benign and malignant diseases:comparison with CEA, SCC, CYFRA21-1 and NSE in patients with lung cancer[J]. 2015, 25:1773-1778.

[4] 戴辉英. ProGRP 与 NSE 在小细胞肺癌的诊断和疗效监测中的临床意义[D]. 大连:大连医科大学,2017.

85 非甲状腺性的病态综合征

作者：张旭帆（成都中医药大学附属医院检验科）
点评者：单洪丽（吉林大学第一医院）

甲状腺激素是对人体的新陈代谢和生长发育极重要的一种内分泌激素，如果其分泌失调就会产生一系列的病理症状。甲状腺功能亢进、甲状腺功能减退都是在日常检查工作中常见的病理现象。当遇到某些少见且易与甲状腺疾病相混淆的病症，如非甲状腺性的病态综合征（NTIS）时，需要认真仔细地分析检测数据，解疑并与临床医师沟通，为临床工作提供科学、可靠的检测数据。及时、有效、准确地解决患者的病痛。

【案例经过】

患者，女，66 岁，有心力衰竭病史，经肝脏部分切除术后，由于术后感染，心力衰竭症状加重，转入 ICU，检测报告见表 3-1。

表 3-1 患者检测指标结果

检测指标	检测值		单位	参考范围
促甲状腺激素（TSH）	0.271		μIU/ml	0.270～5.000
甲状腺素（T_4）	54.45	↓	nmol/L	66.00～181.00
三碘甲状腺原氨（T_3）	0.79	↓	nmol/L	1.30～3.10
游离甲状腺素（FT_4）	11.12	↓	pmol/L	12.00～22.00
游离三碘甲状腺原氨酸（FT_3）	2.48	↓	pmol/L	3.10～6.80

【案例分析】

根据报告单，核对患者信息，整理分析如下：

（1）检测过程严格按照操作章程进行，检测系统及仪器均正常运作，检测试剂定标质控均为在控，且其他科室送检样本检测结果均较符合患者的临床诊断。

（2）分析患者病历记录，通过与其主管医师交流，得知患者身体状态不佳，存在术后感染等并发症，进一步追问其既往史，通过甲状腺激素检测结果及患者临床表现，并与以往类似病例对比，可以提示并推断患者为 NTIS。NTIS 指急、慢性非甲状腺疾病对正常甲状腺的功能检测参数造成影响，甲状腺本身并没有病变，由于机体在严重疾病、创伤、应激等情况下，下丘脑-垂体-甲状腺轴功能紊乱导致的甲状腺激素血浓度异常的病症。NTIS 主要分为低 T_3 综合征、低 T_4 综合征、高 T_4 综合征。

（3）是否在此状态下给予患者甲状腺激素？患者处于 NTIS 这种病理状态时，甲状腺激素的释放受到抑制，机体新陈代谢较为缓慢，是机体在不利条件下对自我的一种保护性反应，是一种保护机制。与医师交流后一致认为不应该此时对患者使用甲状腺激素。

【案例总结】

NTIS 病因较为复杂，急慢性疾病、感染性疾病、术后、心力衰竭、肾脏疾病都可能成为其诱因。因此，有时 NTIS 并没有特别明显的甲状腺功能减退的临床症状，诊断主要依靠原发病的临床表现及甲状腺功能检查的指标变化进行诊断，并借此与其他相关的甲状腺疾病相鉴别。针对 NTIS 可以总结为四点：①NTIS 状况下不能依据正常人群参考范围判断患者甲状腺功能；②患者甲状腺激素的减低是危急状态下机体自发降低代谢的表现；③误判为甲状腺功能减退，可能对患者造成严重伤害[1]；④rT_3 对患者"危象"愈后判断具有重要的诊断意义。

由此可见，在临床检验工作过程中，不能仅限于专业知识的深入，应该去广泛学习临床知识，并及时、有效地与临床沟通。这样在遇到一些棘手的问题时，才能顺利解决，更好地为患者解除病痛。

【专家点评】

甲状腺疾病的实验室检测主要包括功能、蛋白和抗体三大指标。功能指标有总 T_4（TT_4）、游离 T_4（FT_4）、总 T_3（TT_3）、游离 T_3（FT_3）、促甲状腺激素（TSH）；蛋白指标有甲状腺素结合球蛋白（TBG）、甲状腺球蛋白（TG）；抗体指标有甲状腺素过氧化物酶抗体（TPOAb）、甲状腺球蛋白抗体（TGAb）、TSH 受体抗体（TRAb）。不同的甲状腺疾病的上述检测指标表现出不同的异常模式。某些严重疾病患者常伴有甲状腺激素检测实验数据异常，而甲状腺自身组织无病变且功能正常，被称为 NTIS。此类疾病的临床特征为患者血清 TT_3 和 FT_3 浓度降低，TSH 基本正常。如出现 T_4 异常，考虑疾病严重程度增加。

【参考文献】

[1] 中华医学会检验分会，卫生部临床检验中心，中华检验医学杂志编辑委员会. 甲状腺疾病诊断治疗中实验室检测项目的应用建议[J]. 中华检验医学杂志，2012，35（6）：484-492.

86 人工流产术后 HCG 不降反升

作者：宋素玲（河北省任县医院检验科）

点评者：单洪丽（吉林大学第一医院）

人绒毛膜促性腺激素（HCG）是胎盘滋养层细胞分泌的一种糖蛋白，具有维持月经黄体寿命、促进子宫蜕膜形成、促进胎盘成熟等作用[1]。HCG 在受精卵发育的第 6～7 天开始分泌，妊娠 8 周时达到高峰，如果出现妊娠终止，包括自然流产和人工流产，血中的 HCG 会渐渐下降，2～4 周降至正常水平。

【案例经过】

某天下午，笔者所在医院妇产科医师持两张检验报告单来到检验科，询问同一患者的报告结果，分别是人工流产清宫术后第 2 天和第 4 天的检验报告单，为什么后者的 HCG 数值比前者的还要高？笔者确认发现，该患者术后第 2 天 HCG 为 1200mIU/ml，两天后为 1490mIU/ml。笔者询问医师清宫术做得是否彻底，是否会有胎盘组织残留？医师称清宫术非常彻底，B 超显示无胎盘组织残留。笔者随即查看科室的检测仪器、试剂及室内质控均显示正常。再用当天的样本进行复测，血液 HCG 仍然在 1490mIU/ml。

在与医师的交谈中，了解到该患者做人工流产的原因是剖宫产后不到一年妊娠，患者选择人工终止妊娠。那么会不会是少量滋养细胞在子宫瘢痕处附着生长，继续分泌 HCG 导致数值不降反升呢？与妇产科医师商议后，决定由临床医师做好患者解释工作，继续观察患者血 HCG 水平，数天后进行 B 超检查。果然，1 周后 B 超检查显示患者宫内包块，血 HCG 持续升高。随即进行开腹清除术。术后进行 HCG 监测，患者 HCG 逐渐降低，约 20 天后降至正常。

【案例分析】

正常滋养细胞具有某些独特的生物学特性，类似于肿瘤细胞，有很强的蚀生性，可以在任何人体部位附着生长。本例患者正是由于少量滋养细胞残存于子宫瘢痕处而继续生长分泌，造成血 HCG 不降反而升高。在这种情况下还要与滋养层细胞疾病进行鉴别。滋养层细胞疾病包括葡萄胎、绒毛膜癌，这些疾病的共同特点是 HCG 显著增高，本病例除了患者血 HCG 稍微增高外，没有葡萄胎子宫异常增大、卵黄素囊肿、腹痛、贫血等症状，也没有绒毛膜癌不规则阴道出血、肺部阴影等表现，可以排除滋养细胞病变。虽然该患者人工流产后 B 超提示宫内无残留，但 B 超可以检出的最小直径为 0.3cm，少量绒毛在瘢痕处生长是 B 超观察不到的。

【案例总结】

HCG 只能由滋养细胞分泌产生，人工流产后 HCG 不降反升，排除检验结果的问题后，应该想到绒毛组织残留。作为检验工作人员，不仅要一丝不苟做好检验质量，包括检验前的标本管理、检验中仪器校准维护、室内质控等，检验后的报告审核、总结分析等，使发出的每一份报告都能经得起各种推敲，还要有一定的临床知识储备，这样在与临床医师沟通中才能与其一起去分析患者病情，更好地解决工作中遇到的各种问题。

【专家点评】

HCG 是胎盘滋养层细胞所分泌的一种糖蛋白激素，HCG 的检测可为早期妊娠的诊断和异位妊娠、葡萄胎、不完全流产、精原细胞睾丸癌等与 HCG 相关性疾病的诊断、鉴别诊断及判断预后提供临床依据。HCC 值与病情基本平行，动态监测可反映癌细胞生长、退化的动态过程。治疗后，HCG 水平可下降或转阴，若转阴后又出现升高者，则应考虑复发或转移的可能。

【参考文献】

[1]谢幸，苟文丽. 妇产科学[M]. 8 版. 北京：人民卫生出版社，2013:34.

87 T淋巴细胞及其亚群检测结果异常的分析

作者：高媛媛[1] 陈旭[2]（1. 苏州大学附属儿童医院；2. 苏州大学附属第一医院）

点评者：杨再林（重庆医科大学附属第三医院）

【案例经过】

笔者在审核报告时发现某患者两份血样的采集时间仅仅间隔两天，但两份血样的T淋巴细胞亚群检测结果却存在着较大差异，具体检测结果见表3-2。

表3-2 同一患者两份血样T淋巴细胞亚群检测结果

样本送检日期	CD3$^+$（%）	CD3$^+$CD4$^+$（%）	CD3$^+$CD8$^+$（%）	CD4$^+$/CD8$^+$
11月4日	68.35	25.44	40.74	0.62
11月6日	19.61	6.35	11.90	0.53

注：CD3$^+$. T淋巴细胞总值（参考范围61.0%～77.0%）；CD3$^+$CD4$^+$. 诱导/辅助性T淋巴细胞（参考范围25.8%～41.6%）；CD3$^+$CD8$^+$. 抑制性/细胞毒性T细胞（参考范围18.1%～29.6%）；CD4$^+$/CD8$^+$. 判断人体免疫功能紊乱的临床诊断敏感指标。

由此笔者产生了疑问：为什么同一患者两天之内CD3$^+$ T淋巴细胞会从正常范围降低到仅有19.61%呢？笔者首先对该患者的两份血样进行了核查，并与临床医师沟通后确认两份血样来自同一患者。在排除样本保存不当及流式细胞仪本身的性能问题后，查看了该患者其他项目的检测结果。该患者也进行了两次血细胞分析的检测，而且这两份检测报告也差别极大，具体检测结果见表3-3。

表3-3 同一患者两份血样血常规检测结果

样本送检日期	WBC（×10^9/L）	RBC（×10^{12}/L）	HGB（g/L）	LY$^\#$（×10^9/L）	LY%
11月4日	7.77	3.18	94	2.68	0.345
11月6日	16.94	3.22	97	0.14	0.008

注：WBC. 白细胞计数（参考范围3.5×10^9～9.5×10^9/L）；RBC. 红细胞计数（参考范围4.3×10^{12}～5.8×10^{12}/L）；HGB. 血红蛋白（参考范围130～175g/L）；LY$^\#$. 淋巴细胞绝对值（参考范围1.10×10^9～3.20×10^9/L）；LY%. 淋巴细胞百分比（参考范围0.200～0.500）。

根据淋巴细胞绝对值的计数，笔者计算出两份血样中CD3$^+$ T淋巴细胞的绝对值分别为1.83×10^9/L和0.03×10^9/L，这进一步证明了淋巴细胞确实存在明显减少。临床上淋巴细胞的减少见于接触放射线、应用肾上腺皮质激素、烷化剂、抗淋巴细胞球蛋白（ALG）后及先天性和获得性免疫缺陷综合征等。而患者HIV、TP、HBsAg、HCV、HEV的检测结果均为阴性。

事情的转折点在于患者两天之内血肌酐值的改变，笔者注意到患者11月4日的血肌酐值已经达到了危急值，即665.0μmol/L（参考范围57.0～97.0μmol/L），两天之后的血肌酐值已下降到331.0μmol/L。

带着这些疑问，笔者进一步与临床医师进行了沟通，得到了一些基本信息：患者，男，33 岁，因"间歇性乏力 9 年，肌酐升高两年"入院，诊断为尿毒症。该患者于 11 月 4 日在笔者所在医院行肾移植手术，术后常规使用甲泼尼龙进行了免疫抑制冲击治疗。

谜团终于解开了，患者在接受肾移植治疗前采集了一管血样，移植后使用了免疫抑制剂，随后又采集了另一管血样，从而导致患者免疫细胞的检测值急剧下降。

【案例分析】

该患者因"尿毒症"于 11 月 4 日行肾移植手术，术后使用甲泼尼龙冲击治疗。甲泼尼龙是一种合成的糖皮质激素，具有很强的抗炎、免疫抑制及抗过敏活性[1, 2]。Cosimi 等[3]最早观察到肾移植术后 CD4$^+$/CD8$^+$值过高有可能发生排斥反应；CD4$^+$/CD8$^+$值过低则易发生感染。T 淋巴细胞亚群在监测肾移植术后感染和排斥中具有一定的临床意义[4]。该患者术前及术后 T 淋巴细胞亚群的检测结果符合临床预期效果。目前，应用单克隆抗体技术监测肾移植患者术后 T 淋巴细胞各亚群变化的研究已广泛开展[5]。

【案例总结】

在平时的检验工作中要善于发现问题，并且深入地去研究、去探索，在实践和理论的结合中充实自己、提升自己。在如今这样一个倡导创新、注重思考的社会环境和对医师的职业水平和科研要求越来越严格的医疗环境下，必须严谨认真地去对待每一位患者、每一份标本。

【专家点评】

许多疾病的发生、发展及治疗与免疫功能密不可分，T 淋巴细胞亚群作为免疫功能监测的重要指标正日益受到临床的重视。肾病患者常需要应用激素治疗，肾病患者免疫功能监测意义在于有助于指导激素、免疫抑制剂和免疫调节剂的使用，减少感染，提高临床疗效，改善预后。本文作者从发现一例患者 T 淋巴细胞亚群结果两次明显改变开始，深入临床，并结合文献资料探讨了其减少的原因，并与患者临床情况相吻合。

【参考文献】

[1] Sarhat E R，Al-Madani N A，Naji N A. Evaluation of serum paraoxonase and lipid profile in patients with chronic renal failure pre and post hemodialysis[J]. Research Gate，2017，22（2）：48-53.

[2] 李阳波，卢奕，许亚宏，等. 肾移植术后免疫抑制剂联合应用的方案优化研究[J]. 西南国防医药，2017，27（2）：146-148.

[3] Cosimi A B，Burton R C，Kung P C，et al. Evaluation in primate renal allograft recipients of monoclonal antibody to human t-cell subclasses[J]. Transplantation Proceedings，1981，13（1）：499-503.

[4] He J，Li Y，Zhang H，et al. Immune function assay （ImmuKnow） as a predictor of allograft rejection and infection in kidney transplantation[J]. Clinical Transplant，2013，74（4）：351-358.

[5] 马锡慧，高钰，韩永，等. 流式细胞术在肾移植术后感染中的诊断价值[J]. 器官移植，2018，9（2）：137-141，155.

88　离心的影响

作者：孙文鲜（新郑市人民医院检验科）

点评者：陈涛（甘肃省康复中心医院）

离心机是检验科工作中最为常见的仪器设备，也是检验人员的好伙伴。临床检验标本的离心工作是实验室标本分析前质量控制的重要组成部分，需要进行严格的质量管理，不同的离心方式、不同的离心条件对检测结果有着很大的影响。

【案例经过】

某天下午，用化学发光免疫分析法定量检测传染病急筛时，一患者的乙肝五项结果为乙型肝炎表面抗原（HBsAg）13.1IU/ml、乙型肝炎表面抗体（HBsAb）330.59mIU/ml、乙型肝炎 e 抗原（HBeAg）0.02PEIU/ml、乙型肝炎 e 抗体（HBeAb）1.76PEIU/ml、乙型肝炎核心抗体（HBcAb）19.78IU/ml。仪器设备状态良好，试剂合格，均在有效期内。

在实际工作中虽然这种检测模式不太常见，但还是可能存在，按照检验科复检规定对标本进行复检处理。后来无意间笔者发现离心机当时设置的离心时间为 5min，转速为 3500r/min（平时为 10min，3500r/min），因此高度怀疑是不是由离心时间短导致的 HBsAg 检测结果异常。于是笔者对患者的标本重新进行了离心检测，设置了四个离心时间：5min、10min、15min、20min。果然，检测结果发生了变化，四个离心时间相对应的 HBsAg 水平分别为 13.1IU/ml、6.71IU/ml、4.43IU/ml、3.80IU/ml。虽然检测结果都高于正常参考范围，但存在很大的差别。

【案例分析】

医用低速离心机是目前临床血液标本常用的分离仪器，离心时颗粒沉降速度与离心时的转速、旋转半径成正比，与颗粒直径、形状和密度成正比，与介质的黏度、密度成反比。不同的标本类型，离心机的旋转速度、离心时间，不同的离心方式等条件均可能影响检测结果[1]。

虽然本次检测和复检结果对临床没有质的改变（均高于参考范围），但是检测结果差异有统计学意义[2, 3]。试剂盒说明书表明对标本离心要求为 3000r/min，离心 10min 以上，使血清分离完全，不含血细胞成分。笔者认为离心标本时，当离心力不够时，无法消除悬浮的一些颗粒干扰，加上仪器和试剂使用现状参差不齐，悬浮颗粒与试剂或试剂基质成分会存在一些反应，从而干扰了检测结果。很多实验室采用提高离心速度法消除脂血等因素干扰，效果明显。实验室采用提高离心速度消除各种干扰的方法需要制订一个可行的标准操作规程（SOP），因为不同实验室间可能存在操作差异，同一实验室不同人员操作也可能不同，从而造成实验结果可比性存在一定问题[4]。

后来笔者经过多次试验对比认为按照本试剂盒说明书要求离心检测 HBsAg 就能达到很好的离心效果[5, 6]。近年来，化学发光免疫分析法等定量免疫分析技术检测在我国得以迅速开展，检测灵敏度、稳定性大为提高，而且快速安全地给临床诊断和流行病学筛查带来好处。但是与此同时，也要注意感染性疾病免疫血清学检测中弱反应性结果的确证，尤其是处在"灰区"之间的结果，如果因为离心力达不到要求，直接检测并发出报告可能会得到错误的结果[7]。

【案例总结】

实验室工作人员在平时工作中要严格按照科室制订的标准操作规程进行操作，不能随意操作。做好标本分析前质量控制工作，同时要防止因为离心力不达标而出现错误结果的情况。对存在有疑问的检验结果一定要结合临床资料分析并及时沟通，制订科室的结果复检规则，严格执行复检，确保检验结果的准确性，以免发出错误的检验结果报告。

【专家点评】

全自动微粒子化学发光免疫分析仪采用了化学发光原理，理论上避免了黄疸、脂血、溶血的干扰，检测结果一般不会出现重大偏差。但是如果标本处理不好或悬浮某种特殊物质，而肉眼却不能识别，就会影响检测结果，从而导致实验数据不正确，引起误诊。作者通过对同一标本设置了不同的离心时间段探讨了同一标本、同一项目检测结果发生的变化，有非常重要的意义。需要强调的是，实验室采用提高离心速度消除各种干扰的方法需要制订一个通行的标准操作规程。高速离心的速度、时间等均可能影响测定结果，不同实验室间可能存在操作差异，同一实验室不同人员操作也可能不同，随意性较大，造成实验结果可比性存在一定问题，对实验室的比对工作造成一定障碍。对于多数实验室使用的台式低速离心机，建议离心机转速为4000r/min，相对离心力（RCF）为17 800g、离心20min能达到较好的离心效果，供同行参考。

【参考文献】

[1] 丛玉隆. 临床实验室仪器管理[M]. 北京：人民卫生出版社，2012：82-84.

[2] 崔明，鞠少卿，景蓉蓉. 标本类型和离心时间对临床常用心肌损伤标志物检测结果的影响[J]. 检验医学与临床，2017，14（8）：1049-1051.

[3] 佟广辉，张晓平，佟威威，等. 不同离心条件下对不同人群凝血常规检测结果的影响[J]. 中华临床医师杂志：电子版，2014，8（18）：79-82.

[4] 王霞，潘彤，杨文玲. 不同离心处理对全自动血型分析系统检测结果的影响[J]. 国际检验医学杂志，2016，37（10）：1433-1434.

[5] 徐春茂. 高速离心法消除脂浊对生化结果的影响[J]. 现代检验医学杂志，2007，22（5）：35.

[6] 吴连杰，任继欣，贾长凤. 化学发光法定量检测乙型肝炎表面抗原前离心速度标准化的实验研究[J]. 国际检验医学杂志，2013，34（14）：1852-1853.

[7] 李金明. 感染性疾病血清学检验中应重视对弱反应性标本的确认[J]. 中华检验医学杂志，2006，29（7）：577-580.

89 体检发现 CA15-3 升高为什么建议做胃镜

作者：王红艳　林曦阳（天津太山肿瘤医院/天津市肿瘤医院空港医院检验学部）
点评者：陈涛（甘肃省康复中心医院）

体检中除乳腺触诊、超声、钼靶等手段外，检测血液糖类抗原 15-3（CA15-3）亦成为乳腺肿瘤常用筛查手段。本案例中，体检者 CA15-3 异常升高，针对乳腺恶性肿瘤行一系列检查后并未发现明显癌灶，遂咨询医院检验学部。

【案例经过】

受检者，女，48 岁，血液检查结果见表 3-4。

表 3-4　受检者肝肾功能及肿瘤标志物检查结果

指标	结果	参考范围
肝肾功能检查		
血清 ALT（U/L）	35	0～40
血清 AST（U/L）	28	0～42
血清 AST/ALT	1.13	0～2
血清 ALP（U/L）	113	40～150
血清 GGT（U/L）	48	0～50
血清 LDH（U/L）	302 ↑	109～245
血清 Cr（μmol/L）	53	41～73
血清 UA（μmol/L）	248	154～357
血清 UREA（mmol/L）	5.7	2.6～7.2
血清 β2-M（mg/L）	1.8	1.3～2.7
血清 Cys-C（mg/L）	0.56	0～1.03
肿瘤标志物检查		
血清 CEA（μg/L）	2.5	0～5
血清 AFP（ng/ml）	3.5	0～7
血清 CA125（U/ml）	8	0～35
血清 CA15-3（U/ml）	108.2 ↑	0～28.0
血清 PGⅠ（ng/ml）	53.3 ↓	70.0～240.0
血清 PGⅡ（ng/ml）	12.1	0～13.0

针对 CA15-3 检测结果的异常，受检者行乳腺 B 超及钼靶检测，超声检查结果提示双乳腺体增生，双腋下未见明显肿大淋巴结。钼靶检查结果提示双乳腺体增生。

综合以上检查结果，该受检者生化检查提示肝肾功能基本正常，其中 LDH 轻度升高，肿瘤标志物 CA15-3 升高、胃蛋白酶原Ⅰ（PGⅠ）降低,乳腺超声、钼靶检查基本无异常。受检者在当地医院医生建议下进一步行全腹及胸部 CT 检查,结果正常,未发现异常病灶。

【案例分析】

该受检者主要异常指标为肿瘤标志物 CA15-3 的升高,通过查阅文献并结合临床经验,CA15-3 升高在体检中一般可能由以下疾病导致[1]：①恶性肿瘤,如乳腺癌、卵巢癌、肺癌、肝癌、肠癌；②其他疾病,如乳腺纤维瘤、肺炎、肝脏疾病、自身免疫疾病、肾衰竭、卵巢囊肿、血液系统疾病。

结合该受检者血液检测结果、全腹及胸部 CT、乳腺超声及钼靶检查,基本排除由恶性疾病、乳腺纤维瘤、卵巢囊肿、肾衰竭引起 CA15-3 升高的可能；患者无中草药服用史、无肝炎病史、无吸烟史,无发热、咳嗽等相关症状,也基本排除肝脏系统疾病及肺炎导致结果异常的可能；患者体检前也并未接受集落刺激因子治疗等。进而推测可能是由血液系统疾病导致的异常,而血液系统疾病引起 CA15-3 升高,仅在国外文献中有相关报道,在日常工作中并未涉及,针对血液系统疾病建议受检者进行基本的血常规检查。

同时,LDH 在体检中升高的临床意义也基本明确,升高主要见于广泛癌转移、血液系统疾病及肝胆疾病。综上,在排除癌转移及肝胆疾病情况下,也需要进一步证实是否为血液系统疾病的可能。受检者的血常规结果见表 3-5。

表 3-5 血常规结果

指标	结果	参考范围
WBC（×10⁹/L）	3.8	3.5～9.5
PLT（×10⁹/L）	385↑	125～350
RBC（×10¹²/L）	2.90↓	3.80～5.10
HGB（g/L）	101↓	110～160
MCV（fl）	108↑	80～100
MCH（pg）	34.8↑	27.0～34.0
MCHC（g/L）	322	316～354
RDW（%）	18.7↑	11.5～16.6
HCT（%）	31.3	35.0～45.0

上述结果表明,该受检者存在血红蛋白减低、平均红细胞体积升高,初步怀疑受检者为巨幼细胞贫血的可能。显微镜下外周血涂片结果见图 3-1、图 3-2。外周血涂片结果显示,受检者此次外周血涂片可见红细胞大小不均、体积增大,大红细胞易见,分类 100 个白细胞可见 2 个多分叶中性粒细胞。通过血常规及外周血涂片,初步考虑该受检者有患巨幼细胞贫血的可能。为进一步确诊该受检者发生巨幼细胞贫血的病因,建议针对其维生素 B_{12} 及叶酸进行检查,回报结果显示该受检者血液中维生素 B_{12} 减低（75pg/ml）。

巨幼细胞贫血主要是因患者体内缺乏维生素 B_{12} 或叶酸导致 DNA 合成障碍,进而造血细胞不能自行合成 DNA,亦可由遗传性或药物等获得性 DNA 合成障碍引起,从而引起骨髓细胞失去造血功能,进一步导致贫血。后经问诊,受检者无家族遗传病史及服用相关药物史[2, 3]。

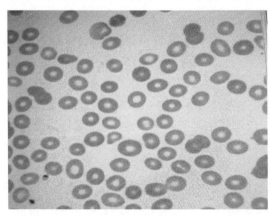

图 3-1　镜下血涂片可见红细胞大小不均、体积增大（瑞氏染色，油镜×100 倍）

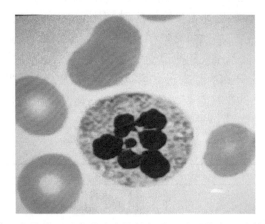

图 3-2　镜下血涂片可见多分叶中性粒细胞（瑞氏染色，油镜×100 倍）

同时，结合肿瘤标志物 PG Ⅰ 减低进一步分析。PG Ⅰ 主要由胃底和胃体部腺体主细胞分泌，体检中最常引起 PG Ⅰ 减低的原因为主细胞减少和（或）分泌功能下降，腺体萎缩[4]。通过对该受检者的问诊，主诉生活饮食不规律，饮酒应酬较多，由于血小板较高，有日常服用阿司匹林史，最近常胃部不适。高度怀疑受检者患有某种胃部疾病，同时猜测是否由胃部疾病导致内分泌因子丧失，引起维生素 B$_{12}$ 吸收不良。遂强烈建议受检者行胃镜检查，最终胃镜报告诊断：①胃窦部多发浅溃疡；②慢性萎缩性胃炎。

该受检者患有维生素 B$_{12}$ 缺乏的巨幼细胞贫血，为什么会引起 CA15-3 的异常呢？据文献[5] 报道称，CA15-3 水平与血红蛋白及血清 LDH、维生素 B$_{12}$ 之间有较强的相关性，可能随着巨幼细胞贫血的严重加剧会产生一种 CA15-3 异构体，同时 CA15-3 能识别 MUC-1 多态性上皮黏蛋白的表位，其来自于上皮来源的恶性细胞，特别是乳腺癌细胞。然而，MUC-1 不仅由上皮细胞表达，各种造血细胞也能够产生和表达这些抗原表位。MUC-1 核心蛋白在正常骨髓中被检测到，由 CD34$^+$造血祖细胞、正常和肿瘤 T 淋巴细胞、浆细胞产生与表达。在巨幼细胞贫血患者的骨髓上清液中检测到较高浓度的 CA15-3，表明增加 CA15-3 产生的部位可能是骨髓。在恶性贫血中，红细胞增生与红细胞生成不良有关，主要影响红系成熟的晚期。因此，我们可以假设，在巨幼细胞贫血的患者血清中检测到高表达 MUC-1 分子的中间和成熟的红细胞，导致 CA15-3 增加。此外，凋亡的巨红细胞释放的

Lewis 抗原与黏蛋白抗原表位相同，可能被免疫检测法误识别为 MUC-1，测定为 CA15-3。维生素 B_{12} 缺乏导致巨幼细胞贫血患者血清 CA15-3 水平升高，可能是由于凋亡的巨幼红细胞增加而导致 CA15-3 释放，所以巨幼细胞贫血会导致 CA15-3 增加。

本案例中，从受检者 CA15-3 异常升高出发，在相关影像学检查初步排除恶性肿瘤的情况下，结合 LDH、血常规检查结果，进一步分析发现受检者患有巨幼细胞贫血。针对表象找病因，再结合 PG I 降低，怀疑受检者患有胃部疾病，从而建议患者行胃镜检查，直至查出 CA15-3 异常升高的真正原因——萎缩性胃炎。

【案例总结】

1. 体检中心检验师应熟知各项肿瘤标志物检测结果的临床意义，针对异常受检者需进一步追踪分析异常原因，提高临床诊断经验。

2. CA15-3 在临床上不仅仅是乳腺癌的诊断依据，也是其他恶性肿瘤及良性疾病诊断的依据，在工作中要拓宽思路，结合其他相关检查，辅助受检者诊断疾病。

3. 巨幼细胞贫血与萎缩性胃炎的发生可能相互作用、互为因果[6]，在发现受检者血象异常时，需进一步深入分析病因，指导受检者进行相关检查。

【专家点评】

CA15-3 常被用作乳腺癌辅助诊断指标，也被用于术后随访，是监测肿瘤复发、转移的一种肿瘤标志物。如 CA15-3 明显升高，还要警惕其他肺部、消化道疾病，这些疾病也可以引起 CA15-3 不同程度升高。但在大量工作实践中，经常遇到受检者无任何临床检查的肿瘤标志物升高的情况。本案例中，作者从受检者 CA15-3 异常升高出发，结合相关影像学检查初步排除恶性肿瘤，综合分析 LDH、PG I、血常规结果，进一步分析发现受检者患有巨幼细胞贫血。建议患者行胃镜检查，直至查出 CA15-3 异常升高的真正原因——萎缩性胃炎，这种敬业精神难能可贵。检验工作者在遇到检验指标异常且与临床症状不相符时，要及时与临床医师沟通，查阅病历，寻找证据，找出真正原因，更好地服务于临床、服务于患者。

【参考文献】

[1] 田满福，韩波. 检测 CA199、CA125、CA15-3 及 CEA 在肿瘤诊断中的意义[J]. 临床和实验医学杂志，2010，9（7）：483-485.

[2] 吴敏，李以贵，聂大年，等. 骨髓形态差异在巨幼细胞性贫血与难治性贫血鉴别诊断中的临床意义[J]. 中国实验血液学杂志，2016，24（3）：801-805.

[3] 蒋锐，王龙，向永胜，等. 58 例巨幼细胞贫血临床特征[J]. 内科急危重症杂志，2014，20（4）：258-259.

[4] 魏军旗. 老年萎缩性胃炎患者血清同型半胱氨酸、胃蛋白酶原、叶酸及维生素 B_{12} 水平检测结果分析[J]. 内科，2015，10（5）：607-609.

[5] Symeonidis A，Kouraklis-Symeonidis A，Apostolopoulos D，et al. Increased serum CA-15.3 levels in patients with megaloblastic anemia due to vitamin B_{12} deficiency[J]. Oncology，2004，67（5/6）：359-367.

[6] 刘欣，张晓敏，龚均. 慢性萎缩性胃炎与巨幼细胞性贫血的相关性[J]. 山西医科大学学报，2012，43（10）：769-773.

第四部分

寄生虫与微生物学检验

90　人芽囊原虫

作者：朱名超　姜国智　刘　贝（天门市第一人民医院检验科）

点评者：许正敏（襄阳职业技术学院医学院）

人芽囊原虫由 Brumpt 在 1921 年首次描述并命名，并将其归为酵母类[1]，曾先后被归入孢子虫亚门和肉足虫亚门、阿米巴目、芽囊原虫亚目。1993 年，江静波和何建国提出将其归入芽囊原虫属。人芽囊原虫广泛分布于世界各地，曾经长期被认为是一种对人体无害的酵母而一度被忽视。近年来大量证据表明，该虫是寄生在高等灵长类和人类肠道内的可致病的原虫[2]，尤其是免疫功能低下者感染率更高，因而逐步受到人们的重视。

由于人芽囊原虫形态多样，大小悬殊，分裂方式不一，因此临床漏诊率较高，其形态主要包括空泡型、颗粒型、阿米巴型、包囊型等。

【案例经过】

患者，男，74 岁，因"血便 6 天伴发热 4 天"入院。患者 6 天前因无明显诱因出现鲜红色血便，平均 2 次/天，感间断下腹痛，可自行缓解，无腹泻，无黏液，伴发热，体温最高达 39.4℃，于当地卫生院住院治疗无缓解，遂转入笔者所在医院，门诊以"消化道出血"收治入院。患者既往有溃疡性结肠炎病史。体检：重度贫血貌，血压为 95/65mmHg。

患者粪便检查：粪便呈稀糊状，显微镜检查发现大量人芽囊原虫，隐血试验呈阳性。

粪便镜检时在低倍镜下见满视野星星点点颗粒物，很容易误认为是白细胞，但折光性比白细胞强，转至高倍镜下观察，如图 4-1～图 4-3 所示。

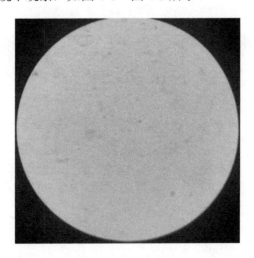

图 4-1　低倍镜下人芽囊原虫形态（×100 倍）

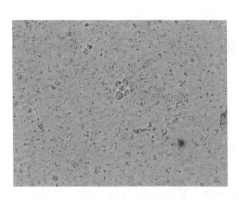

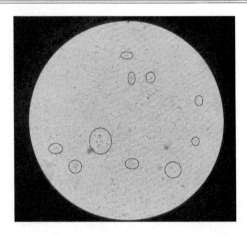

图 4-2　高倍镜下人芽囊原虫形态（×400 倍）　　　图 4-3　高密度人芽囊原虫（×400 倍）

为了看清人芽囊原虫形态，选用了 2 种染色方法，瑞氏-吉姆萨染色和革兰氏染色，见图 4-4～图 4-5。

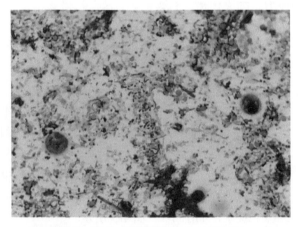

图 4-4　瑞氏-吉姆萨染色（×1000 倍）

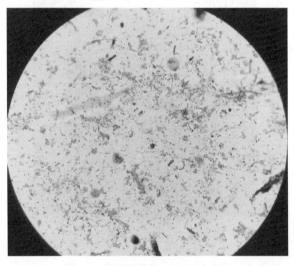

图 4-5　革兰氏染色（×1000 倍）

【案例分析】

粪便常规检查结果显示人芽囊原虫的密度较大，提示患者感染较严重，于是笔者立即与临床医师沟通，报告患者感染人芽囊原虫，医师回复患者有腹痛、发热症状，但腹泻不明显，拟给患者应用甲硝唑类药物，治疗后复查。3d 后患者复检粪便常规，笔者再次涂片检测时，人芽囊原虫已经明显减少，且患者症状也已经好转。至于患者溃疡性结肠炎复发是否与人芽囊原虫感染相关尚无定论，还需大量的临床研究来证明。

【案例总结】

长期以来，一直被忽视的人芽囊原虫的致病机制尚未明了[3]，但人芽囊原虫总喜欢在"致病"的边缘试探。希望本病例可以激起寄生虫研究者对人芽囊原虫的研究兴趣，为人芽囊原虫的进一步研究提供相关的临床资料。

【专家点评】

人芽囊原虫目前已经证实是具有致病性的原虫，本文通过 1 例人芽囊原虫案例展示了其在不同染色方法下的形态，为检验工作者提供了良好的形态学借鉴。

【参考文献】

[1] 诸欣平，苏川. 人体寄生虫学 [M]. 8 版. 北京：人民卫生出版社，2013：79-80.

[2] 沈继龙. 临床寄生虫学与检验 [M]. 3 版. 北京：人民卫生出版社，2010：68-70.

[3] 许正敏，李智山. 实用临床寄生虫病实验室诊断 [M]. 北京：人民军医出版社，2014：232-235.

91　艾滋病合并马尔尼菲青霉菌感染

作者：陈汉生（福建中医药大学附属厦门市第三医院检验科）
点评点：薛荣利（中国人民解放军联勤保障部队第 940 医院）

艾滋病（AIDS）又称为获得性免疫缺陷综合征，是由人类免疫缺陷病毒（HIV）感染所引起的一种免疫缺陷性疾病。HIV 通过感染人体 CD4$^+$ T 细胞，使人体丧失免疫功能。HIV 感染者经过数年甚至长达 10 年或更长的潜伏期后发展为艾滋病患者，因机体抵抗力极度下降容易继发带状疱疹、口腔真菌、肺结核、肺孢子虫、马尔尼菲青霉菌等多种感染，从而导致一系列临床病症，甚至死亡。

【案例经过】

早晨，笔者如往常一样着手于处理血培养阳性报警瓶。突然在血涂片中发现一团疑似菌丝的物质（图 4-6），于是立刻询问一些资深的同事，同事高度怀疑是马尔尼菲青霉菌。随后，笔者进入 BACTEC FX 血培养仪控制系统，查询该血培养瓶的基本信息，并由免疫组得知该患者"HIV 初筛阳性"，已通知临床人员重新采血并准备送市疾病预防控制中心进行确诊试验。

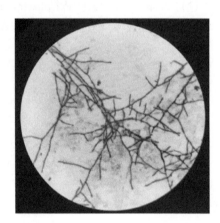

图 4-6　阳性报警瓶血涂片结果（革兰氏染色，10×100 倍）

1. 主要病史　患者，女，19 岁，主诉怕冷、发热 10 余天。于 10 余天前受凉后出现怕冷、发热，体温最高达 39.5℃，院外诊治后上述症状无明显改善。为进一步治疗，就诊于笔者所在医院，门诊拟诊"发热待查"，入住呼吸二科。

2. 实验室检查　血常规：WBC 12.1×10^9/L↑，NEU% 95.8%↑。生化检查：ALT 112.1IU/L↑，AST 275.8IU/L↑，GGT 372.3IU/L↑。淋巴细胞亚群分析：总 T 淋巴细胞 133 个/μl↓，CD4$^+$ T 细胞 9 个/μl↓，CD4$^+$% 3.9%↓，CD8$^+$ T 细胞 117 个/μl↓，CD8$^+$% 53.48%↑，呈现总 T 淋巴细胞计数降低，CD4$^+$ 及 CD4$^+$% 降低，CD8$^+$ 降低而 CD8$^+$% 相对增高的趋势，与 HIV 感染

者淋巴细胞亚群变化相似。

3. 验证试验　第2天早上，笔者打开生物安全柜，仔细观察平板变化，见菌落小而白，干燥，边缘不整，似细砂状，无折光性（图4-7）。笔者紧接着与同事做了验证试验：取两块沙氏培养基（SDA）和一块血平板（CBA），取原始板上菌落，以四区划线的接种方法分别接种到一块CBA和一块SDA平板上，另外以点种的方式点种在另外一块SDA平板上，将点种的SDA平板和四区划线的CBA平板放进真菌培养箱（温度28℃），并将早上观察的CBA平板和四区划线的SDA平板放入二氧化碳培养箱（温度37℃）。

第3天，37℃下的CBA，菌落相比昨天大了许多，但仍呈干燥、细砂状，唯一独特之处是菌落生成了色素，在CBA红色背景下似草绿色溶血（图4-8），但无溶血环。而37℃下的SDA，菌落细小，呈灰白色，似真菌菌落，但相比之下，较真菌菌落毛糙且更灰，边缘不整（图4-9）。再看28℃下的CBA，菌落中等大小，呈酒红色，毛糙、边缘不整，凸起但中间部分凹陷，似火山状（图4-10），而28℃下的SDA，菌落似曲霉菌，向上部分长出了"毛"，且中间部分开始产生红色色素（图4-11）。

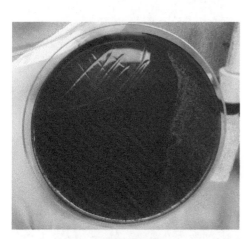

图4-7　37℃下培养1d的CBA

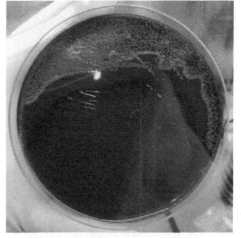

图4-8　37℃下培养2d的CBA

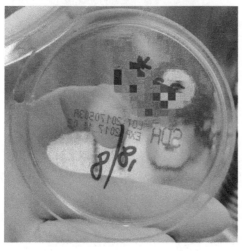

图4-9　37℃下培养1d的SDA

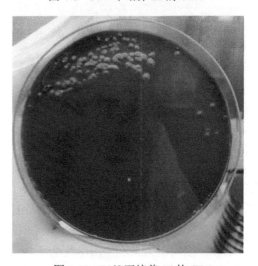

图4-10　28℃下培养1d的CBA

第 4 天，37℃下 CBA，菌落较为立体，相比第 3 天，色素渲染的面积更为宽大，此时注意观察会发现另一个特征，即菌落稍凹陷入琼脂（图 4-12）；而 37℃下的 SDA，菌落变得较为乳白，看起来更像真菌菌落了，不同之处是菌落仍较灰且呈毛糙状，此时看起来像是伸出了许多"小脚"（图 4-13）。28℃下的 CBA 变化不明显，只是菌落变得更大而已（图 4-14），但 28℃下的 SDA，菌落变大的同时，"毛"长得更为旺盛、更为粗长，而且产生的红色色素更为明显（图 4-15）。

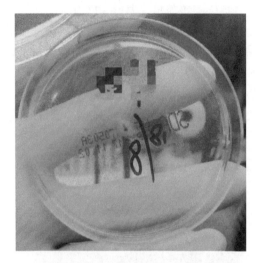

图 4-11　28℃下培养 1d 的 SDA

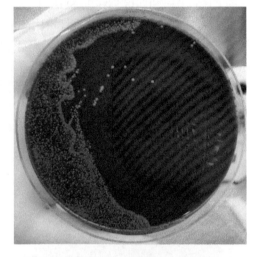

图 4-12　37℃下培养 3d 的 CBA

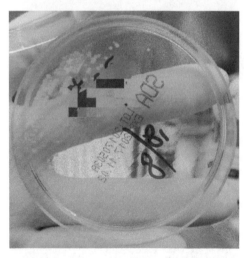

图 4-13　37℃下培养 2d 的 SDA

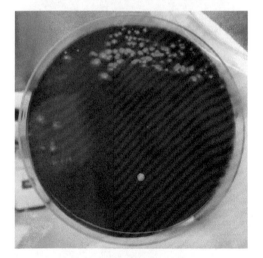

图 4-14　28℃下培养 2d 的 CBA

第 5 天，37℃下的 CBA 相比第 4 天，变化不明显，只是色素渲染的面积更大且深（图 4-16）。37℃下的 SDA，菌落变大且更为毛糙，似有向菌丝相转化的趋势（图 4-17）。28℃下的 CBA，菌落变大（图 4-18）。28℃下的 SDA，菌落变大，产生的色素增多（图 4-19）。

第 6 天之后，菌落的变化不大，所以笔者就不赘述了，主要来看看这后续数天 28℃下的 SDA。仔细观察会发现，菌落逐渐干燥皱缩，似灵芝状，产生的色素越来越多，逐渐向周围扩散（图 4-20～图 4-24），似要"侵蚀"整个平板，但过程较为缓慢。

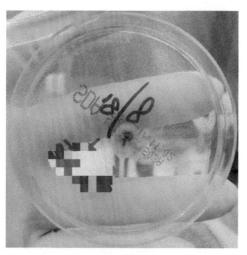

图 4-15 28℃下培养 2d 的 SDA

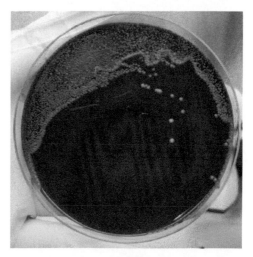

图 4-16 37℃下培养 4d 的 CBA

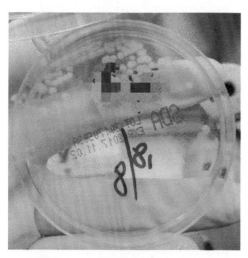

图 4-17 37℃下培养 3d 的 SDA

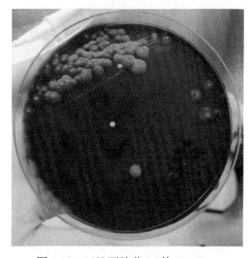

图 4-18 28℃下培养 3d 的 CBA

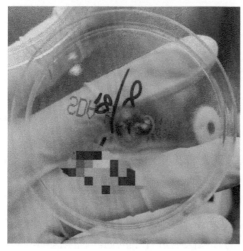

图 4-19 28℃下培养 3d 的 SDA

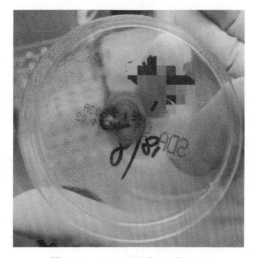

图 4-20 28℃下培养 4d 的 SDA

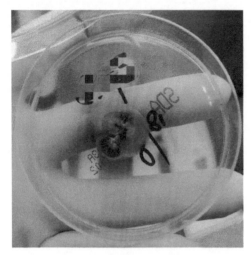

图 4-21　28℃下培养 5d 的 SDA

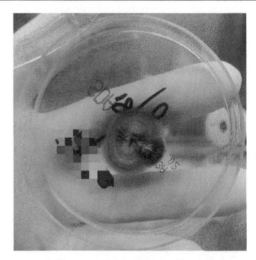

图 4-22　28℃下培养 6d 的 SDA

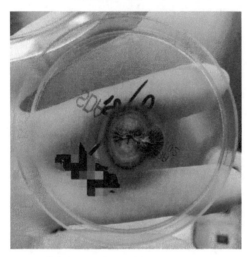

图 4-23　28℃下培养 7d 的 SDA

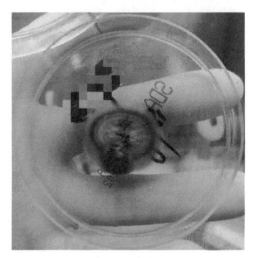

图 4-24　28℃下培养 8d 的 SDA

【案例分析】

马尔尼菲青霉菌隶属于真菌界，子囊菌门，散囊菌纲，散囊菌目，发菌科，青霉菌属，是 300 多个青霉品种中唯一的一种双相菌，25℃时为菌丝相，37℃时为酵母型，前者在培养基中可形成红色色素，后者无。该菌可引起马尔尼菲青霉病，造成广泛性播散性感染，最初通过吸入而致肺部感染，随后进入血流引起菌血症，并随血流播散引起其他部位感染。通常侵犯淋巴系统、肝脏、脾脏和骨骼。临床表现为发热、畏寒、咳嗽、咳痰、消瘦无力、肝和脾及浅表淋巴结肿大、皮疹、皮下结节或脓肿等。最初多见于结核病、血液病、霍奇金淋巴瘤患者。近年来，随着艾滋病患者的增多，播散性马尔尼菲青霉病的发病率逐渐升高[1, 2]。

起初患者在卫生院治疗病情未获得缓解，以"发热待查"入住笔者所在医院呼吸二科，临床医师为其开具血培养等一系列实验室检查项目。在血培养阳性报警后，检验科进行初步血涂片镜检及平板培养，结合相关免疫学检查，与临床医师进行了沟通。临床医师在获知相关信息后，又为其开具淋巴细胞亚群分析项目，检验结果与 HIV 感染者淋巴细胞亚群变化极其相似，高度怀疑为 AIDS。随后，市疾病预防控制中心确诊该患者为 AIDS。

【案例总结】

从本案例中，笔者深刻体会到作为一名检验人员的自豪感和责任感。作为临床医师不可或缺的"眼"，检验科发挥着越来越重要的作用，一份看似简单的报告单却能指引着临床医师的诊断方向。这使笔者认识到作为一名检验人员，尤其是在这个机械化的时代，检验人员不仅要懂得如何操作，更要懂得结合临床，积极与临床医师进行沟通，力求辅助临床医师精准地判断病情，从而让患者早日摆脱疾病的困扰。

【专家点评】

马尔尼菲青霉菌曾称马尔尼菲蓝状菌。马尔尼菲青霉菌是条件致病性真菌，主要感染免疫缺陷人群，尤其是 AIDS 患者，引起马尔尼菲青霉病。该病是我国南方地区 AIDS 患者最常见的机会性真菌感染疾病。该病例是 AIDS 合并马尔尼菲青霉菌感染的"发热待查"1 例。患者以"发热待查"入院，入院后血培养提示为马尔尼菲青霉菌，后经鉴定确认。首先怀疑 AIDS 合并感染，马尔尼菲青霉菌是 AIDS 合并感染的常见病原菌，后经淋巴细胞亚群分析及特异性血清学检测确认该患者为 AIDS 患者。发热患者待行临床微生物实验室检查：①血清感染指标包括 PCT、结核杆菌γ干扰素释放实验、G 实验和 GM 实验；②微生物培养，双侧双抽送检血培养，寻找感染灶并送检相关培养。临床微生物学检验为患者感染性疾病的正确诊断和有效治疗提供了很重要的指导，突出了临床检验医学在感染性疾病诊断中的重要性。

【参考文献】

［1］倪语星，尚红. 临床微生物学检验［M］. 5 版. 北京：人民卫生出版社，2012：314-316.

［2］陈东科，孙长贵. 实用临床微生物学检验与图谱［M］. 北京：人民卫生出版社，2011：606-607.

92 肠镜检获成虫的临床分析

作者：卓惠燕（中国人民解放军南部战区总医院检验科）
点评者：李冠霖（郑州大学第一附属医院）

【案例经过】

患者，青年男性，因"腹痛伴腹泻 8d"入住笔者所在医院消化内科。患者 8d 前无诱因出现腹痛，以脐周痛为主，伴腹泻，为水样便，5～6 次/天，腹泻后腹痛不能缓解，偶有大汗、乏力，无寒战、发热，无心悸、胸痛，无腹胀、便血、黑便等。患者曾至当地卫生院就诊，服用"保济丸"等药物后症状不能缓解。患者现就诊于笔者所在医院，无家族遗传病史，无宠物接触史，无疫区居住史，否认药物、食物过敏史等。查体：神志清，精神可，查体配合，右下肢可见多处片状皮疹，左下腹有压痛，余无异常。住院第 1 天常规检查：粪便隐血阳性，未见寄生虫卵，白细胞计数 $23.76×10^9$/L，嗜酸性粒细胞比率 27%，总蛋白 56.5g/L（↓），白蛋白 35.2g/L（↓），糖 3.2mmol/L（↓），尿酸 191μmol/L（↓），脂蛋白 a 0.41g/L（↑），降钙素原 0.51ng/ml（↑）。癌胚抗原、甲胎蛋白检测及小便常规未见异常。次日行肠镜检查，全结肠各段多处点状糜烂，并见多条白色活虫体，钳除两条虫体送检，肠腔无充血水肿，无糜烂、溃疡、出血等。于本科室进行虫体检查：虫体细长，一条长约 1.1cm，另一条长约 1.2cm，头尾宽度为 0.3～0.4mm，中间最宽部位为 0.7mm，为淡红色，半透明，虫体呈 C 形，有口囊，拟诊为钩虫成虫，重新检查粪便常规，仍未找到钩虫卵，采用饱和盐水浮聚法，每张片可找到 1～2 个钩虫卵。最终诊断：①钩虫病；②结肠炎。给予患者阿苯达唑杀虫治疗，后续给予抑酸、护胃、抗感染、改善肠道菌群、平衡电解质等处理，患者症状逐渐好转。

【案例分析】

钩虫是一类口囊发达的肠道寄生线虫，我国的人口感染率约为 6.12%，钩虫病为我国严重危害人们健康的五大寄生虫病之一[1]。人体常见的寄生钩虫以十二指肠钩口线虫和美洲板口线虫为主，我国以十二指肠钩虫为主。钩虫病是由钩虫或幼虫寄生于人体小肠所引起的皮肤系统、呼吸系统、消化系统、血液系统等病变，并出现相应临床症状和体征。钩虫感染是仅在粪便或组织中检获钩虫虫卵、幼虫或成虫，但是感染者并无明显临床症状。

钩虫的感染可通过皮肤接触或生食蔬菜经口传播，以青壮年多见。在本病例中，患者并无去过疫区或者无土壤接触史，但是患者自述前段时间曾进食生鱼，不排除因此感染的可能。钩虫病可表现为皮肤瘙痒、腹痛、腹泻及贫血，但并不是所有的患者都会有这些特征性临床表现。此患者主要表现为腹痛、腹泻，右下肢可见多处片状皮疹，血红蛋白正常，嗜酸性粒细胞计数显著增高，并没有引起贫血，所以容易与其他肠胃炎混淆诊断。此时，病原学的检测就非常重要了。钩虫病导致贫血主要是由于钩虫口囊吸附患者肠壁，吸食血液并分泌抗凝物质，并且经常更换吸附部位，所以会导致肠壁黏膜的渗血，严重者会引起大出血。

临床上诊断寄生虫感染多通过粪便、血液或者其他体液检查虫卵来确诊，镜下虫卵形态相对于成虫来说更容易辨认。成虫的获取及它的形态检查还是比较少的，但随着消化内镜的广泛运用，寄生虫通过肠镜、胃镜检出的情况逐渐增多，所以关于成虫形态的辨认也是非常重要的。在本病例中，当肠镜室送来白色活虫体送检验科检查时，初定为线虫，有些同事觉得像钩虫，有些同事认为是蛲虫，因为形态、大小有点相似，后来通过翻查图谱，钩虫头端向背面仰曲，头部有特征性的口囊，蛲虫则两头尖细，具有咽管和咽管球，最后结合患者症状，确定为"十二指肠钩虫"（图 4-25、图 4-26）。可见，寄生虫成虫形态辨认对于一些检验人员来说是弱项。

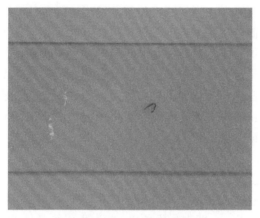

图 4-25　钩虫成虫（肉眼）

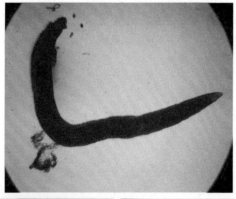

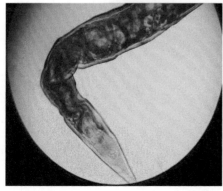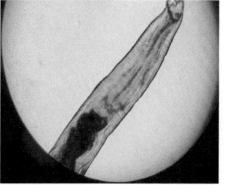

图 4-26　高倍镜下成虫（×40 倍）

　　该患者入院后多次检查粪便常规，利用生理盐水涂片均未找到虫卵，这就是粪便检查虫卵的弊端所在。粪便常规检查虫卵是最简便的方法，但是容易漏诊，这有可能是检验人员不够细心或者是粪便标本量少导致的。随后，同事通过饱和盐水浮聚法才找到了1～2个虫卵。鉴于此，检验人员更应该把这种浮聚法检查虫卵的方法普及，或者通过镜检多张涂片及钩蚴培养法等以提高虫卵检出率。

【案例总结】

　　本例患者因腹痛、腹泻在院外诊所治疗无效，入住笔者所在医院后，虽缺乏特征性的临床表现，但是医师根据患者主诉行肠镜检查，发现结肠多处糜烂并见活虫。血常规示嗜酸性粒细胞计数显著升高，而嗜酸性粒细胞反应性升高多见于寄生虫感染、过敏性疾病、皮肤病等，并多次检查粪便常规后终见虫卵，及时明确了诊断，使患者得到有效的治疗，缓解了症状。因此，对于那些严重腹痛、腹泻及嗜酸性粒细胞高度增加的患者，医师高度怀疑寄生虫感染时，更应该多次检查粪便常规，并通过有效的方法，如饱和盐水浮聚法、改良加藤厚涂片法、幼虫培养等方法来提高寄生虫的检出率，有条件者可行肠胃镜检查以寻找成虫，从而尽快明确诊断。

【专家点评】

　　作者从患者的临床症状与检测结果分析了钩虫感染与钩虫病的区别，也分析了嗜酸性粒细胞反应性增高的原因之一，即寄生虫感染。寄生虫感染急性期白细胞计数可高达（10～30）×10^9/L，嗜酸性粒细胞占20%～40%，甚至高达50%以上，嗜酸性粒细胞的增高程度与临床症状有很大的关系。本病例通过肠镜发现虫体且后续用饱和盐水浮聚法发现虫卵来确诊钩虫感染，提示检验人员在寄生虫感染病例日益减少的情况下仍不能就此掉以轻心，忽略寄生虫感染的可能。

【参考文献】

[1] 中华人民共和国国家卫生和计划生育委员会. 钩虫病的诊断（WS439—2013）[J]. 国际流行病学传染病学杂志，2013，40（6）：362-365.

93　鹿角样烟曲霉菌

作者：崔　瑞　冯永旺（天津太山肿瘤医院/天津市肿瘤医院空港医院检验学部）
点评者：冯强生（中国人民解放军联勤保障部队第 940 医院）

检验新人初入微生物室时常一边被那些形态各异的菌落搞得一头"雾水"，一边感叹带教老师的"火眼金睛"。老师工作严谨，如痰培养，从标本接收、涂片镜检、接种到鉴定药敏都一丝不苟。笔者曾疑惑：培养前痰涂片检查有那么重要吗？

【案例经过】

患者，女，58 岁，卵巢癌术后 8 年余，多周期化疗后发现颈部转移 3 年余，肝转移 7个月余，多周期化疗及介入治疗后于 2018 年 3 月 10 日收治入院。10：40 患者咳血痰，主治医师经验性给予头孢哌酮–舒巴坦抗感染治疗并送检痰标本至微生物实验室，行细菌培养＋药敏检查。当日患者血常规检查结果示红细胞计数 2.94×10^{12}/L，血红蛋白 88g/L，白细胞计数 0.30×10^{9}/L，血小板计数 72×10^{9}/L，均低于正常值下限并报告危急值。

送检样本为血色黏痰，按常规细菌培养步骤对送检样本进行涂片染色、接种后，一个"美丽的鹿角"映入眼帘（图 4-27），这不就是常听带教老师提起的曲霉菌吗？当即加种SGC 沙氏培养基和 PDA 培养基，并随带教老师前往临床科室与主治医师交流患者病情，依据《热病——桑福德抗微生物治疗指南》建议使用伏立康唑进行治疗。

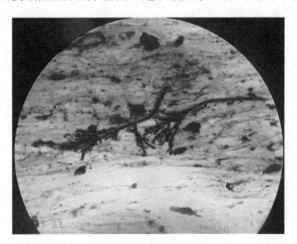

图 4-27　油镜下痰标本的鹿角样烟曲霉菌落（10×100 倍）

3 月 13 日 12：14，患者的主治医师依据笔者的建议，改用伏立康唑进行治疗。

3 月 14 日，经 35℃、24h 培养，SGC 沙氏培养基生长典型丝状真菌菌落（图 4-28），有深绿色、白色絮状菌落生长。经棉蓝染色后可见分生孢子头呈短柱形，长短不一；梗光滑，近顶端膨大形成倒立烧瓶状顶囊，顶囊有单层小梗，较长，密集排列呈栅状（图 4-29）。

鉴定结果为烟曲霉菌。

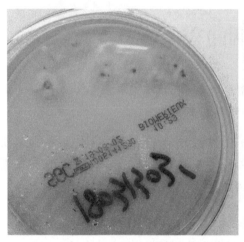 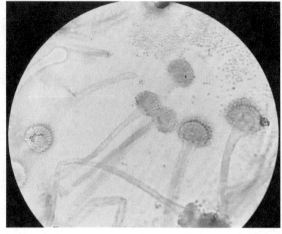

图 4-28　SGC 沙氏培养基培养的烟曲霉菌落　　　　图 4-29　烟曲霉菌棉蓝染色（10×100 倍）

　　3 月 14 日，在患者已使用伏立康唑进行治疗的情况下，其送检标本中仍可见烟曲霉菌落（图 4-30），数量较前一日有所减少。患者血常规检查示红细胞计数 $2.62×10^{12}$/L，血红蛋白 79g/L，白细胞计数 $1.4×10^9$/L，血小板计数 $36×10^9$/L。血液培养 5d 内未呈阳性。1 周后，因患者阶段性治疗结束，痰培养无烟曲霉菌生长，病情平稳，予以带药出院。

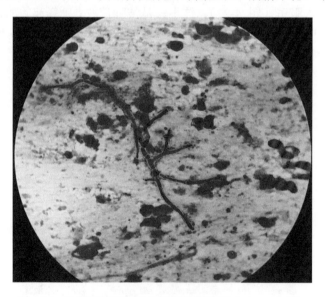

图 4-30　油镜下痰标本鹿角样烟曲霉菌落（10×100 倍）

【案例分析】

　　曲霉菌属是常见的院内感染菌，其中以烟曲霉菌最为常见。烟曲霉菌可通过皮损或呼吸道侵入人体，导致血液疾病、器官移植、肿瘤及采取激素治疗的患者继发感染，深部感染最易累及肺部，＞90%患者为呼吸道受累[1]。此病例中，患者由于身患肿瘤且常年应用激素类药物治疗，导致免疫功能低下，造成曲霉菌的感染。

痰培养是微生物室常见的检测项目，可辅助诊断呼吸道感染[2]。而对痰标本的涂片进行观察不仅可以判断标本是否合格，还可在某些特殊病原菌感染时缩短诊断时间，提供最快的治疗方案。

在此病例中，因痰涂片染色、观察及时，微生物实验室在短短 1.5h 的时间里确定了患者病原菌类型并提供了用药方案，最大限度地提高了患者的生存概率。试想，如若笔者没有在镜下发现这"美丽的鹿角"，没有在它的指引下加种 SGC 沙氏培养基，也许 2d 后，笔者可能会发出一份"上呼吸道正常菌群生长"的报告，由此耽误患者治疗。

【案例总结】

作为一名初入微生物领域的年轻的医学检验工作者，这次经历使笔者感触颇深：显微镜是检验工作者的"第二双眼睛"，只有常常怀着一颗绝不松懈的初心，认真对待每一例样本、每一次镜检才能练就令人羡慕的"火眼金睛"。重视形态学，坚持直接涂片染色镜检，无论涂片染色或鉴定药敏都要认真对待。

【专家点评】

此案例为卵巢癌术后 8 年肺部曲霉菌感染患者的临床微生物学诊断，肺部曲霉菌的主要易感人群为粒细胞缺乏、肿瘤、器官移植、长期服用激素和免疫力低下的患者等，且诊断困难。肺曲霉病的临床实验室诊断包括痰液或肺泡灌洗液涂片找到分隔菌丝，45°角分枝菌丝、连续两次真菌培养为曲霉菌、GM 实验和抗体检测及分子生物学方法等。作者从患者基础疾病和镜下形态怀疑患者为肺曲霉病，通过真菌培养得到进一步验证，给临床提供了一份快速、准确的实验室报告，为临床肺曲霉病的诊断和患者的治疗提供了很大的帮助。

【参考文献】

[1] 南志敏，王娟，陈淑云. 烟曲霉菌感染及其临床意义 [J]. 国际检验医学杂志，2015，36（9）：1320.

[2] 史大宝. 不同痰标本留取方法对痰培养结果的影响 [J]. 中外医学研究，2015，13（1）：163-164.

94　被误诊为结核性脑膜炎的新型隐球菌脑膜炎

作者：孔昌盛（宜昌市夷陵医院检验科）

点评者：郭小兵（郑州大学第一附属医院）

【案例经过】

患者，男，49 岁，因"突发头痛伴有恶心呕吐 3d"入院，于 2015 年 2 月 9 日入住笔者所在医院神经内科。既往高血压史 8 年，2013 年由脑梗死导致右侧下肢浅感觉障碍，2002 年右侧肘关节骨结核手术治疗病史。查体：体温 36.4℃、神志清楚、颈强 2 指、脑膜刺激征可疑。头部 MRI 示双侧半卵圆中心多发陈旧性腔隙性脑梗死灶，双侧半卵圆中心及左侧基底节软化灶。脑脊液检查：无色透明，潘氏试验阳性，蛋白质 790mg/L、糖 3.3mmol/L、氯 113mmol/L，一般细菌培养、墨汁染色、抗酸染色均阴性。主治医师未开具血培养医嘱。在笔者所在医院以抗病毒治疗为主，治疗 1 周后患者仍诉头痛，以前额为主，并伴有恶心、呕吐，考虑头痛没有缓解，2 月 16 日转至市级医院继续住院治疗。

2015 年 2 月 28 日患者再次入住笔者所在医院。入院资料显示，2 月 17 日市级医院脑脊液检查提示蛋白质 990mg/L、糖 1.62mmol/L、氯 117mmol/L，一般细菌培养、墨汁染色、抗酸染色均阴性。肿瘤标志物（AFP、CEA、CA199、CA724）均在正常范围内，甲状腺功能、降钙素原未见异常，乙肝表面抗原、梅毒抗体、丙肝抗体、HIV 抗体均阴性，红细胞沉降率 22mm/h。2 月 27 日省级医院 A 出院小结显示脑脊液检查蛋白质 387mg/L、氯 117.6mmol/L，IgG 58.8mg/L，IgM 3.1mg/L，IgA 6.8mg/L，患者在省级医院 A 行诊断性抗结核治疗及泼尼松治疗后头晕症状好转。入笔者所在医院后查体：体温 36.4℃、神志清、颈软；结核抗体阴性，结核蛋白芯片提示结核分枝杆菌抗 LAM 抗体及结核分枝杆菌抗 38kDa 抗体阳性。住院期间给予诊断性抗结核治疗及泼尼松治疗，患者头晕症状好转后又反复，于 3 月 24 日复查脑脊液提示样本淡红色微浑，潘氏试验阳性，蛋白质 1713mg/L、糖 3.4mmol/L、氯 138mmol/L。主治医师未开具脑脊液培养、墨汁染色、抗酸染色及血培养医嘱，建议患者转至上级医院进一步诊治。

2015 年 4 月 14 日患者因头痛第 3 次入住笔者所在医院，入院后查体：体温 36.5℃、神志清、慢性病容、劲强 2 指。实验室检查：结核抗体阳性，结核蛋白芯片阴性，主治医师未开具血培养医嘱。结合既往病史给予异烟肼、利福平、吡嗪酰胺联合抗结核治疗及护脑、营养神经、改善脑功能等治疗，患者不适感明显减轻，活动较缓慢，并要求出院，拒绝复查腰椎穿刺。

2015 年 10 月 18 日患者由省级医院 B 转回至笔者所在医院，并被诊断为结核性脑膜炎。入院后查体不合作，体温 36.5℃，神志不清，颈强 2 指，吐词不清，双侧瞳孔等大等圆、对光反射迟钝，主治医师开具血培养医嘱，患者于 10 月 20 日晨昏迷，家属要求出院放弃治疗。10 月 21 日患者血培养阳性，直接涂片结果为真菌感染，怀疑为新型隐球菌，并初报给主治医师，医师反馈患者家属放弃治疗，并已办理出院手续，医师表示也曾怀疑为隐球菌感染，但缺乏基本的诊断依据，再者 2 家上级医院都诊断为结核性脑膜炎，医师也是按照这个诊断思路来治疗，并表示将立即联系家属，给予抗真菌药物，10 月 24 日，笔者根据鉴定结果，告知临床医师此菌确诊为新型隐球菌，临床医师反馈的消息是，此患者已去世。

【案例分析】

这是一例典型的新型隐球菌脑膜炎误诊为结核性脑膜炎病例。临床上，由于隐球菌脑膜炎的临床表现和实验室检查与结核性脑膜炎颇相似，故临床常易误诊[1]。其诊断主要依靠病原学检查，但脑脊液中真菌量少，培养时间长，阳性率低，因此常需对疑似本病的患者反复进行脑脊液真菌检查[2]，有文献报道称，1 例误诊时间长达 2 年，在反复脑脊液查找隐球菌的过程中第 9 次才找到隐球菌[3]。

从本病例可以发现，该患者在上级医院被诊断为结核性脑膜炎，其诊断的依据可能是该患者曾患有骨结核，结核蛋白芯片提示 LAM 及 38kDa 阳性，在其他结果均阴性的情况下，怀疑结核性脑膜炎具有一定的合理性，但患者病情反复，治疗效果不佳时，临床医师有没有怀疑结核性脑膜炎的真实性？当患者回到基层医院，主治医师继续按照上级医院诊断治疗，是否合理？临床医师开具的脑脊液检查、血培养检查次数是否过少？临床护士采血量是否足够？标本采集后是否能及时运送到检验科？检验科有没有及时对标本进行处理？涂片之前有没有离心？上述任何一个环节，都有可能影响病原菌的检出。

之后，在与临床科室的沟通会上，笔者主动将此病例进行分析和沟通，并与临床科室达成共识，特殊标本（如脑脊液）要及时（30min 内）送到检验科，并立即离心，然后再做培养及涂片检查，对于阴性结果且有临床症状的，要多次送检。

【案例总结】

新型隐球菌脑膜炎与结核性脑膜炎的临床表现、实验室常规检查很相似，病原学检查在诊断两者中起决定性作用。

【专家点评】

颅内感染是比较常见的急重性炎性疾病，可由细菌、病毒、真菌或寄生虫等引起。实验室检测结果在临床诊断与治疗中尤其重要。细菌、病毒及结核性颅内感染时脑脊液在常规病理学、化学及免疫学检测方面具有一定特征性的改变，而病原体检测是最终诊断的金标准。阳性培养鉴定结果可直接明确诊断，而涂片结果则有助于初步诊断。当检测结果与临床表现不相符时，可以采取多种解决办法。通过离心或集菌手段提高脑脊液病原体浓度，从而提高阳性率；采用分子生物学技术提高方法的灵敏度，从而提高检出率；拓展标本及实验指标范畴，不单纯依赖脑脊液检测结果等。此外，在碰到疑难病原体感染时，向临床医师建议诊断性治疗也不失为一种好的解决办法。

【参考文献】

[1] 陶露，周文明. 误诊为结核性脑膜炎的隐球菌脑膜炎 1 例 [J]. 中国真菌学杂志，2017，12（3）：158.

[2] 高航，包勇. 容易误诊的肺结核合并新型隐球菌脑膜炎 1 例 [J]. 重庆医科大学学报，2011，36（8）：1024.

[3] 何俊瑛，何红彦，孟兆华，等. 隐球菌性脑膜炎早期诊断及疗效探讨（附 30 例报道）[J]. 中国神经精神疾病杂志，2007，33（7）：434.

95 罕见的肺炎克雷伯菌肺炎亚种

作者：陈汉生（福建中医药大学附属厦门市第三医院检验科）
点评者：张媛媛（中国人民解放军联勤保障部队第 940 医院）

克雷伯菌属为肠杆菌科中的一种，临床常见的克雷伯菌属主要包括肺炎克雷伯菌和产酸克雷伯菌等，其中肺炎克雷伯菌又分为肺炎亚种、臭鼻亚种、鼻硬结亚种三个亚种，而肺炎克雷伯菌肺炎亚种为临床标本中常被分离出的细菌。肺炎克雷伯菌肺炎亚种为革兰氏阴性杆菌，无鞭毛，无芽孢，兼性厌氧，营养要求不高。初次分离可形成较大、凸起、灰白色黏液型菌落，相邻菌落易融合，拉丝试验阳性。该菌可引起原发性肺炎，还可导致各类肺外感染，包括肠炎、脑膜炎、泌尿系感染及菌血症[1]。典型的肺炎克雷伯菌为革兰氏阴性短小杆菌，而笔者遇到的这一因形态变异而呈"发丝状"的肺炎克雷伯菌病例实属罕见。

【案例经过】

笔者像往常一样开启仪器设备后，开始着手处理阳性报警的血培养瓶。当日阳性瓶有一个，笔者开始镜下观察染好的血涂片，只见镜下菌体呈革兰氏阴性长丝状，跟平时看到的革兰氏阴性杆菌截然不同（图 4-31）。

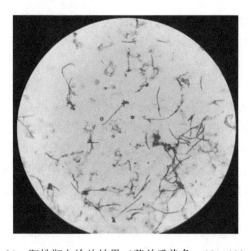

图 4-31　阳性瓶血涂片结果（革兰氏染色，10×100 倍）

笔者查阅了该患者的相关信息，了解到该患者为新生儿（10d），以"新生儿高胆红素血症"收入笔者所在医院新生儿病区。入院后出现疑似感染发热等一系列临床症状，行经验性抗生素治疗后症状未改善，高度怀疑菌血症，改送血培养查找致病菌。实验室检查：总胆红素（TBIL）74.1IU/L↑，直接胆红素（DBIL）8.0IU/L，间接胆红素（IBIL）66.1IU/L↑，谷氨酰转移酶（GGT）155.2IU/L↑，白细胞计数 14.4×10⁹/L↑，超敏 C-反应蛋白（hs-CRP）

16.35mg/L↑，降钙素原（PCT）0.22ng/ml↑，呈现细菌感染的典型变化趋势。

　　血培养第 3 天早上，笔者打开 VITEK 2 鉴定仪，鉴定结果显示该菌为肺炎克雷伯菌肺炎亚种，再打开生物安全柜检查里面的血平板，平板上的菌落已经融合成一片，呈黏液状，拉丝试验阳性（图 4-32）。笔者的结论为黏液型肺炎克雷伯菌。

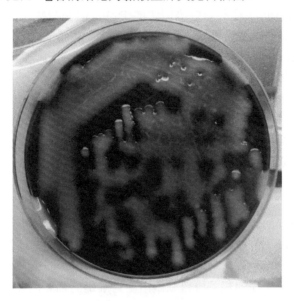

图 4-32　培养 3d 后的血平板

　　随后，笔者取平板上的菌落，做了张涂片，但这时，镜下昔日的"大长腿"却成了"小短腿"了，呈现肺炎克雷伯菌典型的革兰氏染色形态：革兰氏阴性短小杆菌，散在分布（图 4-33）。

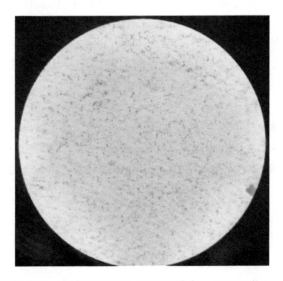

图 4-33　菌落染色结果（革兰氏染色，10×40 倍）

【案例分析】

同是一种菌，形态竟然相差这么大，问题究竟出在哪里？笔者带着疑惑请教了一些资深的老师并查阅了相关资料，找到了原因，其实它是再熟悉不过的 L 型细菌。通常，细菌在其坚韧的细胞壁的保护下维持着较为固定的形态，但在某些自身因素及外界环境作用下，菌体细胞壁发生缺失，导致其形态无法继续维持，从而形成形态各异的变形菌，如卵圆形、纺锤形、杆状、丝状等[2]。这种现象的出现可见于细菌产生自溶酶而自发出现，也可见于发病过程中机体自身免疫力低下而产生，但临床上最常见于抗生素的不合理使用，而且多是作用于细菌细胞壁的一类抗生素，如青霉素、先锋霉素、万古霉素、环丝氨酸、杆菌肽等。该类抗生素能抑制肽聚糖交联结合，从而使新生细胞无法合成细胞壁，从而形成 L 型细菌[3]。而后面接种于血平板的细菌又恢复为原来典型的革兰氏阴性短杆状，这是因为细菌在解除抗生素的作用后出现的所谓"返祖现象"[2]。

【案例总结】

同一种细菌在不同的环境下可以长出不同的形态，乃至不同细菌在不同环境中可以长出相似的形态，除了以上讲述的肺炎克雷伯菌外，如金黄色葡萄球菌、大肠埃希菌等也可呈现 L 型细菌。因此，当遇到这种形态较为奇特的细菌时，应该多心存一份疑问，多与临床医师沟通，结合临床表现和相关资料以做出更为准确的判断。

【专家点评】

L 型细菌的形成与细菌生存环境的改变及人工诱导有关，凡能作用于细菌细胞壁，使其产生亚致死性损害的各种因素均可诱生出 L 型细菌。在本案例中检出的 L 型肺炎克雷伯菌，经过转种血平板，其染色形态"返祖"，为易变性 L 型细菌，即当破坏细胞壁的因素去除后很快回复到亲本菌株，临床血培养阳性时常见 L 型细菌。同时血平板挑丝试验阳性，证实为黏液型肺炎克雷伯菌，不排除高毒力菌株。此菌在治疗时，虽然体外药敏试验多为敏感，但疗效值得商讨，故该病例治疗应兼顾 L 型细菌及其亲本株。

【参考文献】

[1] 倪语星，尚红. 临床微生物学检验 [M] . 5 版. 北京：人民卫生出版社，2012：121-123.

[2] 郭秉兰. 关于 L 型细菌的几个问题 [J] .微生物学通报，1987，15（3）：133-135.

[3] 郭秉兰. 浅谈 L 型细菌产生的机制 [J] .微生物学通报，1987，15（5）：232-234.

96　异位妊娠合并蛔虫感染

作者：朱名超（天门市第一人民医院检验科）
点评者：郭小兵（郑州大学第一附属医院）

异位妊娠也称宫外孕，指受精卵在子宫腔外着床发育的异常妊娠过程。似蚓蛔线虫简称蛔虫，是最常见的人体消化道寄生虫，其成虫主要寄生于人体小肠，可引起肠梗阻、肠扭转、肠穿孔、胆道感染和阻塞及阑尾炎等急腹症，还可钻入肝脏、侵入其他部位引起严重的异位损害[1]。本文报道了 1 例蛔虫感染导致异位妊娠术后持续腹痛的病例。

【案例经过】

患者，女，27 岁，2017 年 9 月 6 日因"停经 45d，阴道出血 13d，下腹痛 3h"就诊，门诊以"异位妊娠"收治入院。体格检查：体温 37.2℃，血压 90/60mmHg，呼吸 28 次/分。触诊：腹平软，下腹部轻压痛，无反跳痛。妇科检查：患者外阴、阴道发育正常，阴道通畅，有少量血液，宫颈举痛，子宫附件压痛明显，子宫大小正常。辅助检查：B 超示左侧附件区可见混合性团块，盆腔积液明显。行阴道后穹穿刺术抽出 5ml 暗红色不凝血，诊断为输卵管异位妊娠。患者血常规：WBC $10.22×10^9$/L，NEU% 62.5%，Hb 107g/L，PLT $182×10^9$/L，凝血功能正常，行左侧输卵管部分切除术。术后复查血常规：WBC $18.65×10^9$/L，NEU% 82.3%（提示感染），Hb 97g/L，PLT $131×10^9$/L。术后 3d 患者仍诉腹痛，且有绞痛感，阵发加剧，时有呕吐等，于排便时发现一条活动的虫体，经鉴定为蛔虫雄虫。经消化内科会诊，考虑蛔虫感染或肠梗阻？患者腹部平片示肠梗阻，给予胃肠减压，灌肠，胃管注入液状石蜡等治疗后，患者仍诉恶心、呕吐不适，腹痛明显。转入消化科治疗：给予禁食，胃肠减压，补液支持治疗，并服用甲苯咪唑驱虫治疗（100mg/d，顿服，连服 5d），1 周后病情逐渐好转，各项辅助指标均正常，于 9 月 21 日出院，随访患者 2 个月未有腹痛发作，定期复查便常规未见异常。

【案例分析】

蛔虫病呈世界性分布，尤其在发展中国家蛔虫的感染率高，2001～2004 年全国寄生虫病调查结果显示，我国人群蛔虫平均感染率约为 12.72%[1]，农村感染率高于城市，个别省份高达 42.0%[2]。由于农村卫生条件差，农民自我防范意识欠缺，且常用未经处理的人粪给瓜果、蔬菜施肥，瓜果未洗净直接生食等不良的生活、饮食习惯可能增加了蛔虫感染的概率。本例患者来自农村，感染可能与不良卫生习惯有关。人群蛔虫感染率通常采用粪检虫卵阳性率来表示，但粪检虫卵受多种因素影响，可能出现漏检，雄虫单性感染占 3.4%～5.0%[3]，若雄虫单性感染或感染早期，或在尚未产卵的幼虫阶段，则查不到虫卵[4]。本例患者仅检出一条雄虫，粪检多次均未检出虫卵，不排除蛔虫单性感染可能。虫体形态：外观呈蚯蚓状，活时呈粉红色，死后变为灰白色，头尖细，尾钝圆，虫体长约 14.7cm；宽约

4mm；头端口周可见"品"字形的 3 个唇瓣，一个背唇瓣较大，两个亚唇瓣略小（图 4-34）；尾部向腹面弯曲，末端有一象牙状的交合刺（图 4-35）；虫体两侧可见明显的侧棘（图 4-36）。

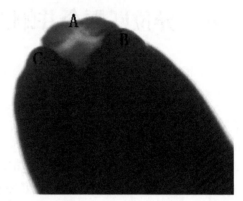

图 4-34　蛔虫头部镜下形态（×10 倍）

头端口周可见"品"字形的 3 个唇瓣，A.背唇瓣较大，B、C.亚唇瓣略小

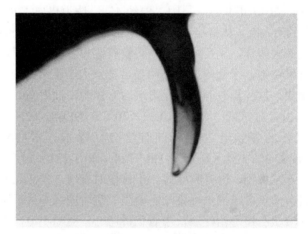

图 4-35　蛔虫尾部镜下形态（×10 倍）

末端有一象牙状的交合刺

图 4-36　蛔虫体部镜下形态（×10 倍）

虫体两侧可见明显的侧棘

【案例总结】

跟踪随访本例患者 2 个月未见再次排虫，且患者多次粪检均未查见虫卵，考虑蛔虫雄虫单性感染。患者行左侧输卵管部分切除术后 3d 仍腹痛，之后自行排出蛔虫成虫，可能与机体术后应激反应、肾上腺激素分泌增多、肠蠕动加快等因素有关，也可能与蛔虫雄虫单性感染不易在体内长期生存或因受到某些药物、激素等不利刺激而易于排出体外，以及其排出机制等相关问题有关，这些都有待进一步深入研究。希望本病例可以引起寄生虫研究者的关注，加强蛔虫单性感染及其在体内寄生规律的研究。

【专家点评】

异位妊娠破裂是临床上常见的急腹症之一，育龄期妇女出现剧烈腹痛，血液/尿液中人绒毛膜促性腺激素（HCG）检测结果显著增高，B 超检查未见宫内妊娠囊及盆腹腔有液性暗区时可以准确诊断。蛔虫感染所致肠梗阻、肠扭转及肠穿孔也是急腹症之一。因蛔虫生活史简单、产卵量大、虫卵抵抗力强，在边远农村地区因生活条件及卫生习惯差等原因仍有一定的感染率。两种疾病并无较明显的相关性，实验室指标监测在其防治中均具有重要作用。异位妊娠患者血液/尿液 HCG 增高，但幅度低于宫内妊娠，且数值倍增时间延长；虫卵与虫体检测则是蛔虫病诊断的关键，外周血嗜酸性粒细胞增高也可作为蛔虫病的辅助诊断依据。

【参考文献】

［1］诸欣平. 人体寄生虫学［M］.8 版. 北京：人民卫生出版社，2016：158.

［2］沈继龙. 临床寄生虫学与检验［M］.3 版. 北京：人民卫生出版社，2010：19-22.

［3］许正敏，李智山. 实用临床寄生虫病实验室诊断［M］. 北京：人民军医出版社，2014：36-47.

［4］姜唯声，曾小军，李华忠，等. 人群蛔虫感染调查粪检与驱虫结果比较［J］. 中国血吸虫病防治杂志，2012，24（5）：540-543.

97 胆囊炎、肺炎患者并发奥斯陆莫拉菌菌血症

作者：黄小华[1] 宁永忠[2]（1.重庆云阳县中医院；2.清华大学附属垂杨柳医院）

点评者：许建成（吉林大学第一医院）

【案例经过】

患者，男，86 岁，因"活动后胸闷、气短 5 年，再发伴胸痛 3h"以"冠心病"于 2017 年 9 月 12 日收入院。否认肝炎、结核等传染病病史，发现胆囊结石 5 年，否认高血压、糖尿病病史。手术史：2017 年 8 月 28 日行冠状动脉造影+支架置入术。症状：胸痛伴胸闷、气短，伴右上腹疼痛。体格检查：体温 37.8℃，脉搏 67 次/分，呼吸 20 次/分，血压 94/69mmHg，发育正常，营养中等，慢性病容，表情忧虑。全身皮肤黏膜无黄染，全身浅表淋巴结无肿大。腹部柔软，中上腹轻压痛，无反跳痛，墨菲征阴性，肝区叩击痛。辅助检查：窦性心率，ST-T 改变。腹部彩超：胆囊壁不光滑，胆囊结石，胆总管增宽，肝胰脾未见明显异常。心脏彩超：右房稍增大，主动脉瓣无冠瓣钙化，三尖瓣、主动脉瓣反流，左室舒张功能降低。胸部 X 线片：双肺纹理增多，肺气肿。肝功能：总胆红素（TBIL）80.8μmol/L，直接胆红素（DBIL）61.6μmol/L，谷丙转氨酶（ALT）221.8U/L，谷草转氨酶（AST）312.6U/L，谷氨酰转移酶（GGT）649U/L，碱性磷酸酶（ALP）265U/L。血常规：白细胞计数 $8.2×10^9$/L，中性粒细胞比率 85.4%，C-反应蛋白 62.1mg/L。诊断：①冠状动脉粥样硬化性心脏病；②胆囊结石伴慢性胆囊炎；③不稳定型心绞痛；④老年性肺气肿；⑤肝功能异常。

患者于 9 月 13 日下午出现发热，体温波动在 38.7～39.0℃，结合患者既往胆囊结石伴慢性胆囊炎且肝功能异常，面部及巩膜黄染，故考虑为急性胆管炎可能。送血培养，根据经验治疗，暂给予盐酸左氧氟沙星氯化钠注射液 0.2g，静脉滴注（每天 1 次），如注射用氨苄西林钠 4g，静脉滴注（每天 2 次）等抗炎治疗。

微生物鉴定过程：血培养 41h 后需氧瓶呈阳性，直接涂片结果为阴性杆菌，短、粗，呈团聚状，见图 4-37。

血平板培养基菌落大小不一，麦康凯平板培养基不生长，巧克力平板培养基 24h 不生长，培养 48h 后生长的菌落也大小不一，呈灰白色，湿润，光滑，凸起，不溶血。血平板培养基菌落传代后仍与原平板一致，见图 4-38～图 4-40。

菌落涂片革兰氏染色示着色阴阳不定，呈球杆状，氧化酶阳性，见图 4-41。

Walk Away 96 生化鉴定仪鉴定如下：弧菌属 54.98%；巴斯德-放线杆菌属 15.01%；假单胞菌属某种 15.01%；奥斯陆莫拉菌 15.01%。对结果存疑，送外院用 VITEK 2 COMPACT 细菌鉴定仪鉴定如下：奥斯陆莫拉菌 97.6%；腔隙莫拉菌 73.4%。用 VITEK MS 细菌鉴定仪鉴定为奥斯陆莫拉菌，鉴定率 50%。

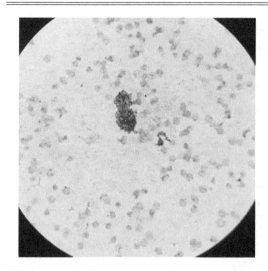

图4-37　血培养结果（革兰氏染色，10×100倍）

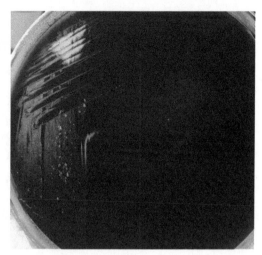

图4-38　血平板培养基24h菌落

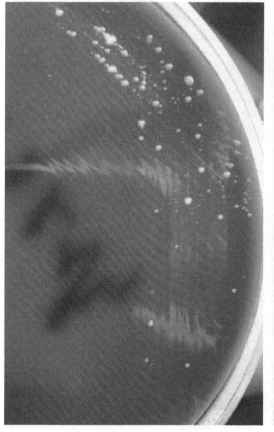

图4-39　血平板培养基48h菌落

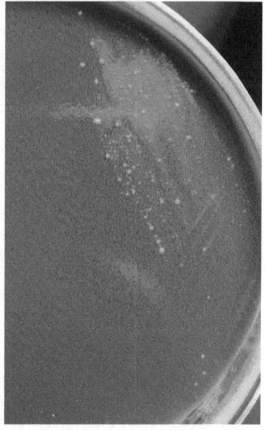

图4-40　巧克力平板培养基48h菌落

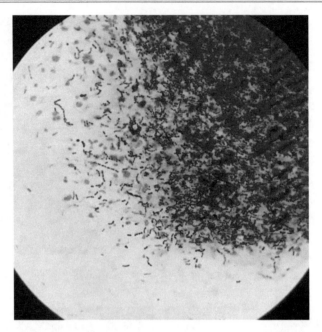

图4-41　菌落涂片（革兰氏染色，10×100倍）

治疗：继续给予盐酸左氧氟沙星+氨苄西林钠抗炎治疗，抑酸护胃，抗血小板聚集，稳定斑块，扩张冠状动脉，改善心肌代谢，维持水、电解质平衡。经治疗后患者神志清楚，精神、食欲好转，未再发热，胸闷气短明显减轻，无胸痛，无腹痛，无心悸，腹部柔软，中上腹轻压痛，无反跳痛，四肢肌力正常，复查血培养阴性，准予出院。

【案例分析】

1. 该患者高热，怀疑是急性胆管炎症引起的菌血症。

2. 该菌因为革兰氏染色的阴阳不定，上鉴定卡时容易出错。

3.《临床微生物学手册》（第11版）：危重患者的血培养中常分离出奥斯陆莫拉菌，该菌呈球形或球杆形，常成对排列，有时呈短链状排列，革兰氏染色不易脱色。

通过文献搜索可知，实际病例报道非常有限。成人患者一般是免疫低下者（如肺癌、白血病、肾移植患者），儿童患者一般有基础性疾病（如胆囊炎、呼吸道疾病）。原发性感染罕见。

【案例总结】

在实验室鉴定方面，通过不同证据（VITEK鉴定和质谱）指向奥斯陆莫拉菌。如果能纳入16Sr RNA测序并指向同一个结果，则从实验室角度可进一步确证。在临床确诊方面，因为只有血培养证据，没有其他标本分离株，也不可能完成抗体测试等，所以临床确诊证据比较薄弱。如果这两点暂时搁置，通过本病例报道能够了解：奥斯陆莫拉菌可以引起菌血症，但比较罕见。另外，在抗生素使用方面，患者诊断为急性胆管炎，经验性给予盐酸左氧氟沙星氯化钠注射液0.2g静脉滴注，每天1次+注射用氨苄西林钠4g静脉滴注，每天2次。

文献对胆囊炎、胆管炎的治疗建议：

1. 查 2015 版《抗菌药物临床应用指导原则》没有胆囊炎建议[1]。

2. 查《国家抗微生物治疗指南》[2]：首选头孢他啶/头孢曲松+甲硝唑，头孢哌酮/舒巴坦，哌拉西林/他唑巴坦，厄他培南。危及生命时则选用亚胺培南、美罗培南等。

3. 查《热病——桑福德抗微生物治疗指南》[3]后，建议使用主要针对肠杆菌科、肠球菌、厌氧菌的药物。首选药物包括哌拉西林/他唑巴坦，氨苄西林/舒巴坦，危及生命时则用亚胺培南、美罗培南、多尼培南。替代方案是三代头孢+甲硝唑、氨曲南+甲硝唑、环丙沙星+甲硝唑。

实际用药中，氨苄西林、左氧氟沙星两种药物不能完全覆盖厌氧菌，氨苄西林对肠杆菌科不能覆盖，左氧氟沙星对肠杆菌科的耐药率也高一些。经验治疗用的这两种药物的组合存在缺陷。

血培养阳性回报后，临床药物没有调整。估计是患者已好转，不需要改变药物了。查《临床微生物学手册》（第 11 版）中莫拉菌属的相关内容[4]发现，绝大多数莫拉菌属菌种对青霉素类、头孢菌素类、氟喹诺酮类、四环素类、氨基糖苷类等药物都敏感。从致病菌的角度看，此病例实际使用的治疗药物有活性。

【专家点评】

本病例丰富了奥斯陆莫拉菌引起的菌血症报道。奥斯陆莫拉菌革兰氏染色阴性，但不易褪色，故鉴定方向容易出错，细菌鉴定仪鉴定的结果应与其他鉴定手段相结合。该菌幼龄培养物呈细杆状，老龄培养物多呈球状，此特点可与奈瑟菌相鉴别。该菌生化鉴定特点是氧化酶强阳性，触酶阳性，无动力，不分解任何糖类。奥斯陆莫拉菌引起感染的报道有待继续研究。

【参考文献】

[1] 中华人民共和国国家卫生和计划生育委员会. 抗菌药物临床应用指导原则（2015 年版）[Z]. 2015.

[2] 卫生部合理用药专家委员会. 国家抗微生物治疗指南 [M]. 北京：中华人民共和国卫生部医政司，2012：71.

[3] 吉尔伯特. 桑福德抗微生物治疗指南 [M]. 48 版. 北京：中国协和医科大学出版社，2019：17.

[4] Jorgensen J H，Pfaller M A. Manual of Clinical Microbiology [M]. 11th ed. Washington DC：ASM Press，2016：821.

98 马红球菌感染

作者：潘守成（郑州大学第一附属医院检验科）

点评者：许建成（吉林大学第一医院）

【案例经过】

患者，男，29 岁，主诉"双下肢肿胀 15 年，全身抽搐 3 个月余，加重 2d"入院。8 年前至笔者所在医院，诊断为肾炎综合征，系统性红斑狼疮-狼疮性肾炎，给予药物治疗（具体不详）后好转。后至当地县级人民医院规律行透析治疗，每周两次；3 个月前无明显诱因出现双上肢抽搐及头部震颤，伴口角歪斜、双眼凝视，发作时呼之不应，持续数分钟，进食及长时间交谈后易诱发，近 2d 发作频繁，1d 前发热至 39.1℃，未治疗。笔者所在医院门诊诊断结果为：①系统性红斑狼疮-狼疮性肾炎、慢性肾脏病 5 期、血液透析；②高血压 3 级、很高危；③抽搐查因。后入院治疗。

常规检查：白细胞计数 8.1×10^9/L，中性粒细胞比率 88.7%，铁蛋白 1863.20ng/ml，尿素 19.3μmol/L，肌酐 459μmol/L，B 型钠尿肽前体 69 070pg/ml，降钙素原 56.91ng/ml，HIV 抗体阴性；腰椎穿刺压力为 140mmH$_2$O。脑脊液检查结果示有核细胞 2.0×10^6/L，总蛋白 448.00mg/L，白蛋白 265.00mg/L。病毒全套检查示柯萨奇 B 病毒抗体 IgG 阳性；EB 病毒抗体 IgG 阳性；麻疹病毒抗体 IgG 阳性；巨细胞病毒抗体 IgG 阳性；真菌试验示真菌葡聚糖 46.40pg/ml；曲霉半乳甘露聚糖 2.20μg/L；ADA、结核特异性细胞免疫三项均未见异常，T-SPOT 阴性；细菌培养中患者痰培养示肺炎克雷伯杆菌阳性，多重耐药，对替加环素敏感。

影像学检查：DR 和 CT 检查显示双肺亮度减低，纹理增粗，边缘模糊，双肺内可见多发片状密度增高影，左肺显著，纵隔内可见多发肿大的淋巴结影，两侧胸膜腔可见积液影，心影增大，心包内可见少量积液。

临床应用莫西沙星、哌拉西林/他唑巴坦进行治疗。系统性红斑狼疮患者需长期服用激素治疗，所以其免疫力低下。肺部 CT 示左肺感染较重，G 试验阴性，GM 试验阳性，不排除真菌感染可能。现患者应用常规抗生素近 20d 仍有发热，提示感染尚未控制，主治医师查房后示需应用比阿培南及替加环素抗炎，加用伏立康唑抗真菌，同时给予人免疫球蛋白。

行血培养两套，有一需氧瓶在培养 91.8h 时报警，涂片染色可见革兰氏阳性杆菌，呈多形性，形态不规则，见图 4-42、图 4-43。

第 2 天观察平板菌落为黏液性菌落，湿润、不规则，疑似阴性杆菌，随即再染平板上的菌落予以确认。结果见图 4-44～图 4-46。

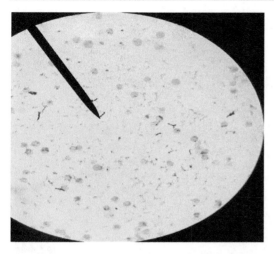

图 4-42　血培养革兰氏染色结果（10×100 倍）

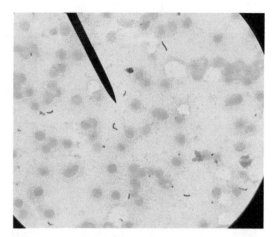

图 4-43　血培养瑞氏染色结果（10×100 倍）

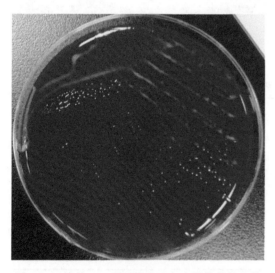

图 4-44　培养 24h 后哥伦比亚血琼脂培养基上的
菌落形态

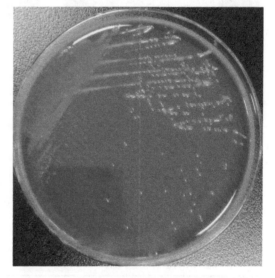

图 4-45　培养 24h 后巧克力琼脂培养基上的
菌落形态

结果为革兰氏阳性杆菌，拉丝试验结果阴性。质谱结果：无。临床常见的革兰氏阳性杆菌有棒杆菌、李斯特菌、芽孢杆菌等，但形态与其不符。

参考患者的基本情况：系统性红斑狼疮，慢性肾脏病 5 期（CKD5 期），发热，淋巴细胞亚群显示 CD4$^+$ T 淋巴细胞减低，患者免疫力低下。考虑到黏液性菌落、阳性杆菌，马红球菌可能符合，在 VITEK 2 COMPACT 鉴定仪进行鉴定不可行，因为没有棒状杆菌鉴定卡（CBC）。菌落形态和生化反应：淡红色的湿润的不规则的菌落，镜下早期呈杆状，很快形态由杆状向球形转变，触酶阳性，尿素酶阳性，CAMP 试验阳性。患者 T 淋巴细胞亚群结果见表 4-1。

经菌落形态和生化反应验证：触酶阳性，快速尿素酶阳性，呈淡红色色素。第 2 天观察时与预想一样，第 1 天的杆菌在第 2 天真变成了球菌（图 4-47），CAMP 试验阳性。于是笔者赶紧向临床医师报告结果，血培养中存在马红球菌。

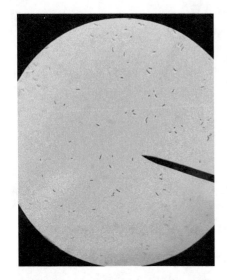

图 4-46　培养 24h 后镜下菌落形态

（革兰氏染色 10×100 倍）

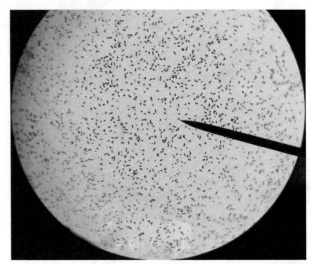

图 4-47　培养 48h 后镜下菌落形态

（革兰氏染色 10×100 倍）

表 4-1　患者 T 淋巴细胞亚群分析结果

项目名称	简称	结果	单位	参考范围
总 T 淋巴细胞百分比	T%	65.82	%	50.00～84.00
辅助/诱导 T 淋巴细胞百分比	CD4$^+$T%	23.20↓	%	27.00～51.00
抑制/细胞毒 T 淋巴细胞百分比	CD8$^+$T%	36.76	%	15.00～44.00
辅助/抑制 T 淋巴细胞比值	CD4$^+$T/CD8$^+$T	0.63↓		0.71～2.78
总 T 淋巴细胞绝对数目	T$^\#$	367↓	/μl	955～2860
辅助/诱导 T 淋巴细胞绝对数目	CD4$^+$T$^\#$	129↓	/μl	550～1440
抑制/细胞毒 T 淋巴细胞绝对数目	CD8$^+$T$^\#$	205↓	/μl	320～1250

数天后，又送两套血培养，有一需氧瓶在 65h 再次报警，涂片染色后发现与上次形态一致，再次向临床报告危急值，第 2 天长出菌落后经质谱鉴定：马红球菌（*Rhodococcus hoagii/Rhodococcus equi*）。至此，两次血培养阳性，病原菌确定。但是患者神志不清，合并代谢性酸中毒、肺部感染，呈持续无尿状态。临床医师告知家属病情较重，预后不佳，家属表示理解并要求出院。

【案例分析】

行血培养时，当出现单瓶报警、报警时间较长且是阳性杆菌时常难以判断是致病菌还是污染菌，且阳性杆菌又相对较难鉴定，尤其遇到不常见菌更是让检验者感到困难。而本次案例遇到的就是不太常见的一类细菌。

马红球菌隶属放线菌门，放线菌纲，放线菌目，诺卡菌科，红球菌属，革兰氏阳性菌，可产生真菌样菌丝体。在自然界分布广泛，是红球菌属中最常引起人体感染的病原菌，常引起免疫力低下人群如艾滋病患者的呼吸道感染、胸膜炎和败血症[1]。

目前对于马红球菌感染尚无统一的治疗方案，但依据其病原学及生物学特征，推荐选用具有良好细胞穿透能力和作用机制不同的长疗程的抗生素联合治疗[2]。《热病——桑福德抗微生物治疗指南》中推荐红球菌属的具体治疗方案为首选阿奇霉素、左氧氟沙星、利福平中的两种药物联合；次选万古霉素或亚胺培南联合阿奇霉素、左氧氟沙星、利福平中的 1 种药物[3]。对该菌感染避免选用青霉素、头孢菌素、克林霉素、四环素及甲氧苄啶-磺胺甲噁唑，万古霉素在体外对该菌有抗菌活性，但该菌属胞内菌，可能影响其治疗的有效性[4]。

【案例总结】

本病例是 HIV 阴性但合并系统性红斑狼疮和慢性肾衰竭患者所引起的血液感染。马红球菌特点比较鲜明：有色素，形态多形性，由杆状变球形，CAMP 试验阳性，尿素酶阳性，这些形态特征和生化反应对于鉴定还是比较有帮助的。

【专家点评】

大多数马红球菌感染者存在免疫功能受损，约 2/3 的感染者同时是 HIV 感染者。如果鉴定不仔细，马红球菌很容易被错误鉴定为棒状杆菌而被认为无关紧要。需要指出的是，对于马红球菌，目前 CLSI 推荐接种常规革兰氏阳性菌药敏鉴定卡，培养 24h 后可判读结果，且结果应报告为推断性的，可借用金黄色葡萄球菌的药敏折点。

【参考文献】

[1] 张胜，高辉，王佳，等. 黏液型马红球菌血流感染 1 例 [J]. 广东医学，2016，37（18）：2813.

[2] Folusakin. Rhodococcus Equi [M]. Treasure Island（FL）：Stat Pearls Publishing，2017：6.

[3] 桑福德. 热病：桑福德抗微生物治疗指南 [M]. 46 版. 北京：中国协和医科大学出版社，2017：71.

[4] 汪红，帅丽华，孙晓红，等. 马红球菌致颈部脓肿 1 例 [J]. 中国感染与化疗杂志，2018，18（4）：425.

99　差点漏检的"不溶血"金黄色葡萄球菌

作者：黄赛林（广东三九脑科医院检验科）

点评者：郜莉娜（兰州大学第二医院）

在很多临床标本中大部分的检出细菌如棒杆菌属、凝固酶阴性葡萄球菌属（CNS）、草绿色链球菌等在排除感染时会作为污染谱考虑。那么，当遇到菌落溶血不明显、产色素不明显的金黄色葡萄球菌时是不是会当作 CNS 而漏检呢？

【案例经过】

病例 1：患者，男，71 岁，因"双上肢及头部抖动 1 年余，加重 1 个月"于 2017 年 10 月 7 日以"左侧脑室占位"收入院。10 月 16 日患者在全身麻醉下行左侧脑室占位切除术，手术顺利，术中出血约 200ml，术后麻醉未醒，送入 ICU。10 月 26 日患者气道内分泌物较多，经纤支镜检查及治疗。患者脑室占位术后长期卧床，继发肺部感染，其感染指标较前上升，复查胸部 CT 提示炎症加重，痰涂片+培养检出铜绿假单胞菌，临床会诊后行环丙沙星 0.4g（每天 2 次）+阿米卡星 0.4g（每天 2 次）抗感染治疗 7d，监测痰涂片+培养检查仍见铜绿假单胞菌，继多次复查痰涂片+培养检查仍见铜绿假单胞菌，考虑细菌感染控制欠佳。痰培养提示细菌耐药，目前考虑肺部感染病情控制不佳，治疗 10d 后再次送检痰培养，涂片镜检发现大量革兰氏阳性球菌（图 4-48），培养后出现两种菌落（图 4-49），

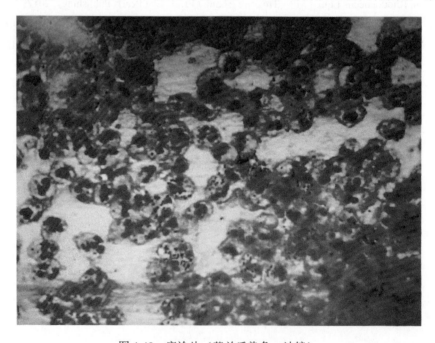

图 4-48　痰涂片（革兰氏染色，油镜）

经验判断疑似为 CNS 和铜绿假单胞菌，常规操作时考虑 CNS 为污染菌，多不做处理，但是从涂片上发现吞噬现象明显，考虑 CNS 是否在痰液中为致病菌呢？再次仔细观察血平板发现菌落色素和平常 CNS 不一致，故做凝固酶试验（图 4-50），呈阳性，用 VITEK 2 鉴定仪第 2 日鉴定出金黄色葡萄球菌。因未见明显溶血现象，考虑是否这批次血平板质量影响溶血圈，故重新转种一次，用质控菌株金黄色葡萄球菌做质量对比（图 4-51），发现该菌落溶血直径依旧不明显（图 4-52）。

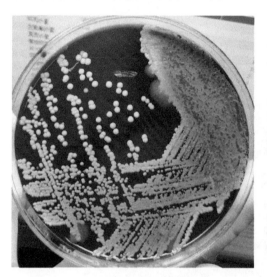

图 4-49　痰培养 18h 后菌落形态

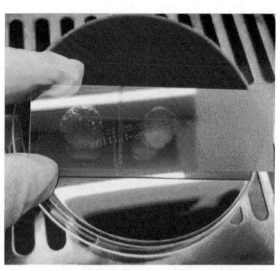

图 4-50　凝固酶试验（右侧为阴性对照）

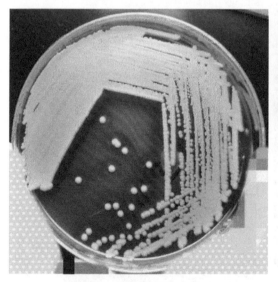

图 4-51　金黄色葡萄球菌质控菌株

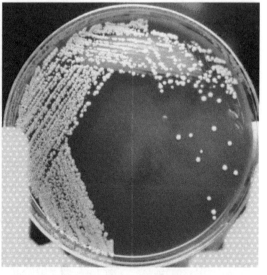

图 4-52　菌落转种 24h 后菌落形态

病例 2：患儿，女，3 个月 16 天，因"体检发现颅内占位"于 2018 年 2 月 14 日入院。临床初步诊断：①脑脓肿；②胶质瘤；③寄生虫。入院查头颅 CT，结合 PACS 图像后考虑为左侧额叶、颞叶、顶叶、枕叶脑脓肿合并左侧大脑镰下疝形成。患儿颅内占位诊断明

确，考虑脑脓肿，占位效应明确，手术指征明确，未见手术禁忌证。于 2 月 16 日在基础
麻醉下为患儿进行了脑脓肿引流，术中急送脓液涂片+培养。涂片镜检发现阳性球菌（图
4-53），感染明确，回报医师。第 2 天菌落生长未见明显溶血，但是色素明显（图 4-54），
考虑为金黄色葡萄球菌，用 VITEK 2 鉴定脓液细菌培养，提示为金黄色葡萄球菌。重新观
察血平板未见明显溶血，凝固酶试验呈阳性（图 4-55）。考虑可能此批次血平板质量影响
溶血圈，故重新转种一次，用质控菌株金黄色葡萄球菌做质量对比（图 4-56），发现菌落
溶血直径依旧不明显（图 4-57）。

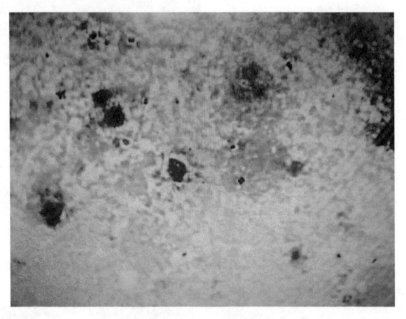

图 4-53　脓液直接涂片（革兰氏染色，油镜）

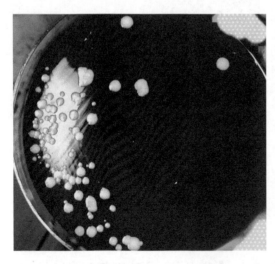

图 4-54　脓液培养 24h 后菌落形态

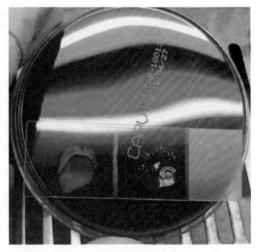

图 4-55　凝固酶试验（左侧为阴性对照）

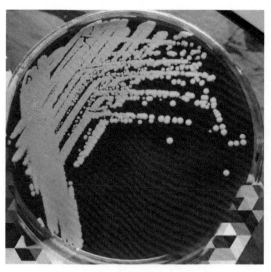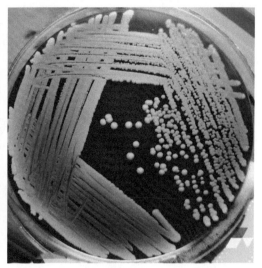

图 4-56 金黄色葡萄球菌质控菌株   图 4-57 菌落转种培养 24h 后菌落形态

【案例分析】

病例 1 因为菌落无明显溶血，产黄色色素不明显，检验人员受经验局限易漏检，并且因为之前连续培养出铜绿假单胞菌，所以认为致病菌为铜绿假单胞菌。患者可能之前感染过金黄色葡萄球菌，但是在痰涂片上没有发现吞噬现象，加上金黄色葡萄球菌无溶血现象时易被当作 CNS 处理，没有引起重视，此直接导致临床用药偏离，抗菌治疗效果差，感染未得到控制。病例 2 的菌落无明显溶血现象，但是菌落色素明显，术中急送标本，考虑是 CNS 污染的可能性比较小，但是如果在其他开放性标本中易造成金黄色葡萄球菌的漏检。

【案例总结】

因为实验室条件限制不能进一步做更多的菌株确诊试验或机制分析，但相关文献报道称不完全溶血表型金黄色葡萄球菌溶血素及毒力与相关基因存在关联[1]，应该引起重视并进一步探究。金黄色葡萄球菌溶血素和毒力不同，典型的溶血圈和色素很好区分，但有些溶血圈和色素就没有那么明显，90%以上的菌株表现为溶血，只有少量菌株不溶血，需要对着光才能隐约看到，可能是菌株变异造成的，需要做质控对比以考虑血平板的质量。检验人员应该重视不典型金黄色葡萄球菌（如不溶血或溶血弱、无色素或色素弱）的分离鉴定，避免漏检。两个案例表明了目前微生物实验基本操作的重要性，涂片染色检测吞噬，凝固酶试验及用 VITEK 2 鉴定缺一不可，不能靠经验直接判断，遇到 CNS 就怀疑污染，应该综合各实验方法和临床症状进行判断才不会漏检。

【专家点评】

1. 由于通常认为凝固酶阴性葡萄球菌属于上呼吸道的正常菌群，文中病例 1 所见的无溶血环葡萄球菌易被误认为凝固酶阴性葡萄球菌而漏检。作者结合痰涂片所见的白细胞吞噬现象准确判断为致病菌，鉴定结果为金黄色葡萄球菌。该病例提示不可忽视痰涂片检查。

2. 病例 2 标本为脓液，金黄色葡萄球菌和凝固酶阴性葡萄球菌都可引起化脓性感染，需谨慎对待。

【参考文献】

[1] 郑毅，谢小芳，杜鸿，等. 不完全溶血表型金黄色葡萄球菌溶血素及毒力等相关基因的研究 [J]. 中华临床感染病杂志，2016，9（3）：236-242.

100　毗邻颗粒链菌——血培养双侧双抽的重要性

作者：潘守成（郑州大学第一附属医院检验科）
点评者：张媛媛（中国人民解放军联勤保障部队第 940 医院）

【案例经过】

患者，男，54 岁，间断发热 5 个月余，确诊为急性髓系白血病 M_2 4 个月余。现病史：5 个月前受凉后发热，热峰达 39℃，伴头痛、咽痛、胸闷，无畏寒、寒战，无咳嗽、咳痰，于当地卫生院输液后好转（具体用药不详）。4 个月前患者再次发热，热峰达 38℃，遂至当地医院给予头孢菌素、左氧氟沙星等抗生素抗炎，发热症状未见明显缓解。1 周前出现咳嗽、咳少量白色黏痰，近 3 日痰中带少量鲜红色血丝；当日 14：00 左右，患者再次出现发热，热峰达 38℃，伴寒战、头痛、肌肉酸痛、胸闷、头晕，现为进一步治疗来笔者所在医院，门诊以"急性髓系白血病 M_2"收入院。自发病以来，患者食欲差，睡眠可，大小便正常，体重下降 1kg。既往史：既往体健，否认高血压、心脏病病史，否认糖尿病、脑血管疾病病史，否认肝炎、结核、疟疾传染病病史，预防接种史随社会计划免疫接种，否认手术、外伤，有多次输血史，无食物、药物过敏史。

查体：贫血面容，胸前皮肤散在出血点，双肺听诊呼吸音稍粗，未闻及明显干、湿啰音。心脏各瓣膜听诊区未闻及杂音。腹平软，肝、脾肋下未触及，双下肢无水肿。

实验室检查：白细胞计数 $0.10×10^9$/L；红细胞计数 $1.92×10^{12}$/L；血红蛋白 66.0g/L；血小板计数 $4×10^9$/L；中性粒细胞比率 12.8%；淋巴细胞比率 78.7%；中性粒细胞绝对值 $0.01×10^9$/L；淋巴细胞绝对值 $0.08×10^9$/L。C-反应蛋白 237.98mg/L；B 型钠尿肽前体 258.40pg/ml；肝肾功能未见明显异常；降钙素原 5.45ng/ml；真菌葡聚糖≤37.5pg/ml；曲霉半乳甘露聚糖 0.35μg/L。医师查房后示患者粒细胞缺乏，血小板数极低，已给予升白细胞、升血小板、止血药物及比阿培南抗感染治疗，同时给予血小板、悬浮红细胞等输血治疗。抽取血培养两套，其中一厌氧瓶于 18.3h 报警，涂片染色示革兰氏染色阴性、阳性不定，菌体形态不规则，呈球形、杆状或短链状，成对排列；瑞氏染色形态不规则，有球菌、杆菌（图 4-58、图 4-59）。

次日在血琼脂培养基和巧克力平板培养基上未见细菌生长，又是厌氧瓶报警，转种厌氧琼脂培养基进行观察。这次涂片染色为革兰氏阳性菌，呈圆形、椭圆形、杆状、单一、成对、链状排列。经 VITEK MS 质谱仪检测为毗邻颗粒链菌。确实有链状排列的球菌，而且是球杆菌，此菌卫星试验阳性，同时在血琼脂培养基和巧克力平板培养基上接种该菌，并用金黄色葡萄球菌（ATCC25923）在平板上进行点种验证。经过 24h 培养，在金黄色葡萄球菌周围出现了菌落，取金黄色葡萄球菌周围菌落并通过 VITEK MS 质谱仪和 VITEK 2 COMPACT GP 卡片鉴定均为毗邻颗粒链菌，见图 4-60～图 4-63。

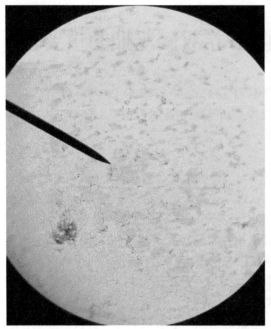

图 4-58　血培养革兰氏染色（10×100 倍）

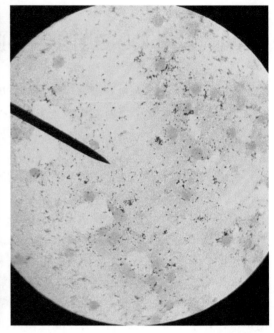

图 4-59　血培养瑞氏染色（10×100 倍）

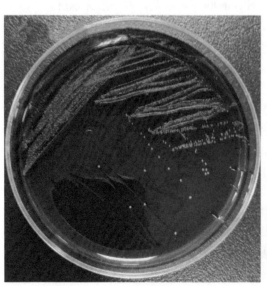

图 4-60　厌氧琼脂培养基的菌落形态

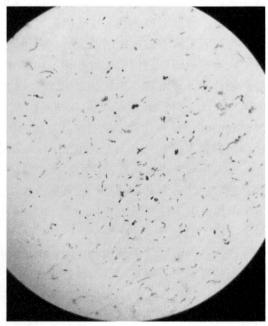

图 4-61　菌落镜下形态（革兰氏染色，10×100 倍）

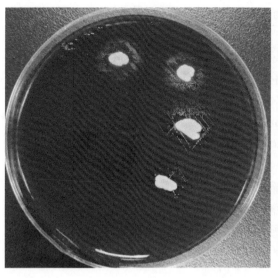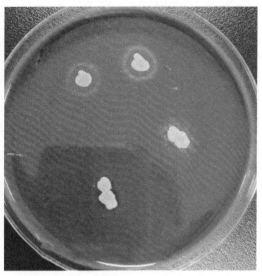

图 4-62　卫星试验阳性（哥伦比亚血琼脂培养基点种金黄色葡萄球菌）　图 4-63　卫星试验阳性（巧克力平板培养基点种金黄色葡萄球菌）

【案例分析】

颗粒链球菌属为无动力、无芽孢、兼性厌氧、触酶和氧化酶阴性的革兰氏阳性球菌。但在缺乏营养条件下，则表现出多形性形态，如球菌、球杆菌及杆菌等。该菌在 10℃ 和 45℃ 下不生长，在 6.5% NaCl 肉汤中不生长，对营养要求较高，在血琼脂培养基中加入 0.01% L-半胱氨酸盐酸盐或 0.001% 盐酸吡哆醛可形成针尖样大小的灰白色菌落，对奥普托欣耐药，对万古霉素敏感[1]。在 5% 马血的心脑浸液、巯基乙酸盐肉汤、哥伦比亚琼脂、Schaedler 琼脂、布氏琼脂及巧克力琼脂中可生长，在大多数血培养肉汤中也能生长，这与人血含有的微量吡多醛有关[2]。毗邻颗粒链菌属于颗粒链球菌属，是人口咽部、泌尿生殖道和肠道的正常菌群，在机体免疫力低下时可引起感染性心内膜炎、中耳炎和菌血症等[3]。

目前多应用自动化系统来鉴定该菌属。VITEK 2 COMPACT 系统是新一代的全自动快速微生物鉴定智能分析系统，该系统的 GP 板条菌种库中有该菌属。但由于该菌属革兰氏染色的不确定性，选用正确的板条检测显得尤为重要[3]。

【案例总结】

对比一下两种培养基的成分，见表 4-2。

表 4-2　两种培养基成分比较

所用培养基	主要组成成分
哥伦比亚血琼脂培养基	蛋白胨、牛肉膏、氯化钠、琼脂、羊血
厌氧琼脂培养基	蛋白胨、酵母粉、氯化钠、L-半胱氨酸盐酸盐、琼脂

笔者所在科室采用的是 Versa TREK 血培养仪，需氧和厌氧两种培养基的成分见表 4-3。

表 4-3 两种血培养基成分比较

需氧培养基	厌氧培养基
处理过的水	处理过的水
大豆-酪蛋白胨	朊蛋白胨
氯化钠	氯化钠
酵母提取物	酵母提取物
葡萄糖	葡萄糖
二价盐 A	10%聚山梨醇酯 80
添加剂 O	添加剂 AN
聚茴香脑磺酸钠	枸橼酸三钠
	皂素（很强的溶血剂）
	氯高铁血红素（某些厌氧菌生长必需物质）
	L-半胱氨酸盐酸盐
	维生素 K（某些厌氧菌生长必需物质）
	刃天青

通过对比可以看出毗邻颗粒链菌为什么可以在厌氧培养基中生长，常规培养 24h 不生长，36h 出现微弱生长（图 4-64），因为普通血琼脂培养基不含有 L-半胱氨酸盐酸盐，厌氧培养基中含有 L-半胱氨酸盐酸盐，营养更加丰富，而绝不仅是厌氧环境的作用。两套血培养、两瓶需氧培养 5d 未报警，厌氧培养中有一瓶生长，也是基于相同的原理。因此，

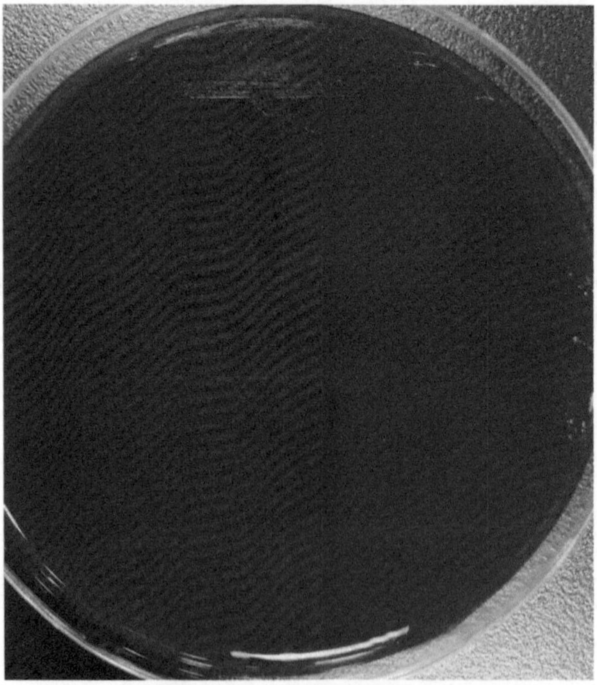

图 4-64 培养 36h，哥伦比亚血琼脂培养基上可见微生长

血培养双侧双抽是非常有必要的，需氧瓶对于需氧菌的检出很有意义，厌氧瓶除了对于严格厌氧菌的分离起到重要的作用外，同时对于一些营养要求高的兼性厌氧菌的分离也有极大的帮助。通过需氧和厌氧培养瓶配套使用，可以发现临床上不常见的致病菌，降低漏检率。通过双侧抽血可以提高血培养阳性率，同时对于致病菌或污染菌的判断起到一定辅助作用。试想，如果不进行厌氧培养，或者说只进行一套血培养，那么就可能培养不出这类细菌了。

【专家点评】

毗邻颗粒链球菌是颗粒链球菌属的重要菌种，但日常检出率较低，究其原因是该菌生长需要吡哆醛或L-半胱氨酸。而常规培养条件不足，同时该菌形态变化受营养因素影响，营养条件好时，革兰氏染色阳性球菌成双或短链状排列。在本案例中能检出此菌与人血中少量吡哆醛存在有关，但传代培养时应满足其生长的必需条件，使用已加入添加剂的培养基或借助同时接种葡萄球菌的方法观察卫星菌落，由于报阳瓶为厌氧瓶，应同时接种厌氧培养基并辅助厌氧环境，可缩短报告时间。血培养双侧双抽有助于提高血培养阳性检出率，还易对污染标本进行判断。

【参考文献】

[1] 吴玲玲，田玉静，李震，等. 颗粒链球菌属鉴定方法及临床感染的研究进展 [J]. 实用医药杂志，2017，34（12）：1132.

[2] 徐金莲，金小希，杨燕. 乏养菌属和颗粒链菌属实验室诊断方法的研究进展 [J]. 国际检验医学杂志，2014，35（7）：876.

[3] 卫颖珏，杨海慧，秦娟秀. 16S rRNA 测序法鉴定致皮下软组织感染的毗邻颗粒链菌一例 [J]. 检验医学，2015，30（7）：772.

第五部分

血液学检验

101 May-Hegglin 畸形的发现及体会

作者：林天津（平阳县人民医院检验科）
点评者：王霄霞（温州医科大学）

【案例经过】

患者，女，32 岁，因反复血小板减少来笔者所在医院复查。血常规结果：红细胞计数 $3.72×10^{12}$/L，血红蛋白 99g/L，轻度贫血，血细胞比容 33.4%，平均红细胞体积 89.8fl，血小板呈危急值，为 $3×10^9$/L，白细胞检测无结果，重复检测结果还是一样。

【案例分析】

查看仪器 IPU 中标本的报警信息、散点图及直方图情况。该标本报警信息：白细胞散点图异常，中性粒细胞增加，淋巴细胞增加，单核细胞增加，存在异型淋巴细胞；贫血，血小板分布异常，血小板计数减少，血小板聚集？白细胞散点图未见明显异常细胞群出现，不像白血病患者的结果。血小板直方图示血小板波峰低矮，呈锯齿状。镜检结果见图 5-1。

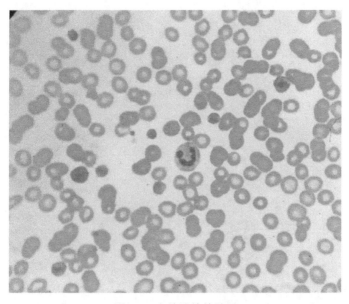

图 5-1　血涂片镜检结果

显微镜下所见：分类以成熟中性粒细胞为主，基本可以排除白血病。可见许多巨大血小板，未见血小板聚集，可以排除嗜 EDTA 依赖假性血小板减少症。每个油镜视野平均可见 5～6 个血小板，说明仪器对血小板计数出现了误差。血小板计数偏低的原因可能是该患者血小板体积巨大，仪器将血小板误认为成熟红细胞。

于是选择用光学法对该标本进行复查，复查结果：PLT-I（阻抗法）为 $4×10^9$/L，PLT-F（光学法）为 $57×10^9$/L，其中未成熟血小板百分比为 76.0%。由此可以明确笔者的推断是正确的。笔者又进行了手工计数复核，结果为 $63×10^9$/L，与光学法结果基本符合。

血小板问题解决了，那么为什么检测不出白细胞结果呢？仔细查看仪器报警信息：WDF 通道和 WNR 通道存在通道间差。检测发现 WNR 通道计数的白细胞为 $17.323×10^9$/L，WDF 通道计数的白细胞为 $6.687×10^9$/L。WNR 通道散点图明显，且影细胞区域和白细胞区域界线不清，考虑受大血小板干扰。WDF 通道散点图中影细胞区域明显增大，但界线比较清晰。WDF 通道和 WNR 通道对白细胞计数的结果相差较大，因此仪器不报白细胞检测结果。咨询了仪器工程师并手工计数白细胞后，结合显微镜涂片情况，考虑 WDF 通道计数结果基本符合，因此根据 WDF 通道的计数结果出具报告。

笔者将病例情况分享至工作群里，得到资深检验老师的提醒，笔者忽然觉得该病例不能简简单单地认为就是一例巨大血小板综合征。第 2 天早上，笔者找出之前保存的几张血涂片，同时把剩下的血涂片进行瑞氏-吉姆萨染色（瑞氏-吉姆萨染色相对刘氏染色对包涵体的显示更清晰），见图 5-2。重新审视血涂片，约 70% 的中性粒细胞胞质中都能隐约见到一条条类似杜-勒小体的蓝色内容物，考虑为 May-Hegglin 畸形。笔者咨询资深检验老师后得出肯定的答复，患者为 May-Hegglin 畸形。

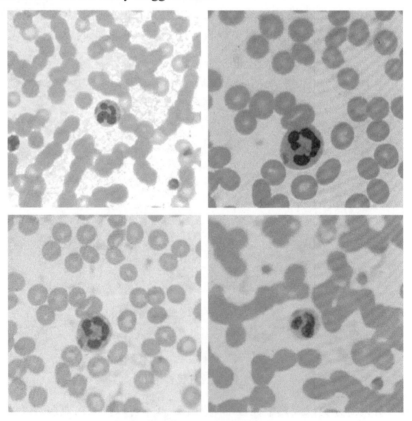

图 5-2　血涂片（瑞氏-吉姆萨染色）

中性粒细胞胞质中可见蓝色包涵体

【案例总结】

　　May-Hegglin 畸形（MHA）是一种罕见的常染色体显性遗传疾病，常伴有血小板减少、巨大血小板和粒细胞包涵体等三联征表现。临床可有轻微的鼻出血、紫癜、口腔黏膜出血、血尿等表现。部分病例可有感染的表现[1, 2]。由于 MHA 病例十分罕见，临床上极易漏诊，同时粒细胞胞质中包涵体着色较淡，易与杜-勒小体相混，容易误诊。感染出现杜-勒小体时常伴有中毒性颗粒、空泡变性、退行性变等，可以借此区别。针对此病例，笔者也充分体会到，在日常工作中，检验人不但要了解仪器的工作原理，学会运用直方图和散点图，更应认识到细胞形态学对疾病诊断的重要性。

【专家点评】

　　本文通过一个看似常见的病例，层层深入分析发现了一例较少见的粒细胞遗传性疾病，即 May-Hegglin 畸形。本病例之所以被发现，最重要的是作者具备执着钻研、刨根问底的精神及较扎实的专业知识。仅借助血常规检查就为患者给出了少见疾病的提示性诊断意见，由此凸显了血细胞形态学至关重要的临床价值。

【参考文献】

[1] 徐敏，凌柱三，张广森，等. May-Hegglin 异常二例 [J]. 中华血液学杂志，2001，22（3）：152-153.
[2] 高峰，张宏杰，刘瑞芳，等. 血小板参数和骨髓巨核细胞计数、分类在 May-Hegglin 异常疾病中的应用研究 [J]. 检验医学，2017，2（8）：668-760.

102 消化道出血患者的病因竟不在消化系统

作者：王　晶　屈　慧（空军军医大学第一附属医院检验科）
点评者：樊爱琳（空军军医大学第一附属医院）
　　　　岳保红（郑州大学第一附属医院/郑州大学）

【案例经过】

患者，男，59岁，因"呕血4d，便血1d"入院。于当地医院查血常规示白细胞计数29×10⁹/L、血红蛋白54g/L，肾功能示尿素氮22.99mmol/L、肌酐241μmol/L。给予止血、输血治疗后仍呕血，为求进一步诊治就诊于笔者所在医院消化科急诊。首诊诊断：消化道出血、心律失常、室性期前收缩、肾功能不全。

【案例分析】

什么原因会同时发生消化系统、心血管系统、泌尿系统的问题呢？这个患者可能不是单纯的消化系统问题。血常规的结果如图5-3所示。

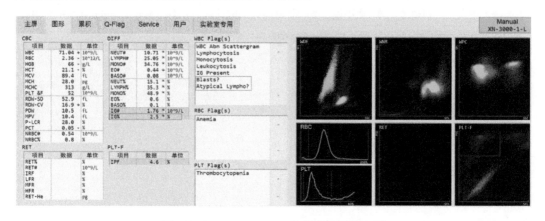

图5-3　Sysmex XN-3000仪器报警及散点图

白细胞计数71.04×10⁹/L，IP信息提示白细胞异常散点图。考虑原始细胞、异常淋巴细胞可能。幼稚粒细胞百分比（IG%）为2.5%，启用WPC通道（此通道针对异常细胞进行特异性的区分，可以检测出原始细胞和异常淋巴细胞），WPC通道散点图中的确存在零星的几个幼稚细胞（图5-4中红点所示）。

仅有2.5%的幼稚粒细胞，而有71.04×10⁹/L的白细胞，根据规则需镜检复检，显微镜下观察时发现骨髓瘤细胞（图5-5、图5-6），且每个油镜视野均有。

骨髓瘤细胞较成熟浆细胞大，细胞外形不规则，可有伪足。胞核呈长圆形、偏心位，核染色质疏松，可有1~2个核仁。胞质较为丰富，呈灰蓝色或火焰状不透明，常含有少量嗜苯胺蓝颗粒和空泡，有些骨髓瘤细胞含有大量空泡（桑甚细胞）或排列似葡萄状的浅蓝色空泡（葡萄状细胞）。也可见双核、多核、多个分叶的多形性骨髓瘤细胞[1]。笔者考虑该患者为多发性骨髓瘤。

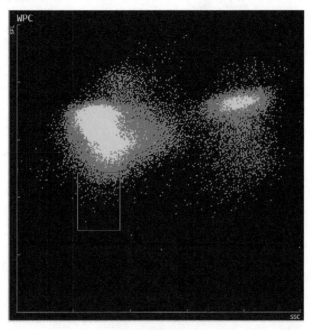

图 5-4　血常规 WPC 通道散点图

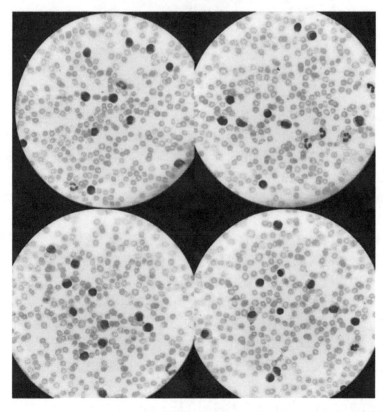

图 5-5　外周血瑞氏染色（油镜×1000 倍）（一）

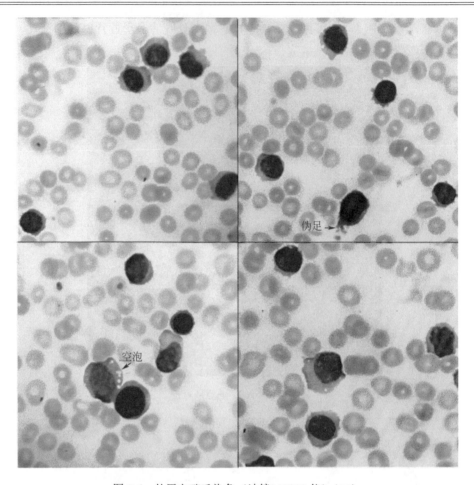

图 5-6　外周血瑞氏染色（油镜×1000 倍）（二）

多发性骨髓瘤是骨髓内单一浆细胞株异常增生的一种恶性肿瘤，其特征是单克隆浆细胞恶性增殖并分泌过量单克隆免疫球蛋白或多肽链亚单位，即 M 成分或 M 蛋白。正常多克隆浆细胞的增生和多克隆免疫球蛋白分泌得到抑制，从而引起相应临床症状[2]。多发性骨髓瘤的典型症状称为 CRAB 现象，即高钙血症、肾损伤、贫血、骨痛。

此时，该患者的肝肾功能+离子、心肌损伤标志物、血凝全套、术前感染四项的结果也陆续得出结果。

CRAB 症状前三项均得到了验证：①C，高钙血症。骨质破坏或溶骨不全造成的高钙血症，血磷正常，甲状旁腺素可继发性降低。患者总钙 3.12mmol/L↑。②R，肾损伤。免疫球蛋白轻链，即本周蛋白过剩该蛋白沉积于肾小管上皮细胞，蛋白管型阻塞而导致肾功能受累，因此肾功能标志物测定多有异常。该患者尿素 31.67mmol/L↑，肌酐 262μmol/L↑，胱抑素 C 2.12mg/L↑。③A，贫血。骨髓瘤细胞浸润骨髓，引起骨髓病性贫血。该患者血常规首次查得血红蛋白 54g/L↓，于当地医院输血后，笔者所在医院查得血红蛋白 67g/L↓。④B，骨痛或溶骨性改变。骨髓瘤细胞在骨髓中增生，刺激由基质细胞衍变而来的成骨细胞过度表达 IL-6，激活破骨细胞，导致骨质疏松及溶骨性破坏。

多发性骨髓瘤的其他症状：①高黏滞综合征。由于血清中 M 蛋白增多，血液黏滞性过高，从而引起血流缓慢，组织缺血缺氧，可发生冠状动脉供血不足、慢性心力衰竭等。该患者心力衰竭损伤标志物：N 端-B 型钠尿肽前体（NT-ProBNP）1130pg/L↑。②出血倾向（该患者表现为消化道出血）。血小板减少，该患者血小板计数 $49×10^9$/L↓，瘤细胞分泌的 M 蛋白包裹在血小板表面，影响血小板功能；凝血障碍，M 蛋白与纤维蛋白单体结合，影响其多聚化，M 蛋白也可影响Ⅷ因子活性，该患者纤维蛋白原（FIB）0.41g/L↓。此外，该患者术前感染四项中只有乙型肝炎表面抗体、核心抗体阳性，表明曾经感染乙肝，并无表面抗原阳性，且丙型肝炎抗体也为阴性，因此不会是乙型肝炎肝硬化引起的门静脉高压而造成的消化道大出血。

综上，镜下的典型骨髓瘤细胞+CRAB 症状+其他相关症状，每一项证据都支持具体结果，于是发出血常规报告（图 5-7）。

序号	项目	结果		参考值	单位	序号	项目	结果		参考值	单位
1	白细胞计数	73.60	↑	3.5-9.5	$×10^9$/L	19	红细胞分布宽度SD	51.4		37-54	fl
2	中性粒细胞百分率	0.154	↓	0.400-0.750		20	血小板计数	49	↓	125-350	$×10^9$/L
3	淋巴细胞百分率	0.251		0.20-0.50		21	血小板分布宽度	10.2	↓	12-18	fl
4	单核细胞百分率	0.588	↑	0.03-0.10		22	平均血小板体积	10.80		4.0-12.0	fl
5	嗜酸性粒细胞百分率	0.006		0.004-0.080		23	大血小板比率	0.313		0.15-0.45	
6	嗜碱性粒细胞百分率	0.001		0-0.010			镜检：				
7	中性粒细胞绝对值	11.31	↑	1.80-6.30	$×10^9$/L	24	分类不明细胞	0.50			
8	淋巴细胞绝对值	18.48	↑	1.1-3.2	$×10^9$/L	25	中性中幼粒细胞	0.01			
9	单核细胞绝对值	43.28	↑	0.1-0.6	$×10^9$/L	26	中性晚幼粒细胞	0.01			
10	嗜酸性粒细胞绝对值	0.42		0.02-0.52	$×10^9$/L	27	中性分叶核细胞	0.15			
11	嗜碱性粒细胞绝对值	0.11		0-0.06	$×10^9$/L	28	单核细胞	0.08			
12	红细胞计数	2.35	↓	4.3-5.8	x10E12/L	29	淋巴细胞	0.25			
13	血红蛋白	67	↓	130-175	g/L						
14	血细胞比容	0.209	↓	0.400-0.500							
15	平均红细胞体积	88.9		82-100	fl						
16	平均血红蛋白含量	28.5		27-34	pg		分类不明细胞疑似浆细胞。建议骨髓穿刺，血液科会诊。				
17	平均血红蛋白浓度	321	↓	326-354	g/L						
18	红细胞分布宽度CV	0.165	↑	0.04-0.15							

图 5-7　患者血常规报告

该患者的主管医师收到急诊检验报告后，及时联系了血液科，并做了骨髓穿刺，经血液科确诊为浆细胞白血病[3]（在浆细胞白血病外周血白细胞分类中浆细胞＞20%或绝对值≥ $2.0×10^9$/L；在多发性骨髓瘤外周血白细胞分类中浆细胞＜20%或绝对值＜$2.0×10^9$/L）。

【案例总结】

多发性骨髓瘤累及各个系统，患者首发症状多样，可因骨痛就诊于骨科，因心力衰竭就诊于心内科，因鼻出血、牙龈出血、消化道出血等就诊于耳鼻喉科、口腔科、消化科，因肾损伤就诊于肾内科等。

因此，这就要求检验人员及时准确地为临床提供有效证据，特别要重视血常规的推片、看片工作。即便是急诊检验，在工作量大、发报告紧急的情况下也应坚持镜检。以丰富的临床知识和检验知识综合分析患者的其他检查结果，重视互相矛盾或互相支持的数据，使发出每一份报告时都做到心中有数，做好临床医师的"眼睛"，使患者得到及时、准确的治疗，早日缓解病情、转危为安。

【专家点评】

浆细胞白血病为外周血和骨髓中出现大量异常浆细胞，并广泛浸润各器官和组织，呈进行性和侵袭性，生存期短。其定义是外周血浆细胞绝对值＞20%或＞$2.0×10^9$/L。本病为少见类型白血病，约占多发性骨髓瘤的 2%，占急性白血病的 0.4%。浆细胞白血病分为原发性浆细胞白血病和继发性浆细胞白血病。原发性浆细胞白血病多见于青壮年，有一般急性白血病的特点，病程短，M 蛋白和骨质破坏少见或不见，脾大常见。外周血浆细胞大量出现（可高达 95%）。继发性浆细胞白血病也称为多发性骨髓瘤的白血病期或终末期，多见于轻链型（IgE 型或 IgD 型）多发性骨髓瘤。临床病理与多发性骨髓瘤基本相似。多发性骨髓瘤累及各个系统，临床表现无特异性。因患者的首发症状多样，可就诊于骨科、肾内科、心内科、消化科、内分泌科、免疫科、神经内科、血液科等不同科室。而首诊就诊于血液科的只占 14.57%，因此对该病的诊断带来一定的困难，也给患者增加了额外的经济负担。但是无论患者就诊于哪个科室，血常规作为实验室检查的基础项目，都是必查的。那么如何从血常规着手发现蛛丝马迹，为多发性骨髓瘤的诊断提供直接或间接的证据呢？从事血常规检测的检验人员应该思考和关注这个问题。

本案例应该是继发于多发性骨髓瘤的浆细胞白血病患者。作者从患者的血常规异常结果（白细胞计数升高、贫血、血小板减少）及异常散点图着手，以外周血涂片发现的异常浆细胞为线索，通过患者的其他检测结果（肾功能异常、高钙血症、心肌损伤、凝血障碍等）的有力佐证，在第一时间为临床提供了诊断方向。作者思路清晰，抽丝剥茧地向读者呈现了继发于多发性骨髓瘤的浆细胞白血病的实验室诊断思路，进一步凸显了以患者、以疾病为中心的临床诊疗思维方式在检验工作中的重要性，也凸显了血细胞复检的重要性与必要性。血细胞复检不仅是实验室质量控制和临床疾病诊疗的需要，更是血液病不漏检的保证。

【专家点评】

这个案例所展示的核心首先是强调血常规检查时按复检规则阅片的重要性，特别是对急诊患者，虽然病情紧急、需要争分夺秒报告结果给临床，但任何一点遗漏都会使患者失去第一时间诊断疾病的机会。其次，本文也体现了血细胞形态学阅片的重要性，有价值的形态学特征细胞提示了疾病的诊断方向。再次，本文还体现出实验室与临床医师沟通的重要性。总之，检验科所有工作的重要价值就是使患者尽可能及早得到有诊断指向、对后续治疗方案选择有指导、对预后评估有前瞻的检验数据和检验结果解读（临床检验诊断）。

【参考文献】

[1] 徐文荣，王建中. 临床血液学检验 [M] . 5 版. 北京：人民卫生出版社，2012：267-271.

[2] 陆再英，钟南山. 内科学 [M] . 7 版. 北京：人民卫生出版社，2008：627-630.

[3] 张之南，沈悌. 血液病诊断及疗效标准 [M] . 3 版. 北京：科学出版社，2007：232-235.

103 异型淋巴细胞 19%，EB 病毒抗体阴性

作者：张军格（象山县红十字台胞医院检验科）
点评者：窦心灵（酒泉市人民医院）

【案例经过】

患儿，男，1 岁，诊断支气管肺炎，检查血常规、C-反应蛋白、异型淋巴细胞，血常规及散点图见图 5-8、图 5-9。

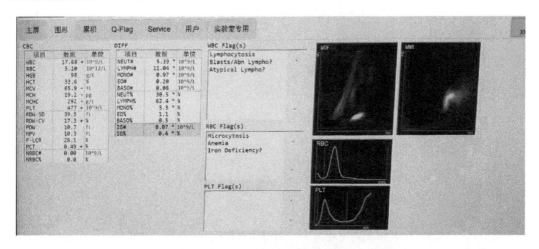

图 5-8　Sysmex XN-B4 原始数据界面

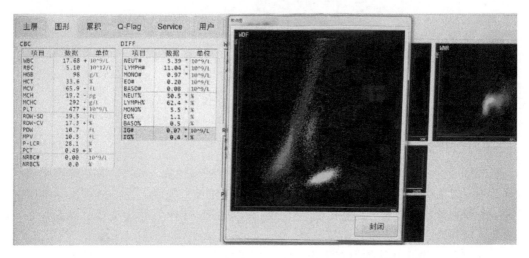

图 5-9　WDF 通道散点图

仪器报警提示：淋巴细胞、原始/异型淋巴细胞、异型淋巴细胞增多，于是推片镜检，见图 5-10。

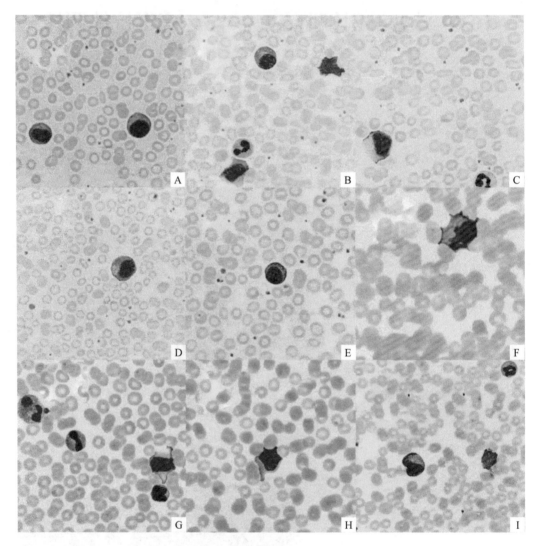

图 5-10　镜检结果（刘氏染色，油镜×1000 倍）

【案例分析】

该类细胞胞体增大，胞核增大，胞质增多，胞质嗜碱性强，深染，有的细胞胞质有裙边样改变，边缘深染，均符合典型异型淋巴细胞（以下简称异淋）[1]。外周血异淋比例为19%，白细胞计数高，淋巴细胞比例＞50%，异淋比例＞10%，与传染性单核细胞增多症的血象比较符合，三型异淋均可见。

于是追踪了患儿其他的检查报告：大小便无异常，肺炎支原体、衣原体结果正常，免疫球蛋白 IgM 1.88g/L↑（图 5-11），肝功能正常，EB 病毒抗体 IgG、IgM 均阴性。

序号	检验项目	代码	结果		参考值
1	免疫球蛋白IgG	IGG	7.3		3.6-9.5g/L
2	免疫球蛋白IgA	IGA	0.42		0.14-0.91g/L
3	免疫球蛋白IgM	IGM	1.88	↑	0.37-1.50g/L
4	补体C3	C3	1.26		0.79-1.52g/L
5	补体C4	C4	0.19		0.16-0.38g/L

图5-11　免疫系列结果

笔者推测为传染性单核细胞增多症，但医师会不会怀疑异淋报告有问题呢？这些异淋细胞都是很典型的，血象也符合，EB病毒抗体为何阴性呢？

查病历：患儿发热10天余，反复，少许咳嗽，查体发现咽红，淋巴结可及，肺部有啰音，肝脏可疑肿大，检验结果示血象升高，以淋巴细胞为主，异淋比例＞10%。胸部X线片示双肺炎症。目前可诊断：①传染性单核细胞增多症；②支气管肺炎。原来临床医师也考虑为传染性单核细胞增多症，于是笔者与科主任联系，怀疑该第三方检测结果的准确性，要求重新送检另一第三方检验机构检测EB病毒DNA（7.23×10⁶copy/ml）和EB病毒抗体（EB病毒VCA抗体IgG阴性，EB病毒VCA抗体IgM阳性）。

结果出来后证实了笔者的想法，第一次送检的第三方检验机构检测的结果有问题，后续已联系复查，整改。

【案例总结】

1. 异淋对于传染性单核细胞增多症的早期诊断（异淋比例＞10%）比EB病毒抗体、EB-DNA渐变快速。

2. 现在检验科有很多检验项目送第三方检验机构去检测，但是很少有人去质疑其检测结果的准确性，通过这件事值得反思，对于一些不符合临床病情和结果的数据要敢于去质疑。

【专家点评】

本案例通过对患儿血常规散点图的观察及血涂片复检发现19%的异型淋巴细胞，结合患儿的临床表现，考虑可能为传染性单核细胞增多症。但患儿送检的肺炎支原体、衣原体抗体及EB病毒抗体IgG、IgM均阴性，与临床表现及血涂片形态学特征不符，遂对第一次的检测结果产生了质疑，并立即向另一第三方检验机构重新送检了EB病毒抗体及EB病毒DNA检测，第二次的结果中EB病毒VCA抗体IgM和EB病毒DNA均为阳性，印证了传染性单核细胞增多症的诊断。作者这种敢于质疑且对患者及临床高度负责的态度值得每位检验工作者学习。

【参考文献】

[1] 王霄霞. 外周血细胞形态学检查技术 [M]. 北京：人民卫生出版社，2010：37-38，139.

104　多毛细胞白血病分析

作者：计星胜[1]　董长林[2]（1.上海市松江区精神卫生中心检验室；2.中国人民武装警察部队海警总队医院检验科）

点评者：庄顺红（浙江大学金华医院）

多毛细胞白血病（HCL，简称毛白）是来源于 B 淋巴细胞系的一种慢性淋巴组织增殖性疾病。发病以中老年人居多，男女比例为（4~6）：1[1]。多毛细胞白血病发病率很低，仅占白血病的 2%。

【案例经过】

患者，男，68 岁。因半年前无明显诱因下开始出现腹胀不适，于 2016 年 11 月 15 日来笔者所在医院就诊。查体：全身皮肤黏膜无瘀点、瘀斑、皮疹；浅表淋巴结未触及肿大；腹部稍隆，脾入盆右侧超脐部 5cm、质硬、无压痛，CT 及彩超检查均提示巨脾；肝肋下未及，无叩痛，墨菲征阴性；口唇红润，咽部无充血，颈部活动自如，双下肢无水肿。

【案例分析】

血常规：WBC 15.3×10^9/L，HGB 136.0g/L，PLT 56×10^9/L；血涂片：N 12%，L 17%，多毛细胞百分比 71%（图 5-12）。入院诊断：多毛细胞白血病待查。

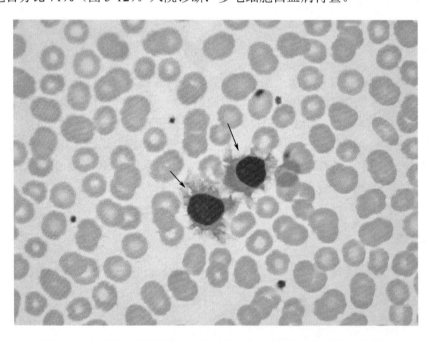

图 5-12　血涂片：多毛细胞（WG 染色，×1000 倍，黑色箭头所示）

2016 年 11 月 16 日骨髓细胞检查：骨髓小粒丰富，有核细胞增生活跃，粒红比值（G/E）1.58∶1；一类形态似多毛样淋巴细胞比例增高，占 31.5%。该细胞体积大小不等，直径为 12～14μm，呈圆形或不规则形，细胞核居中或偏位，核大，呈圆形或卵圆形，染色质细致，核仁以一个为多见，且模糊不清，胞质丰富，染色为浅蓝色云雾状，无天青颗粒，可见细小空泡，胞质周边不齐呈锯齿状，部分似不规则纤毛样突起；多毛细胞过氧化物酶染色（POX 染色）呈阴性，酸性磷酸酶染色（ACP 染色）呈阳性，且不被酒石酸抑制。骨髓初步诊断：符合多毛细胞白血病骨髓象（图 5-13）。

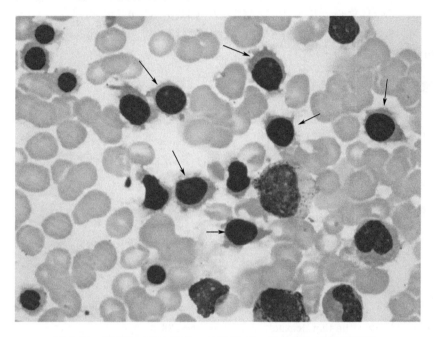

图 5-13　骨髓片（WG 染色，×1000 倍，黑色箭头示多毛细胞）

白血病免疫分型：CD45/SSC 设门法检测白血病免疫分型 20 种单抗和图形分析，检测到 P2 群淋巴细胞占有核细胞计数的 42.3%，其中免疫表型为 HLA-DR、CD19、CD20、CD22、CD11c、FMC-7、CD103、kappa 阳性，CD10、CD5、CD23、lambda 等阴性的细胞占 32.9%，在 SSC/FSC 位置偏上（提示胞体较正常淋巴细胞大），示异常成熟 B 淋巴细胞免疫表型。流式细胞学诊断：检测到肿瘤性成熟 B 淋巴细胞占 32.9%，符合多毛细胞白血病的免疫表型。

经血象、骨髓象、免疫表型分析，确诊此患者为多毛细胞白血病。

【案例总结】

1. HCL 的临床特点为起病隐匿，慢性病程，约 3/4 患者出现乏力、皮肤黏膜出血、腹胀、食欲缺乏或发热等症状。患者易反复感染，脾大，90% 为巨脾，少部分患者可有肝大和淋巴结肿大[1]。该患者是在血象中发现典型的多毛细胞，从而进一步做出各种诊断。多毛细胞突出的特点是边缘不整齐，呈锯齿状或伪足状，有许多不规则纤绒毛突起，也称毛发状突起[1]。本病患者血涂片中多毛细胞符合 HCL 血象。HCL 特征性细胞化学染色是 ACP

阳性且不被酒石酸抑制[2]。多数病例的多毛细胞 PAS 染色呈阳性[1]。免疫分型对 HCL 具有较高的诊断价值，除了 B 细胞典型的标志 CD19、CD20、CD22、FMC 外，CD11C、CD25 及 CD103 的表达对于 HCL 的诊断意义更大[3]。

2. HCL 应与脾边缘区 B 细胞淋巴瘤（SMZL）鉴别。HCL 外周血白细胞总数多减少，以中性粒细胞和单核细胞突出，淋巴细胞相对增高[1]。而 SMZL 病例白细胞总数一般偏高，以 SMZL 细胞为主，瘤细胞易侵犯外周血，不侵犯淋巴结[4]。SMZL 的多毛细胞形态与 HCL 细胞不同，前者绒毛较短、稀少，具有极性分布；后者绒毛较长、丰富，分部于整个细胞周围[5]。SMZL 免疫表型为中表达 CD19、CD20、HLA-DR 和强表达 CD22，而 CD5 和 CD103 为阴性[6]。由于 HCL 与 SMZL 在临床治疗及转归等方面有着较大的区别，因此在鉴别诊断时应慎重。

【专家点评】

多毛细胞白血病是一种较少见的成熟 B 细胞淋巴瘤，该病例细胞绒毛突起比较明显，绒毛呈极性分布，胞核较规则，外周血白细胞总数、免疫分型更符合变异型多毛细胞白血病（HCL-v），多毛细胞白血病需与带绒毛的 SMZL 相鉴别，可以选择电镜检查或 *BRAFV600E* 突变基因检测等辅助检查。

【参考文献】

[1] 夏薇，陈婷梅. 临床血液学检验技术 [M]. 北京：人民卫生出版社，2015：286-287.

[2] 孙玉发，范辉，朱宏丽，等. 1 例毛细胞白血病患者存活 10 年的报告 [J]. 中国实验血液学杂志，2003，11（6）：665-666.

[3] Polliack A. Hairy cell leukemia: biology, clinical diagnosis, unusual manifestations and associated disorders [J]. Rev Clin Exp Hematol, 2002, 6: 366-388.

[4] 张斌，蔡艳霞，高炳华，等. 骨髓细胞学结合外周血涂片诊断脾边缘带淋巴瘤一例 [J]. 中华检验医学杂志，2009，32（6）：708.

[5] Arcaini L, Paulli M, Boveri E, et al. Marginal zone-related neophoma [J]. Haematologica, 2003, 88（1）：80-90.

[6] 王桂芝，秦文华. 毛细胞白血病一例 [J]. 中国医师杂志，2013，15（4）：576.

105 会"变脸"的Ⅷ因子

作者：宋鉴清（中国医科大学附属第一医院检验科）

点评者：杨学农（河北医科大学第三医院）

健康人血浆中的Ⅷ因子（FⅧ）是一种相对分子质量高达 100 万～200 万的糖蛋白，包含低相对分子质量及高相对分子质量两部分。FⅧ基因位于 X 染色体长臂端（Xq28），为 186kb，由 26 个外显子组成，其中第 14 号外显子为 3.1kb，是目前发现的人类最大的外显子之一。FⅧ由肝脾或单核细胞合成，受 X 染色体遗传控制，在血友病 A 型中 FⅧ：C 活性降低，为性染色体隐性遗传。血友病为一组遗传性凝血功能障碍的出血性疾病，其共同的特征是活性凝血活酶生成障碍，凝血时间延长，终身具有轻微创伤后出血倾向，重症患者没有明显外伤也可发生"自发性"出血。高水平的Ⅷ因子患者发生复发性静脉血栓形成的风险也显著增加，高水平的Ⅷ因子与血管性假血友病因子（vWF）和静脉血栓栓塞症（VTE）的危险性及反复发作相关，是血栓形成的风险因素，呈剂量依赖性，并有家族聚集性。因此，缺乏 FⅧ 会导致出血，FⅧ 异常增高可致血栓，是一种"多面"的凝血因子，尤其应该引起注意。笔者总结了常见的与 FⅧ 异常相关的疾病，并分析了不同出血、血栓性疾病的 FⅧ 结果，见表 5-1。

表 5-1　不同出血、血栓性疾病的 FⅧ 结果分析

疾病	病因	临床表现	诊断要点	FⅧ活性检测特点	主要诊治方案
血友病 A 型	X 染色体连锁的隐性遗传性出血性疾病	出血	凝血四项，APTT 纠正实验，FⅧ活性检测	偏低↓	替代治疗
FV 和 FⅧ联合缺乏	常染色体隐性遗传性疾病。LMAN1 及 MCFD2 基因的缺陷导致 FV 及 FⅧ 自内质网至高尔基体的转运障碍，使血浆中缺乏 FV 及 FⅧ	出血	凝血四项，APTT 纠正实验，FⅧ活性检测	偏低↓	替代治疗
vWD	von Willebrand 因子基因突变导致血浆 vWF 数量减少或质量异常	出血	凝血四项，APTT 纠正实验，FⅧ活性检测，vWF 抗原、活性检测	偏低↓	DDAVP；替代治疗
获得性血友病 A 型（FⅧ抑制物）	继发于自身免疫性疾病、恶性肿瘤、一些药物、手术、妊娠后出现FⅧ自身抗体	出血	凝血四项，APTT 纠正实验，FⅧ活性检测，FⅧ抑制物检测	偏低↓	治疗原发病，止血，清除抗体
FⅧ增高所致易栓症	凝血因子水平异常增高，抗凝蛋白异常减低	血栓	凝血四项，FⅧ活性检测，有家族聚集性	偏高↑	抗凝，溶栓，手术取栓，机械血栓清除术

【案例经过】

笔者在检验科常规工作中遇到的 5 个病例，具体介绍如下。

病例 1：血友病 A 型阴囊假肿瘤

患者，男，50 岁，因"确诊血友病 A 型 45 年，左侧阴囊肿物 15 年"入院。患者 15 年前无意中发现左侧阴囊有一肿物，约鹌鹑蛋大小，不伴疼痛，不伴阴囊红肿胀痛，于当地医院就诊，行阴囊彩超检查提示阴囊肿物，未系统用 FⅧ替代治疗，此后肿块逐渐增大。2 个月前因外伤左侧阴囊肿物增至约 6.0cm×7.0cm 大小，伴触压痛，肿胀感，无破溃，遂来笔者所在医院门诊就诊。最终确诊为"血友病假肿瘤，鞘膜腔积液"。实验室检查：活化部分凝血活酶时间（APTT）102.6s（参考范围 31.5～34.5s）。APTT 纠正实验：正常对照 APTT 36.6s，1∶1 混合即刻 APTT 41.1s，Rosner 指数（RI）为 4.4。治疗方案：术前替代治疗，切开鞘膜囊，吸尽陈旧血性液体，切除壁层鞘膜送病理。

病例 2：FⅤ～FⅧ联合缺乏

患儿，女，7 岁 4 个月，以右侧舌尖出血 3d 为主诉入院。患儿 3d 前摔倒后将右侧舌尖咬伤，随后血流不止，自行给予云南白药及巴曲亭外用后仍有渗血，随即就诊于口腔医院，医师建议不宜缝合治疗，现为求进一步诊治入院。患儿无发热、咳嗽，无心前区疼痛，无关节肿痛，周身无出血点，精神可，饮食可，睡眠可，二便正常。实验室检查：FIB 3.39g/L，PT 55.30s，国际标准化比值 6.23，APTT＞150s，FⅧ：C%为 44.0%，FⅤ：C%为 4%。无 FⅤ、FⅧ抗体。诊断为 FⅤ和 FⅧ联合缺乏。治疗方案：给予静脉输注新鲜血浆及滤白单采血小板，补充 FⅤ、FⅧ，行巴曲亭及酚磺乙胺止血治疗。观察患儿病情变化，及时对症处理。

病例 3：血管性血友病[1]

患儿，女，4 岁，因"反复皮肤黏膜出血 3 年"入院。3 年前因进食不慎将唇系带刮破，出血不止，3d 后到当地医院就诊，检查血红蛋白 80g/L，诊断为血小板无力症，给予全血 100ml 和云南白药局部压迫，出血止。2 个月前患儿于剧烈运动后鼻出血，经鼻腔填塞后仍有少量渗血。检查血红蛋白为 65g/L，给予冷沉淀 1 个单位和全血 200ml 输注后出血止。患儿平时易鼻出血，双下肢轻微外伤后易出现皮肤青紫及瘀斑，稍突出皮肤，10 余天后消退。患儿的母亲、姨母和外祖母均有月经过多及轻微外伤后皮肤青紫和瘀斑的病史，且随着年龄的增长出血倾向减轻。体检：一般状态良好，生命体征稳定，双下肢皮肤各见一个瘀斑。心、肺、腹和神经系统无异常发现。PT 11.6s（正常范围 10.0～14.0s），APTT 78.8s（正常范围 28.3～36.3s），FIB 3.14g/L（正常范围 2.0～4.0g/L），FⅧ凝血活性（FⅧ：C%）为 1.72%（正常范围 75%～130%），von Willebrand 因子抗原（vWF：Ag）为 1.27%（正常对照为 113%），瑞斯托霉素诱导的血小板聚集率（RIPA）为 40.0%（正常对照为 75.0%）。患儿的母亲：PT 11.4s，APTT 40.5s，FIB 2.77g/L，FⅧ：C%为 82.22%，vWF：Ag 为 50.61%。诊断：血管性血友病。治疗方案：替代治疗，给予 1-去氨基-8-D-精氨酸加压素。

病例 4：获得性血友病 A 型（FⅧ抑制物）

患者，女，35 岁，慢性起病，因"双手遇冷变色 1 年（2012 年 12 月～2013 年 11 月）"入院。患者 1 年前出现双手遇冷变白变紫现象，无发热，无皮疹，无口干、眼干症状，无光过敏，无脱发，无反复口腔溃疡，无外周关节疼痛，无肌肉酸痛，未经治疗。2 个月前患者曾入院治疗，诊断为"混合性结缔组织病"，给予激素、羟氯喹及帕夫林等药物控制病情，症状好转后出院。出院后患者规律用药，定期复查。1个月前患者复查：ANA 1∶10 000，抗 U1RNP 抗体强阳性，抗 SSA 阳性、抗 SSB 弱阳性，红细胞沉降率为 28mm/h，总 IgE 640IU/ml，门诊以"混合性结缔组织病"收入院。既往史：咳嗽 2 个月，曾在呼吸科住院，诊断"间质性肺炎"，否认高血压、糖尿病等慢性病史，否认肝炎、结核等传染病史，否认外伤、手术、输血史。2015 年 1 月 19 日剖宫产一女。2017 年 10 月因输卵管囊肿破裂出血入院治疗。患者 APTT 81.7s；做 APTT 纠正试验，正常对照 APTT 34.7s，1∶1 混合即刻 APTT 46.6s，RI 为 14.6，1∶1 孵育 2h 后 APTT 延长时间为 18.7s，提示存在 FⅧ抑制物。患者血浆 FⅧ：C%为 1%，80 倍稀释后为 9%，LA（-）。FⅧ抑制物为 16 Bethesda 单位（BU）。诊断为获得性血友病 A 型。治疗方案：止血，治疗原发病。

病例 5：FⅧ增高为主致易栓症

患者，男，42 岁，因"肠系膜静脉血栓形成定期复查"入院。现病史：患者 1 年半前突发腹痛，餐后加重，急诊入院，入院后完善检查诊断为肠系膜静脉血栓形成，多次入住笔者所在医院复查并行对症治疗。影像学检查为"门静脉海绵样变"，提示慢性血栓致门静脉高压。该患者母亲有同样病史，已病故，病因不详。其母的兄弟姐妹均有静脉血栓。停用华法林 3d 后检测：PT 16.5s，INR 1.34，APTT 34.3s，FIB 2.57g/L，TT 15.6s，D-二聚体 0.1μg/ml，FDP 1.71μg/ml。PC 52%（参考范围 70%～130%）。AT 47%（参考范围 80%～120%）。FⅧ 181%，FⅨ 89%，FⅪ 97%。临床诊断：FⅧ增高、AT 缺乏所致易栓症。治疗方案：抗凝治疗。

【案例分析】

血浆凝血因子Ⅷ是人体内凝血系统的一个重要组成部分，活化后的血浆凝血因子Ⅷ可以通过磷脂与 FⅨa 发生结合反应，FⅨa 可以将 FX 催化成 FXa，进而达到有效迅速凝血的目的。血友病 A 型由于缺乏 FⅧ，影响内源性凝血系统中的凝血酶原转变为凝血酶，使纤维蛋白原无法形成纤维蛋白而导致出血，为遗传性出血性疾病。F V 和 FⅧ联合缺乏、vWD、获得性血友病 A 型均可表现为 FⅧ缺乏，应加以鉴别。作为 FⅨa 的一种辅因子，凝血因子Ⅷa 可以使 FⅨa 的催化活性显著增强，使得 FX 的活化率在短时间内增高至原有水平的 1×10^5 倍左右，凝血因子Ⅷ活性的增高将使机体血液呈现一种高凝状态，从而出现血栓的可能性加大。研究表明，FⅧ活性升高在动脉血栓性疾病中有一定意义。近年来，FⅧ升高与 VTE 之间的密切关系已得到广大共识。《深静脉血栓形成的诊断和治疗指南》（第三版）[2] 已经将 FⅧ列为深静脉血栓形成的原发性重要危险因素之一。FⅧ活性增高常集中出现在某些家族中，说明高 FⅧ活性引起血栓性疾病存在家族聚集性，可能与某些基因成分相关，尚有待进一步研究。部分临床医师仅把 FⅧ与血友病 A 型等疾病直接关联，却忽视了 FⅧ是动、静脉血栓的一个重要危险因子[3-5]。

【案例结论】

作为检验医师应提示临床医师在动、静脉血栓领域多关注 FⅧ，有高血栓风险患者应在常规凝血四项的基础上同时检测 FⅧ，不应忽视 FⅧ的多面性。

【专家点评】

作者通过 5 个典型病例介绍了不同原因导致的 FⅧ异常，从而引起出血或血栓性疾病，病因不同，治疗方案不同。通过表格的方式列出几种疾病的病因、临床表现、诊断要点、FⅧ活性检测特点及主要治疗方案，思路清晰，言简意赅，病例典型，理论和实践相结合，是检验工作者和临床医师很好的学习资料。

【参考文献】

［1］华瑛，李铮，卢新天. 血管性血友病一例［J］. 中华儿科杂志，2003，41（10）：731.

［2］中华医学会外科学分会血管外科学组. 深静脉血栓形成的诊断和治疗指南（第三版）［J］. 中华普通外科杂志，2017，32（9）：807-812.

［3］Jenkins V P，Rawley O，Smith O P，et al. Elevated factor Ⅷ levels and risk of venous thrombosis［J］. Br J Haematol，2012，157（6）：653-663.

［4］Ali A，Mohan P，Kareem H，et al. Elevated factor Ⅷ levels and shortened aptt in recurrent abortions［J］. J Clin Diagn Res，2016，10（1）：EC04-6.

［5］Kyaw C A，Yu P J，Manetta F. Elevated factor viii levels associated with acute graft occlusion and arterial and venous thrombosis after off pump CABG［J］. Int J Angiol，2016，25（5）：e139-141.

106　多发性骨髓瘤髓外病变

作者：蒋朝晖（贵阳市第一人民医院检验科）

点评者：杨学农（河北医科大学第三医院）

多发性骨髓瘤（multiple myeloma，MM）多仅累及骨髓，其髓外病变（extramedullary disease，EMD）包括髓外浸润和髓外浆细胞瘤（extramedullary plasmacytoma，EMP）。MM 并发髓外浸润的概率较低，为 3.9%～19%，髓外浸润的靶器官/组织常为皮肤、皮下软组织、肝脾、淋巴结及胸膜等，其预后不良。现介绍 1 例 MM 并发胸膜浸润的病例，从解读检验报告的角度呈现其病情发展及诊治过程，并结合相关文献报道探讨 MM 髓外浸润的可能机制。

【案例经过】

患者，男，62 岁，2016 年 5 月无诱因出现乏力、骨痛，以前胸、右侧腰部显著。胸部 CT 提示胸廓诸骨呈广泛性穿凿样骨质破坏，结合骨髓细胞形态检查及免疫电泳诊断为 MM（IgG-Kap ISS Ⅲ期），行 DVD、DVDT、VAD 及 DECP 化疗方案。2017 年 1 月因化疗再次入院，患者胸腔积液明显，胸腔积液、腹水常规及流式细胞学检查提示大量单克隆浆细胞。胸部 CT 提示左侧胸膜明显不均匀结节状增厚，初步考虑为多发性骨髓瘤合并胸膜浸润。

相关实验室检查结果见图 5-14～图 5-23。

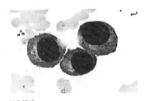

细胞名称		血片 %	髓片 平均值	+/- SD	%
	原始血细胞		0.08	0.01	
	原始粒细胞		0.61	0.33	
	早幼粒细胞		1.57	0.60	0.5
粒细胞系统 中性	中幼		6.49	2.04	1.0
	晚幼		7.90	1.97	6.5
	杆状核	4	23.72	3.50	10.5
	分叶核	70	9.44	2.92	15.0
嗜酸	中幼		0.38	0.23	
	晚幼		0.49	0.34	
	杆状核		1.25	0.61	0.5
	分叶核	1	0.86	0.61	
嗜碱	中幼		0.02	0.05	
	晚幼		0.06	0.07	
	杆状核		0.06	0.09	
	分叶核		0.03	0.05	
红细胞系统	原始红细胞		0.57	0.30	
	早幼红细胞		0.92	0.41	0.5
	中幼红细胞		7.41	1.91	4.5
	晚幼红细胞		10.75	2.36	7.5
	早巨红细胞				
	中巨红细胞				
	晚巨红细胞				
淋巴系统	原始淋巴细胞		0.05	0.09	
	幼稚淋巴细胞		0.47	0.84	0.5
	成熟淋巴细胞	22	22.78	7.04	10.0
	异型淋巴细胞				
单核系统	原始单核细胞		0.01	0.14	
	幼稚单核细胞		0.14	0.19	
	成熟单核细胞	3	3.00	0.88	
浆细胞系统	原始浆细胞		0.004	0.02	2.5
	幼稚浆细胞		0.104	0.16	40.0
	成熟浆细胞		0.71	0.42	0.5
巨核系统	原始巨核细胞				
	幼稚巨核细胞				
	颗粒巨核细胞				
	产板巨核细胞				
	裸核巨核细胞				
其他	网状细胞		0.16	0.21	
	内皮细胞		0.05	0.09	
	巨核细胞		0.03	0.08	
	吞噬细胞		0.05	0.09	
	组织嗜碱细胞		0.03	0.09	
	组织嗜酸细胞		0.03		
	脂肪细胞				
	分类不明细胞		0.03	0.09	
粒系：红系			2.76	0.87	
共计数细胞		100	个		200

形态描述：

（一）骨髓片
1. 取材、涂片、染色可
2. 骨髓增生活跃，粒系33%，红系12.5%，粒:红=2.6:1
3. 粒系增生减低，分类分叶核比值增高，余各阶段比值减低。
4. 红系增生减低，分类各阶段比值减低。红细胞大小不一，部分呈缗钱状排列。
5. 淋巴细胞比值正常。
6. 浆细胞增生活跃，幼浆细胞比值增高。
7. 巨核细胞5个，血小板小堆分布。
8. 未见寄生虫。

（二）血片
白细胞分布正常，分类正常，红细胞部分呈缗钱状排列，血小板小堆分布。未见寄生虫。

诊断意见：
多发性骨髓瘤，建议完善相关检查

图 5-14　骨髓形态学检查：初步考虑为多发性骨髓瘤

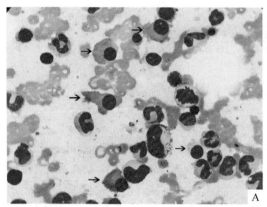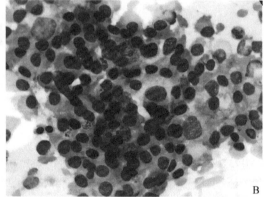

图 5-15　骨髓中散在分布（A）及成巢状分布（B）的骨髓瘤细胞（2016 年 5 月，×100 倍）

No	项目	结果		参考值	单位
1	补体C4	89.20	↓	120-360	mg/L
2	补体C3	1060.00		850-1930	mg/L
3	免疫球蛋白G	91.50	↑	7.23-16.85	g/L
4	免疫球蛋白A	415.00	↓	690-3820	mg/L
5	免疫球蛋白M	302.00	↓	630-2770	mg/L
6	轻链Kap	11 100.00	↑	598-1329	mg/dl
7	轻链LAMBDA定量	162.00	↓	280-665	mg/dl

图 5-16　血清免疫固定电泳提示为 IgG-Kap 型（2016 年 5 月）

No	项目	结果		参考值	单位	No	项目	结果		参考值	单位
1	白细胞计数	5.0		3.5-9.5	10^9/L	20	血小板比容	0.15	↓	0.18-0.22	%
2	红细胞计数	3.77	↓	4.3-5.8	10^12/L	21	平均血小板体积	12.50		7.6-13.2	fl
3	血红蛋白	115	↓	130-175	g/1		[白细胞手工分类]				
4	血小板计数	121	↓	125-350	10^9/L		已人工复检				
5	红细胞比积	34.2	↓	40.0-50.0	%						
6	中性粒细胞计数	3.1		1.8-6.3	10^9/L						
7	淋巴细胞计数	0.9		1.1-3.2	10^9/L						
8	嗜酸粒细胞计数	0.1		0.02-0.52	10^9/L						
9	嗜碱粒细胞计数	0.0		0.00-0.06	10^9/L						
10	单核细胞计数	0.8	↑	0.1-0.6	10^9/L						
11	中性粒细胞百分比	62.4		40.0-75.0	%						
12	淋巴细胞百分比	17.7	↓	20.0-50.0	%						
13	嗜碱粒细胞百分比	0.8		0.0-1.0	%						
14	嗜酸粒细胞百分比	2.2		0.4-8.0	%						
15	单核细胞百分比	16.9	↑	3.0-10.0	%						
16	平均红细胞体积	90.7		82.0-100.0	fl						
17	平均血红蛋白含量	30.5		27.0-34.0	PG						
18	平均血红蛋白浓度	336.0		316-354	g/L						
19	红细胞体积分布宽度	14.7		<15	%						

备注：

图 5-17　血清生化检验提示肾损伤（2016 年 5 月）

样品收集日期：2016.05.17　　　　检测方法：FISH（荧光原位杂交法）

样品类型：骨髓

临床诊断：

检测位点及采用的探针：

　　<u>1q21/RB1</u>　位点特异性探针

　　<u>D13S319/P53</u>　位点特异性探针

分析细胞数：　每个探针计数 200 个细胞

结果：

采用 <u>GLP 1q21/RB1</u> 探针，<u>16%</u> 的细胞显示 <u>3 红</u>的信号点，<u>18%</u> 的细胞显示 <u>1 绿</u>的信号点，高于本探针异常阈值（<u>8%</u>），提示该患者 <u>1q21 基因</u> <u>异常扩增</u>，<u>RB1 基因</u> <u>异常缺失</u>。采用 <u>GLP D13S319/P53</u> 探针，<u>42%</u> 的细胞显示 <u>1 红 2 绿</u>的信号点，高于本探针异常阈值（<u>8%</u>），提示该患者 <u>D13S319 基因</u> <u>异常缺失</u>，<u>P53 基因</u> <u>正常</u>。

FISH 结果附图：

 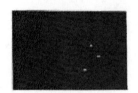

<u>1q21/RB1</u> 基因　　　　　　　<u>D13S319/P53</u> 基因

图 5-18　FISH 提示 Iq21 基因异常扩增，RB1 基因异常缺失，D13S319 基因异常缺失，P53 基因正常

（2016 年 5 月）

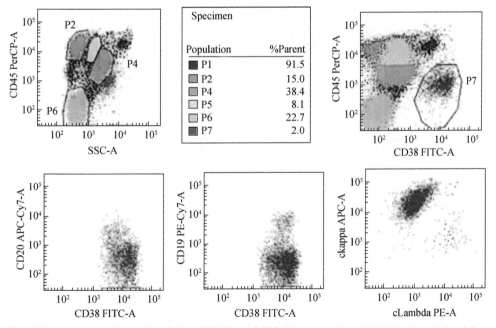

评价：共检测 6.5×10⁵ 个细胞，有核细胞中 2% 的细胞(P7)表型为 CD38⁺CD19⁻CD45⁻CD20⁻ckappa⁺cLambda⁻，考虑为异常克隆性浆细胞，请结合临床。

图 5-19　化疗后免疫残留：异常克隆浆细胞占 2%（2016 年 10 月）

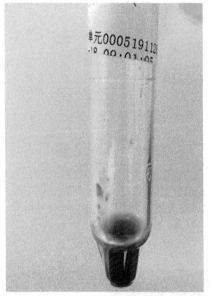

No	项目	结果		参考值	单位
1	颜色	桔红色			
2	透明度	混浊		清晰透明	
3	凝固状况	有凝块		无凝块	
	[镜检]				
4	白细胞（镜检）	3+	↑	0-1	个/HP
5	红细胞（镜检）	3+	↑	0	个/HP
6	多个核细胞	2			%
7	单个核细胞	98			%

备注：白细胞基本为浆细胞

图 5-20　患者出现血性胸腔积液（2017 年 1 月）

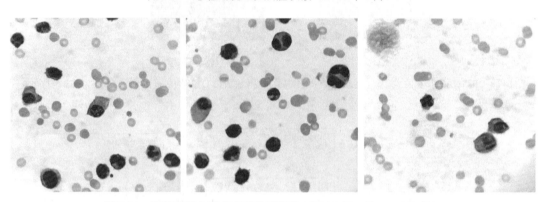

图 5-21　胸腔积液中形态多样的浆细胞（2017 年 1 月，×100 倍）

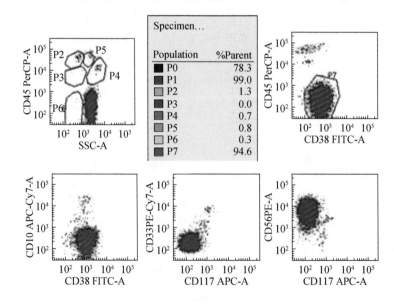

Specimen…

Population	%Parent
P0	78.3
P1	99.0
P2	1.3
P3	0.0
P4	0.7
P5	0.8
P6	0.3
P7	94.6

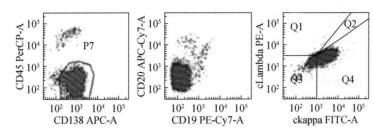

评价：P7区细胞占94.6%，表型为CD45⁻\CD38dim⁺\CD10⁻\CD117⁻\CD33⁻\CD56⁺\CD138dim⁺\CD19⁻\CD20⁻\ckappa⁺\cLambda⁻，考虑为克隆性浆细胞可能大，并请结合临床病理资料综合分析。

图 5-22　胸腔积液流式免疫分型：克隆性浆细胞占 94.6%（2017 年 1 月）

No	项目	结果		参考值	单位	No	项目	结果		参考值	单位
1	白细胞计数	5.0		3.5-9.5	10^9/L	20	血小板比容	0.15	↓	0.18-0.22	%
2	红细胞计数	3.77	↓	4.30-5.80	10^12/L	21	平均血小板体积	12.50		7.60-13.20	fl
3	血红蛋白	115	↓	130-175	g/1		[白细胞手工分类]				
4	血小板计数	121	↓	125-350	10^9/L		已人工复检				
5	红细胞比积	34.2	↓	40.0-50.0	%						
6	中性粒细胞计数	3.10		1.8-6.3	10^9/L						
7	淋巴细胞计数	0.90	↓	1.1-3.2	10^9/L						
8	嗜酸细胞计数	0.1		0.02-0.52	10^9/L						
9	嗜碱粒细胞计数	0.0		0.00-0.06	10^9/L						
10	单核细胞计数	0.8	↑	0.1-0.6	10^9/L						
11	中性粒细胞百分比	62.4		40.0-75.0	%						
12	淋巴细胞百分比	17.7	↓	20.0-50.0	%						
13	嗜碱粒细胞百分比	0.8		0.0-1.0	%						
14	嗜酸粒细胞百分比	2.2		0.4-8.0	%						
15	单核细胞百分比	16.9	↑	3.0-10.0	%						
16	平均红细胞体积	90.7		82.0-100.0	fl						
17	平均血红蛋白含量	30.5		27.0-34.0	PG						
18	平均血红蛋白浓度	336.0		316.0-354.0	g/L						
19	红细胞体积分布宽度	14.7		<15.0	%						
备注：											

图 5-23　患者血常规（2017 年 1 月）

【案例分析】

1. MM 髓外浸润与髓外浆细胞瘤（EMP）的鉴别[1, 2]　MM 的髓外病变包括髓外浸润及髓外浆细胞瘤。MM 多发生在骨髓，髓外浸润的靶器官/组织常为皮肤、皮下软组织、肝脾、淋巴结及胸膜等。EMP 是发生在骨外软组织的局灶性的浆细胞肿瘤，可累及全身各个部位，目前认为 90% 发生在头颈部，尤其是上呼吸道，包括口咽部、鼻咽部、鼻窦和喉，其次好发于消化道（以胃肠多见）及皮肤（以躯干及腹部皮肤多见）。EMP 具有向多发性骨髓瘤转化的可能，10 年内转化率<30%，但即使发展为多发性骨髓瘤的患者，其 5 年生存率约为 100%。早期 MM 患者常有肾损伤、轻度贫血、骨质破坏及 M 蛋白出现。有研究表明，EMP 患者全血细胞计数和血清肌酐、尿酸及 β₂ 微球蛋白水平均在正常范围，在血清和尿液标本电泳检查中没有发现异常蛋白的单克隆带，当发生广泛播散时，血和尿中可能出现异常增多的单克隆免疫球蛋白或其轻链（本周蛋白）[3, 4]。

综上所述，MM 的髓外浸润与 EMP 可通过组织活检、放射骨骼检查、骨髓检查和血清电泳进行鉴别诊断。在本案例中，鉴于患者的经济、健康状况及治疗的必要性，未进一步做胸膜结节的病理活检。初诊时该患者骨髓中有大量骨髓瘤细胞，存在多处骨质破坏，但胸膜影像学检查未见异常。治疗过程中结合胸膜影像学改变及胸腔积液、腹水中浆细胞的出现，基本排除 EMP，可诊断为 MM 合并胸膜浸润。

2. 白血病细胞/骨髓瘤细胞髓外浸润的机制探讨[5] 白血病髓外浸润临床指标判断：出现下列体征之一即归为浸润。①胸膜浸润：血性胸腔积液，胸腔积液中查见白血病细胞。②肺浸润：X 线检查示肺野点片状阴影，化疗后减少或消失，痰中可见白血病细胞。③皮肤结节：穿刺或破溃后检查可见白血病细胞。④牙龈明显增生、肿胀。⑤脾大：体检及 B 超证实时应排除肝硬化等疾病。⑥一组多个淋巴结（2 个以上）或二组以上淋巴结肿大，淋巴结穿刺发现白血病细胞。⑦中枢神经系统白血病，脑脊液中找到白血病细胞。

有关白血病细胞从骨髓至外周血及浸润其他脏器的机制至今还不十分清楚。多认为肿瘤转移的器官特异性可能在一定程度上由具有转移潜能的趋化因子受体和靶器官中趋化因子的相互作用来控制，不同的趋化因子受体使同一种肿瘤转移到不同的部位。迄今已发现 50 种以上的趋化因子，它们与其特异性的 G 蛋白偶联受体具有高度特异的亲和性。趋化因子与其受体结合后可发挥多种生物学功能，如介导白细胞迁移、调控血管生成、维持免疫稳定并参与次级淋巴器官的构建，在肿瘤生物学中具有生长因子作用，调节血管生长作用并参与肿瘤的白细胞浸润和转移等。同样，在 MM 的发病及病情进展中，趋化因子及其受体也扮演了重要角色。近年来，国内外学者均对趋化因子及其受体与 MM 的关系进行了一些研究，发现趋化因子 MIP-la、SDF-1、MCP-1、IL-8 及其受体 CCR1、CCR2、CCR5、CXCR4 与 MM 的关系较为密切。

【案例总结】

MM 并发髓外病变的诊断需结合影像学、病理活检、骨髓细胞形态及临检等相关检查，其浸润机制与趋化因子及其受体相关。然而，如何排除该血性胸腔积液中出现的浆细胞不是穿刺时混入所致？答案线索可以在前文检验报告中找到。

感谢中南大学湘雅医院李群、祝焱医师对本文做出的贡献。

【专家点评】

作者通过一个多发性骨髓瘤髓外浸润病例从多角度呈现了患者的病情发展和诊治过程，病例检查结果齐全，运用了传统细胞形态学与现代检查技术，有理有据。本文介绍了多发性骨髓瘤髓外浸润和髓外浆细胞瘤的鉴别，对多发性骨髓瘤诊断、治疗和预后有重要参考价值。

【参考文献】

[1] 王路，张翼鷟. 伴髓外病变的多发性骨髓瘤研究进展 [J]. 中国实验血液学杂志，2016，24（3）：945-948.

[2] 林君，高大. 原发髓外浆细胞瘤的研究进展 [J]. 国际肿瘤学杂志，2016，43（2）：138-140.

[3] 张舒玮，叶颖江，高志冬. 消化道髓外浆细胞瘤研究进展 [J]. 中国实用外科杂志，2017，37（7）：814-817.

[4] 郭守娟，胡应亮，师炎敏，等. 50 例孤立性浆细胞瘤临床分析 [J]，肿瘤基础与临床，2016，29（3）：236-239.

[5] 张旭霞，张玲芳，刘乐，等. 多发性骨髓瘤患者骨髓间充质干细胞在体外对骨髓瘤细胞趋化迁移的影响 [J]. 中国实验血液学杂志，2018，26（2）：484-488.

107 硫酸鱼精蛋白血浆纠正试验

作者：张福勇（广西医科大学第一附属医院）
点评者：杨学敏（兰州大学第二医院）

一例住院患者检测凝血四项：凝血酶原时间（PT）、纤维蛋白原（Fg）正常，活化部分凝血活酶时间（APTT）、血浆凝血酶时间（TT）延长，超出仪器检测限度，经硫酸鱼精蛋白血浆纠正试验后，TT 得到纠正，从实验室角度证实了 TT 的延长是由血浆中存在肝素引起的。

【案例经过】

1. 主要病史　患者自述于 5 年前无明显诱因出现心悸，呈阵发性发作，开始时症状较轻，每次持续约数分钟后能自行缓解，未予以重视，近 2 年上述症状加重，发作次数较前频繁，每次持续时间延长，1～2d 才能缓解，伴头晕、乏力、气促轻，不规则治疗后病情控制欠佳。于 2015 年 6 月在外院住院治疗，诊断为心房颤动，具体治疗未提供，出院后服用万爽力、华法林等药物。为进一步治疗来笔者所在医院就诊，门诊拟诊为心房颤动收住院。

2. 体格检查　皮肤、巩膜无黄染，全身淋巴结未扪及肿大，腹部未触及包块，肝脏肋下未触及，脾脏肋下未触及。

3. 实验室检查　4 月 14 日血常规：红细胞计数 5.24×10^{12}/L，血红蛋白 157.1g/L，血细胞比容 0.489，白细胞计数 4.16×10^9/L，血小板计数 149.6×10^9/L。肝功能：总蛋白 62.7g/L，总胆汁酸 13.4μmol/L，余正常。肾功能：尿素 5.75mmol/L，肌酐 97mmol/L。凝血四项：PT 29.8s（参考范围 9～15s），国际标准化比值（INR）为 2.48（参考范围 0.8～1.4），APTT 41.9s（参考范围 23～40s）；4 月 18 日凝血四项均正常。

4 月 20 日晚，急查凝血四项，结果显示 PT 12.5s、INR 1.06、Fg 3.77g/L、APTT 183.4s，TT 无法测出结果。查看仪器原始反应曲线：APTT 反应曲线，蓝色原始反应曲线未呈现具有基线期、加速期、平台期三个反应时段组成的 S 形曲线，仪器提示 delta 值太小，结果显示"失败"。观察反应曲线纵轴吸光度变化，由 30.394 到 32.732 仅相差 2.338（ACL TOP 要求 APTT-delta≥10），提示生成的纤维蛋白极少或没有，此时对应横轴提示所用的时间已经超过 112s。TT 的反应曲线与 APTT 情况类似。

随后仪器自行对 APTT 和 TT 进行再次测定，APTT 检测的反应曲线为蓝色曲线，呈 S 形，可见约 135s 时反应才开始。在 183.4s 处凝固速度的加速度达到最大值，即绿色曲线峰值与横轴的交点。TT 检测的反应曲线结果依然显示"失败"。

纠正试验过程：将血浆全部吸到反应杯，约 400μl，吸取 4μl 硫酸鱼精蛋白，加入血浆并充分混合，测得 TT 为 10.3s。由于标本剩余的血浆量不足，未测得 APTT 结果。

随后联系临床医师了解到，患者下午行射频消融术，使用了肝素抗凝，术后急查凝血四项，因此引起 APTT 和 TT 同时延长，与纠正试验结果提示的信息相吻合。肝素起效时间与给药途径和方式相关，通常静脉给药可立即发挥最大抗凝效果，随后逐渐降低，经 3～4h 后凝血时间可恢复正常[1]。患者此次采血前使用了肝素，因此建议给药 3～4h 后再复查凝血四项。

【案例分析】

肝素的抗凝机制主要有 3 个方面：一是抑制凝血酶原酶激活物的形成，通过与抗凝血酶（AT）结合，形成肝素-AT 复合物，而 AT 是体内凝血酶的主要抑制剂，并对 FⅨa、FⅩa、FⅪa、FⅫa 等丝氨酸蛋白酶也有抑制作用，因而能干扰凝血酶原酶激活物的生成；二是形成肝素-AT 复合物后，AT 构象发生变化，形成较稳定的凝血酶-抗凝血酶复合物，导致凝血酶被灭活；三是干扰凝血酶对 FⅩⅢ 的激活，从而影响交联纤维蛋白的形成[2]。由此可见，肝素能阻断凝血瀑布学说中的共同途径，理论上 PT、APTT、TT 及 Fg 均应受到影响，但通常厂家生产的 PT 试剂中含有肝素抑制剂，能抵抗一定量的肝素干扰。Fg-clauss 法的检测原理与 TT 相同，但其使用凝血酶的浓度是 TT 的 25 倍，对待检样本进行了 10 倍稀释，肝素（<0.6U/ml）不影响检测结果[3]。因此，本案例中 APTT、TT 受肝素影响而结果延长，而 PT、Fg 可不受影响。

硫酸鱼精蛋白是一种碱性蛋白的硫酸盐，其分子含有两个活性部位，一个可与强酸性的肝素结合形成稳定复合物，从 AT 置换出肝素，阻碍肝素-AT 复合物的形成，阻止 AT 构象发生改变，从而促使凝血功能恢复[4]；另一个活性部位则具有抗凝作用，通过作用于纤维蛋白原，使后者与纤维蛋白单体发生沉淀反应，以致在凝血酶激活反应之前凝血物前体减少，同时凝血酶与聚集沉淀的纤维蛋白原黏附导致凝血酶的减少。因而，在进行纠正试验时，鱼精蛋白与血浆的比例对纠正结果也有一定影响，鱼精蛋白过量可发挥其抗凝作用，使结果延长而无法纠正。由于机体使用的肝素量及个体代谢速度不同，该比例往往无法准确掌握，本案例中的比例只是一个估算。笔者随后对类似标本行进一步探究发现了 TT 得到纠正的样本，而 APTT 却依然延长，无法纠正。因此，鱼精蛋白与肝素化后的血浆的比例对 TT 和 APTT 纠正试验的影响仍需进一步研究。

本案例中患者次日重新采血复查凝血四项，结果正常。

【案例总结】

除肝素或类肝素抗凝物质外，纤维蛋白原降解产物（FDP）增多。在低（无）纤维蛋白原血症和异常纤维蛋白原血症中，一些新型抗凝药如达比加群酯等均可导致 TT 延长，相关专著及教材上通常介绍采用甲苯胺蓝纠正试验加以鉴别。本案例证实鱼精蛋白亦可用于纠正肝素引起的 TT 延长。然而，在实际工作中仍需结合患者的多种检查结果、临床表现及诊疗情况加强与临床医师的沟通，力争为异常结果找到真实原因，为临床提供价值更高的检测报告。

【专家点评】

本案例利用日常工作中 APTT 和 TT 实验的凝固曲线变化来分析肝素引起的 TT 延长及鱼精蛋白纠正工作中的细节，说明 TT 延长多提示肝素或类肝素抗凝物质存在，可采用甲苯胺蓝及鱼精蛋白纠正试验加以鉴别。

APTT 和 TT 虽然均受到血液里肝素类物质的影响，但 APTT 和 TT 是不同实验，实验原理不同，纠正实验不同，纠正的目的也不同，且 TT 对于肝素干扰更加敏感。

肝素在体内外都具有抗凝作用，它主要作为辅因子作用于抗凝血酶的赖氨酸残基，从而大大增强抗凝血酶活性，使抗凝血酶与凝血酶结合并增强抗凝血酶作用 1000 倍。

【参考文献】

[1] 李晓燕，许琳，谈红. 抗凝与溶栓 [M]. 北京：科学技术文献出版社，2011：71.

[2] 史旭波，胡大一. 肝素的抗凝机制及临床相关问题 [J]. 临床荟萃，2007，18（7）：1293-1295.

[3] 尚红，王毓三，申子瑜. 全国临床检验操作规程 [M]. 4 版. 北京：人民卫生出版社，2015：100-101.

[4] 谢安，魏蔚. 鱼精蛋白的应用现状及存在的问题 [J]. 中国胸心血管外科临床杂志，2016，23（1）：78-82.

108　通过骨髓片检查竟然发现了艾滋病

作者：张启贵　章　翔　刘　丹（九江市第一人民医院检验科）
点评者：杨学敏（兰州大学第二医院）

一例患者表现出乏力、发热、咳嗽、咳痰等临床症状，且血红蛋白低，以贫血收入笔者所在医院血液科。随后对患者进行了相关检查，其中在骨髓片中发现了马尔尼菲青霉菌。该菌多见于免疫缺陷或免疫功能抑制者，如 HIV 感染者，主要累及单核巨噬细胞系统[1]。

【案例经过】

1. 主要病史　患者既往有阑尾炎手术治疗史，2009 年有贫血病史。于 1 个月前出现无明显诱因的咳嗽、咳痰，全身乏力，伴畏寒、发热，最高体温达 39℃，当地医院给予退热、补液等治疗后症状缓解。7d 前患者晨起后晕倒在地，持续 2min 后症状缓解，经相关检查后，拟以"贫血"收入院，并对患者抽血进行检测，同时行骨髓细胞学检查。

2. 实验室检查　第 1 次检查血常规，白细胞计数 2.1×10^9/L，血红蛋白 80g/L。于第 1 次检查后 3d 复诊，血常规示白细胞计数 1.19×10^9/L，血红蛋白 68g/L；生化检查：ALT 148.9U/L，AST 133.7U/L，出现肝损伤；随即行骨髓细胞学检查（图 5-24）。

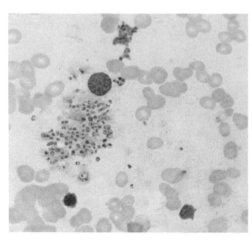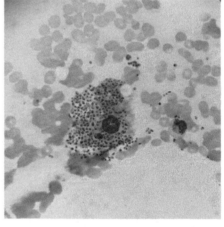

图 5-24　骨髓片示巨噬细胞胞质中的马尔尼菲青霉菌（×100 倍）

检验科细胞室老师在对此患者骨髓片进行常规检查时发现疑似马尔尼菲青霉菌，立即反馈给临床，建议该患者进行 HIV 抗体初筛检查及其他相关检查。因马尔尼菲青霉菌多见于免疫缺陷或免疫功能抑制者，AIDS 患者因免疫缺陷好发本病。同时将本次结果报告给医院的相关部门，做好相关防护工作；并将检测结果在检验科内进行展示和学习，细菌室立刻建议临床人员抽取患者骨髓或血液进行培养。入院第 3 天临床人员抽血进行培养，同时留取咽拭子进行培养及涂片检查。患者行 T 淋巴细胞亚群检测，结果提示 CD3[+]细胞 40.93%，CD4[+]细胞 1.20%，CD8[+]为 33.92%，CD4[+]/CD8[+]为 0.04；实验室报告该患者 HIV 抗体初筛阳性。根据相关规定，将血样送至当地市级疾病预防控制中心做 HIV 确诊试验。

细菌培养方面：取患者血液置于 BacT/Alert 3D 血培养仪系统配套的成人中和抗生素培养瓶，经培养，第 3 天提示阳性，取阳性培养物转种传代到哥伦比亚血琼脂培养基及 CHROMagar 假丝酵母菌显色培养基上，35℃孵育生长 48h 后的镜下菌体特征为病原体有细长分枝、分隔菌丝、腊肠形菌体，基本上和文献报道相符[2]。细菌培养结果见图 5-25、图 5-26。

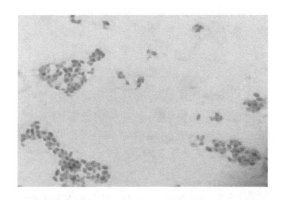

图 5-25　咽拭子培养结果涂片：酵母样菌生长（×100 倍）

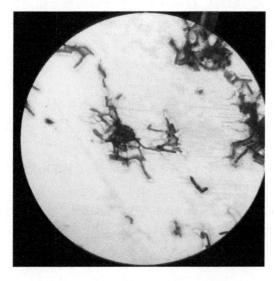

图 5-26　血培养结果阳性，培养出马尔尼菲青霉菌（×100 倍）

因为患者入院时就有口腔白色念珠菌生长，所以在其入院时就给予了抗真菌、抗感染药物治疗。入院第 7 天，市级疾病预防控制中心反馈确诊 HIV 阳性，根据《中华人民共和国传染病管理条例》将患者转入传染病医院继续治疗。

【案例分析】

马尔尼菲青霉菌是青霉菌中唯一的呈温度双相型的致病菌，即在 25℃时为菌丝相，在 37℃时为酵母型，只有酵母型才有致病性[3]。该菌是一罕见的致病菌，可发生于健康者，但更多见于免疫缺陷或免疫功能抑制者，主要累及单核巨噬细胞系统，常播散全身。该菌主要寄生于细胞内，靠细胞免疫清除，AIDS 患者因细胞免疫缺陷好发本病，病死率高，是一种严重的深部真菌病[4]。

该患者早期以贫血入院，未做过其他方面的检查，所以在骨髓片上发现疑似马尔尼菲青霉菌时，检验科细胞室同事查阅相关资料，在得到初步诊断后立即与临床医师沟通联系，建议进行其他相关方面如 HIV 抗体筛查及 T 淋巴细胞亚群、血培养等检查，检验结果与病情吻合，进行相关治疗后患者病情得到缓解。

【案例总结】

本案例中检验科与临床科室共同沟通、信息共享，在出现可疑情况时主动和临床科室联系，并向临床科室提出建议，这加快了对患者病情诊断的速度，也使患者得到及时的诊断和治疗，也加深了检验科与临床科室间的信任，为更好地服务患者做出了贡献。

【专家点评】

作者在工作中发现了该疑难杂症案例，充分利用血液形态学、免疫学、微生物学及临床医学的知识，针对该在骨髓片中发现马尔尼菲青霉菌的临床病例，结合病史、实验室其他检查不断寻根问底，以及临床上 AIDS 患者因细胞免疫缺陷好发马尔尼菲青霉菌感染，这些都对患者进行正确诊断起到了关键性作用。

【参考文献】

[1] 林壮琼，方旭城. 马尔尼菲青霉菌感染 2 例报道 [J]. 检验医学与临床，2013，10（13）：1764.

[2] 唐秀文，刘存旭，李月水，等. 马尔尼菲青霉菌培养与鉴定 [J]. 中华医院感染学杂志，2009，19（22）：3142-3144.

[3] 卢姗，毛从政，陶玉婷，等. 马尔尼菲青霉菌内源启动子驱动的苯菌灵抗性基因盒构建及其应用 [J]. 基因组学与应用生物学，2014，33（2）：253-259.

[4] 王伟鑫，修宁宁，俞亚琴，等. 艾滋病伴马尔尼菲青霉菌感染患者骨髓细胞学检测结果分析 [J]. 国际检验医学杂志，2012，33（18）：2282-2284.

第六部分

临床输血

109 冷凝集素引起血型鉴定及配血困难

作者：代晓美（天津医科大学总医院滨海医院输血科）

点评者：郭小兵（郑州大学第一附属医院）

【案例经过】

北方的冬天，尤其四九天，室内温度有时不足20℃，笔者像往常一样做着日常血型配血的工作。内科护士送来2ml EDTA抗凝血标本，患者，女，64岁，贫血，血红蛋白41g/L。无输血史，孕一产一，贫血原因待查。医嘱需要悬浮红细胞2U。

【案例分析】

笔者将标本离心，采用试管法做血型正反定型，同时配合玻片法做血型正定型。

1. 试管法离心的同时，玻片法结果显示 AB 型，Rh 阳性。试管法结果正定型抗-A 刚开始有弱凝集，10s 之后肉眼观察为阴性，镜下观察少部分细胞呈缗钱状。具体结果如表 6-1 所示。

表 6-1　不同方法下正反定型结果

方法	抗-A	抗-B	抗-D	A1c	Bc	Oc	自身细胞对照
玻片法	凝集	凝集	凝集				
试管法	不凝集	凝集	凝集	凝集	凝集	凝集	弱凝集
显微镜	−（缗钱状）	4+	4+	3+	2+	2+	−（缗钱状）
放置 37℃水浴 3min（试管法）	−	4+	4+	3+	−	−	−

注：用生理盐水洗涤患者红细胞 3 次，试管法和玻片法正定型抗-A 不凝集。

2. 不规则抗体筛查结果见表 6-2。

表 6-2　不规则抗体筛查结果

方法	I	II	III
凝聚胺法	+	+	+
37℃水浴 3min	−	−	−

3. 用患者标本与 B 型供血者悬浮红细胞和 O 型供血者悬浮红细胞分别进行配血，结果见表 6-3。

表 6-3　与 B 型、O 型供血者交叉配血结果

方法	B 型供血者		O 型供血者	
	主侧	次侧	主侧	次侧
盐水法	凝集	不凝集	凝集	凝集
凝聚胺法	凝集	不凝集	凝集	凝集
37℃水浴 3min	不凝集	不凝集	不凝集	凝集

结果显示，标本的反定型（患者血浆与标准 B 型和 O 型悬浮红细胞的反应）试验、不规则抗体筛查试验、凝聚胺配血主侧试验结果均在室温下出现凝集，37℃水浴时凝集散开，呈阴性结果，但在室温放置 1min 凝集现象又出现，因室温温度较低，高度怀疑患者血浆中含有冷凝集素。因本科室没有抗人球蛋白试剂，与患者家属商量后，决定改天重新采集血标本送往血站进行鉴定。随后笔者又咨询了某三级甲等医院的输血科医师，建议将患者标本放在 4℃冰箱 24h，再用处理过的血浆做血型鉴定、不规则抗体筛查及配血，如果是冷凝集素，对于血型和配血的影响会减弱甚至消失。

第 2 天，对放置于 4℃冰箱 24h 后的患者标本进行血型鉴定，与血型正反定型相符，为 B 型 RhD 阳性，不规则抗体筛查阴性，凝聚胺配血主次侧均为阴性。之后血站结果回报，患者血型也为 B 型 RhD 阳性，盐水法和抗人球蛋白法配血无凝集，不规则抗体抗人球蛋白法筛查阴性。注：送往血站标本于 8：00 就送至输血科，被同事放在 4℃冰箱保存了 6h，14：00 被送往血站，血浆冷凝集素已经被自身细胞吸收，所以导致盐水法未检出冷凝集。

嘱临床医师给患者输血时注意血液回温之后放慢速度输注。患者输注悬浮红细胞之后，无输血不良反应，达到了有效治疗目的。

【案例总结】

多数健康人的血清中有低效价冷凝集素，但效价一般不超过 1：16，在 20℃时凝集即可消失。某些疾病可导致受检者血液中出现含量较高的冷凝集素，产生自凝现象，影响血型鉴定，这种凝集是可逆的，通常在 0～5℃时作用最强，20℃以上逐渐减弱甚至消失[1]。

本例患者血清中出现高效价冷凝集素，使血型鉴定出现误判，并影响交叉配血。遇到此种情况应该注意：①冷凝集素会造成正反定型不符，出现正反定型都凝集的现象。因此，血型鉴定时先用 37℃生理盐水洗涤被检红细胞 3 次，消除冷凝集素造成的正定型鉴定错误。对于反定型，做自身红细胞或标准 O 型悬浮红细胞 4℃吸收试验吸收冷凝集素[2,3]。用处理的血浆再做反定型和配血试验。②提高室温至 25～30℃是行之有效的方法。

笔者所在医院日常用血量小，使用试剂等经验有限，通过这一案例，笔者对冷凝集素对血型和配血的影响有了深刻的认识。

【专家点评】

血型的正确鉴定是血液输注治疗的关键，而冷凝集素是血型鉴定中最常见的干扰因素。作者能够结合具体的实验环境，从显微镜下红细胞缗钱状凝集现象考虑到冷凝集干扰，且采用 37℃生理盐水洗涤红细胞，将标本在 4℃冰箱放置 24h 进行冷凝集素吸收消除及采用凝聚胺法进行不规则抗体筛查等，验证并排除了干扰因素，从而保证了实验结果的准确性，表明作者具有严谨的工作态度。该案例也给检验人员解决冷凝集干扰提供了较好的解决办法。

【参考文献】

[1] 谭庆芬. 冷凝集素影响疑难配血的输血对策 [J]. 检验医学与临床，2013，10（20）：2704-2705.

[2] 王静，徐凤娟，叶灿辉，等. 高效价冷凝集素对血型鉴定和交叉配血的影响相关分析 [J]. 临床血液学杂志：输血与检验，2014，27（3）：500-501.

[3] 张峰，韩海心，余东. 冷凝集素对血型鉴定和交叉配血的干扰及处理方法 [J]. 临床血液学杂志：输血与检验，2015，28（3）：506-507.

110 抗体筛查极弱阳性 RhD 阴性血

作者：陈　蓓　朱红楠（南京医科大学附属苏州科技城医院检验科）
点评者：曲林琳（吉林大学第一医院）

不规则抗体筛查在临床安全输血、新生儿溶血病（HDN）等的诊断中应用越来越广泛，临床意义较大[1]，很多医院已常规开展此项目，但因为阳性率不高，容易被忽视，对结果的判读失之严谨，对于极弱阳性结果甚至直接默认为阴性而放弃进一步鉴定。笔者在工作中曾遇到 1 例抗体筛查极弱阳性的标本。

【案例经过】

患者，B 型 RhD 阴性孕妇，已育一胎，此为第二胎。妊娠 20 周在其他医院筛查抗体为阴性，于妊娠 28 周自行注射抗 D 免疫球蛋白。产前 6d 到笔者所在医院做抗体筛查。产后新生儿血型为 B 型 RhD 阳性，无 HDN 发生（新生儿溶血三项阴性），后出院。

不规则抗体筛查材料：患者血清，微柱凝胶卡（厂家一，批号 20170605），筛选红细胞（厂家一，批号 2017080401；厂家二，批号 20177030）。

方法：按照标准操作规程用厂家一的筛选红细胞对患者的血清进行不规则抗体筛查，因结果极弱，用厂家二的筛选红细胞做复检。

结果：送血站做专门的筛查和鉴定，抗体鉴定结果为极弱阳性，血清中存在极少抗 D 抗体，效价＜2，见表6-4。

表 6-4　不同厂家的筛选红细胞不规则抗体筛查结果

材料	I	II	III
厂家一	+/-	-	-
厂家二	-	+/-（极弱阳）	+/-（极弱阳）

【病例分析】

极弱阳性的结果很容易被忽略，很有可能报告为阴性。本案例中，产后该新生儿无溶血反应，推测导致抗体筛查极弱阳性的原因是注射抗 D 免疫球蛋白。笔者查阅文献，发现曾报道过类似产妇 B 型 RhD 阴性、新生儿血型为 B 型 RhD 阳性、自行注射抗 D 免疫球蛋白、抗 D 效价 1，与本例效价＜2 类似，但其新生儿却发生溶血反应的病例，并认为导致这一溶血反应的原因是注射过量抗 D 免疫球蛋白[2]。而通常 Rh 血型系统的新生儿溶血病（Rh HDN）的发病轻重程度与抗体效价成正比[3]，但是安蓬蓬等[4]发现 2 例低抗 D 效价引起的 HDN 病例，提示对低抗 D 效价应引起重视。

【案例总结】

我国 Rh 阴性血型人群为 2%～5%，临床相对较少见，但是严重的 HDN 病例多由 Rh 血型抗体引起，在 HDN 的发病方面，Rh 血型抗体较 ABO 血型抗体更为重要[5]。有文献表明，对于 Rh 血型不合孕妇给予抗 D 免疫球蛋白治疗有助于减轻 HDN 的发生[6]。用抗 D 免疫球蛋白预防和治疗 HDN 已开展多年[7]，我国目前并未推广使用抗 D 免疫球蛋白进行预防和治疗 HDN，因此很多孕妇并未在正规医疗单位治疗，而是选择自行购买注射，剂量也不容易把握准确。用于母体的抗 D 免疫球蛋白可通过胎盘进入胎儿体内，这些抗体也有使胎儿发生溶血的风险。

不规则抗体阳性率为 1.51%，输血前不规则抗体筛检能发现有临床意义的不规则抗体，特别对血液病、肿瘤等患者，多次输血及多次妊娠史患者可以提前预警，以保证这些患者的输血安全[8]。目前，虽然法规要求开展不规则抗体筛查，但因为阳性率低，部分医院没有按规范施行，甚至直接默认为阴性结果；部分医院即使开展，经常忽略极弱阳性结果。从本例及查阅的文献病例发现，极弱阳性、效价较低的标本也存在一定概率的 HDN。因此，极弱阳性的标本更不能直接默认为阴性结果，均应做进一步鉴定以报告真实结果，并提供给临床医师以评价治疗效果及实施下一步治疗方案。

【专家点评】

极弱阳性的 RhD 较为少见。本文结合文献旨在提示检验科输血检测应提高对极弱阳性的重视，避免对此类患者的漏检；对临床医师来说，遇到极弱阳性的 RhD 孕妇，应警惕新生儿溶血，同时对孕妇应动态监测血清 RhD 的效价，以及时处置并防止溶血病的发生。

【参考文献】

[1] 陈勇，王余成，陈晨，等. 不规则抗体筛查在临床输血中的意义探讨 [J]. 国际检验医学杂志，2013，34（19）：2564-2565.

[2] 李彤彤，刘晗，董峥. 抗-D 免疫球蛋白与 Rh 新生儿溶血病 2 例 [J]. 临床输血与检验，2012，14（4）：355-356.

[3] 陈继勤，彭芳华. 封闭性 D 检出并造成重症新生儿溶血病 1 例 [J]. 中国输血杂志，2012，25（8）：800-801.

[4] 安蓬蓬，李彤彤，杨文玲. 低效价抗-D 引起新生儿溶血病 2 例 [J]. 临床输血与检验，2016，18（3）：296-297.

[5] Marion E R，Ragnhid O，Marsh W L. The clinical significance of alloantibodies of blood group system [J]. Semin Hematol，2000，37：197-203.

[6] 马印图，刘芳. 母婴 Rh 血型不合新生儿溶血病的治疗进展 [J]. 医学研究杂志，2011，（1）：151-153.

[7] 黄冰雪，王来栓. 抗 D 免疫球蛋白在胎儿/新生儿 RhD 血型不合溶血病中的应用进展 [J]. 中华围产医学杂志，2016，19（11）：823-826.

[8] 杨秀华，杨惠宽，黄建云，等. 不规则抗体筛查分布及其临床意义 [J]. 中国输血杂志，2014，27（9）：899-902.

111　多发性骨髓瘤患者的交叉配血"疑云"

作者：杨文勇　钟　毅（文山州人民医院输血科）
点评者：邓昆（重庆医科大学附属第三医院）

多发性骨髓瘤（MM）自 1850 年由英国的 MacIntyre 首次报道并记录患者尿液中出现大量遇热凝固的物质（本周蛋白）以来已有约 170 年的历史。随着对该病发病机制的深入研究，现已明确多发性骨髓瘤是一种起源于 B 细胞的恶性肿瘤。其特征为产生单克隆免疫球蛋白的异常浆细胞增多，并在骨髓内恶性增殖，引起骨折和骨髓衰竭[1]。该病的发病率约为 1/10 万，在临床输血检验工作中虽说很少遇到，但是患者需要输血时因交叉配血不合常使检验人员感到棘手。

【案例经过】

患者，男，67 岁，因"反复头晕、乏力 3 年余，加重伴牙龈出血 1d"入院。实验室检查：红细胞计数 2.33×10^{12}/L，血红蛋白 65g/L；PT 14.2s，APTT 79.8s，TT 22.1s；总蛋白 119.6g/L，白蛋白 21.9g/L，球蛋白 97.7g/L，白球比 0.22（白蛋白、球蛋白比值倒置）。CT 提示：胸椎体、腰椎体及部分肋骨广泛骨质疏松，部分骨质有类似融骨破坏的表现。临床诊断：多发性骨髓瘤。因病情需要申请红细胞输注。

Erytra 全自动血型及配血系统血型鉴定：血型 O 型，RhD 阳性（图 6-1）。交叉配血：主侧出现双群，次侧相合（图 6-2）。自身对照试验阴性，随后分别用盐水法、聚凝胺法、经典抗人球蛋白法交叉配血。盐水法配血次侧相合，主侧无溶血，而显微镜下观察细胞呈多个条块状凝集（图 6-3），37℃水浴后无变化，滴加生理盐水后凝集消失（图 6-4），考虑

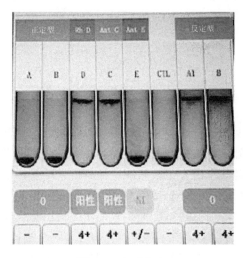

图 6-1　血型鉴定

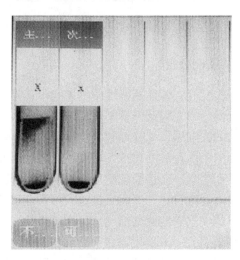

图 6-2　交叉配血

属于假凝集。聚凝胺法配血：主次侧均可形成完好的细胞扣，添加重悬液后无凝集、无溶血，配血相合。经典抗人球蛋白配血：主次侧配血均相合。不规则抗体筛查：Ⅰ～Ⅲ号谱细胞均见双群（手工加样卡式法见图6-5），试管法和经典抗人球蛋白法均为阴性，直接抗人球蛋白试验（DAT）阴性（图6-6）。输入3U悬浮红细胞，无输血不良反应，第2天复查血常规，血红蛋白升高12g/L，输血有效。

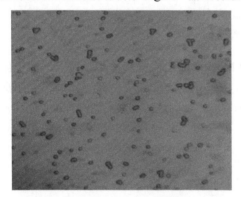 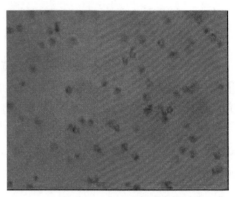

图6-3　盐水法主侧　　　　　　　　图6-4　盐水法主侧加生理盐水

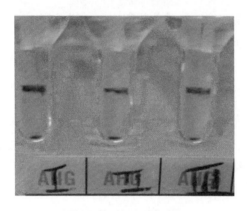 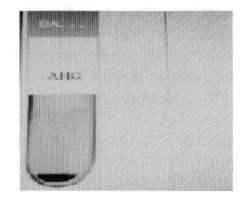

图6-5　不规则抗体筛查　　　　　　图6-6　直接抗人球蛋白试验

【案例分析】

多发性骨髓瘤是恶性浆细胞病中最常见的一种类型，又称为Kahler病、骨髓瘤、浆细胞骨髓瘤[2]。因血中异常免疫球蛋白增多，微柱凝胶法交叉配血时异常免疫球蛋白包裹献血员的红细胞，扰乱细胞间负电荷的排斥，出现非特异性凝集，并阻挡凝胶间隙，使部分红细胞不能在离心作用下顺利通过微柱凝胶间隙，导致主侧配血出现双群[3]。本例患者临床诊断明确，微柱凝胶配血主侧出现双群，结合盐水法、聚凝胺法、经典抗人球蛋白法结果及不规则抗体筛查和直接抗人球蛋白试验，可判定是M蛋白增多引起的假凝集。因笔者是第一次遇到此种情况，将标本送往文山州中心血站进行配血，也证实为假凝集。输血后疗效明显，未发生输血不良反应。

对于多发性骨髓瘤患者，用聚凝胺作为介质进行交叉配血时也会出现交叉配血不合，因为患者血浆中存在大量异常免疫球蛋白，当加入聚凝胺应用液时，与应用液发生化学反应，导致蛋白变性沉淀，呈乳糜状，干扰了聚凝胺试验[4]。考虑为聚凝胺的正电荷被患者血浆中的 M 蛋白中和，使血浆中的蛋白析出，从而干扰红细胞离心过程的沉降，导致红细胞无法形成完好的细胞扣，增加聚凝胺应用液，改变血浆中蛋白电荷，使蛋白处于溶解状态，可使聚凝胺配血试验有效。本病例聚凝胺配血并未出现上述情况，可能与患者在本次接受输血前已接受了长达近 3 年的治疗有关，是个体情况导致的不同结果。

【案例总结】

在多发性骨髓瘤患者的交叉配血试验工作中，当看到微柱凝胶法主侧出现双群，应考虑血中 M 蛋白的因素，同时采用其他试验方法排除是否为假凝集。由于多发性骨髓瘤患者的病情不同，类型也不一定一样，M 蛋白的含量也有差异，因此试验的结果也会出现不同的表现，在微柱凝胶卡中也可以出现双群、多凝集和（或）抗体减弱等多种情况[2]。检验人员在血型鉴定和交叉配血中一定要注意识别，查找原因，保障临床输血安全。

【专家点评】

1. 当发现交叉配血不相合时，需要遵循的原则：①先做自身实验，排除患者本身疾病原因导致的凝集结果。②仅有次侧不合时做直抗实验，直抗实验凝集强度若大于次侧凝集强度则证明凝集是由患者自身红细胞致敏导致的，该血可以输注；直抗实验凝集强度若明显小于次侧凝集强度，换其他献血员血液配血。③仅有主侧不合时需要做间抗实验或抗筛实验，若上述实验为阳性，可以说明凝集的原因来自于患者，要具体分析是特异性凝集还是非特异性凝集，结合聚凝胺方法排除非特异性凝集影响因素，若间抗实验或抗筛实验为阴性，可能是患者血型与献血员血型不一致的原因。

本案例为多发性骨髓瘤患者血清中含有大量异常蛋白，导致卡式配血结果主侧凝集，抗筛结果显示均为强度一致的凝集。

2. 不同类型的多发性骨髓瘤会产生不同类型的异常蛋白，作者是否了解患者治疗期间血中 M 蛋白含量变化、血清中 IgG 的含量变化。

3. 内科输红细胞的指征是血红蛋白小于 60g/L，多发性骨髓瘤患者并发高黏滞血症，申请同型红细胞 1～2U 输注即可。

【参考文献】

[1] 克晓燕，王艳芳，杨玉花，等. 多发性骨髓瘤的过去、现在及未来 [J].中国实验血液学杂志，2008，16（2）：231-239.

[2] 贾彩虹，姚红，周永安，等. 微柱凝胶卡在多发性骨髓瘤患者 ABO 血型及配血中的应用 [J]. 临床医药实践，2016，25（2）：114-115.

[3] 于帅，于洋，汪德清. 多发性骨髓瘤引起微柱凝胶抗球蛋白卡配血不合 1 例 [J]. 中国输血杂志，2013，26（8）：758-759.

[4] 杨青成，侯治兵. 多发性骨髓瘤致凝聚胺交叉配血困难 1 例 [J]. 中国输血杂志，2010，23（1）：60-61.

112　轻度冷凝集导致的血型鉴定错误

作者：沙文彬（甘肃省临夏州人民医院检验科）
点评者：李冠霖（郑州大学第一附属医院）

【案例经过】

某周六上午，笔者听输血科值夜班的同事讲，昨晚从下级医院紧急转来一位产妇患者，患者在当地输血后出现了输血反应。入院后，患者的血型经检验科和输血科检测均为"AB型Rh阳性"。但同事又说，该患者的AB型感觉跟一般人的AB型不太一样。不过"幸运"的是，该患者在笔者所在医院并未输任何血制品。经过全院的积极救治，周六凌晨患者的检验结果显示，除血红蛋白下降外，其他指标均较入院时明显好转，但患者还是被转往了省级医院。

究竟是怎样一个不寻常的AB型呢？笔者值班时利用工作间隙找出那晚的患者血常规标本，采用玻片法做正定型。把全血和抗血清混匀，转动玻片，Rh一侧能看到明显的凝块；而A、B两侧也能看到细砂样的颗粒，真的是AB型？但是把玻片放到桌面上再看时，与一般的AB型又相差很远（图6-7）。报告为AB型肯定是不妥的。然后，将此血在生理盐水中混匀也可以发现细碎的颗粒，难道是有什么因素干扰吗？

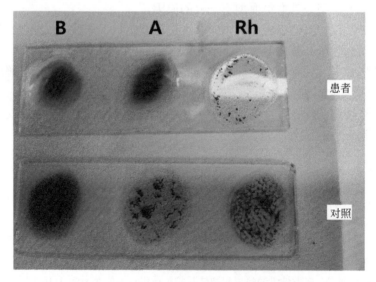

图6-7　患者标本和对照血标本的正定型结果

血型被错误鉴定为AB型的原因中最常见的是冷凝集。那这次是否为冷凝集造成的假象呢？但该患者的血标本又不像常见的冷凝集标本，能看到明显的砂粒样凝集。如果不是冷凝集的影响，那又该如何解释呢？

笔者决定"反向"验证一下。把患者的血样和对照血标本同时放到4℃的冰箱中。0.5h

后取出，果不其然，她的血样呈砂粒样，摇动并不能使砂粒消失，而对照标本却无此现象（图 6-8）。

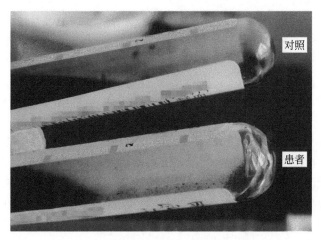

图 6-8 该患者标本冷藏后出现明显的凝集

确认是冷凝集的原因，笔者用 37℃的温盐水洗涤患者的红细胞，之后再采用玻片法进行鉴定。结果显示为明显的 O 型 Rh 阳性，A、B 两侧再无任何细颗粒。

【案例分析】

据了解，该患者在下级医院输血后，很短时间内就出现了血尿等症状。转至笔者所在医院后，当时的血常规标本的血浆层明显发红；而生化中的间接胆红素（21μmol/L，参考范围 0～15μmol/L）和乳酸脱氢酶（642U/L，参考范围 100～245U/L）均升高，这些都表明患者发生了急性溶血反应。而 ABO 血型不合是急性溶血反应最为常见的原因[1]。下级医院的检验人员很可能也被冷凝集误导，错误地鉴定为 AB 型，也很可能没有规范地进行交叉配血，所以才造成了此次输血反应。

冷凝集是由冷凝集素导致的红细胞在体外或体内发生凝集的现象[2]。在以往的报道案例中，冷凝集素的效价往往很高，血常规标本在室温下就可见非常明显的细砂样颗粒，而且血常规结果中的红细胞计数与血红蛋白出现明显比例失调，MCH 与 MCHC 异常偏高，因此很容易识别[3,4]。

本案例中，冷凝集素效价不高，只有在低温时才能明显察觉。从患者的血常规结果中也根本看不出存在冷凝集（图 6-9）。可是在鉴定血型时，轻微的冷凝集又足以迷惑检验者。因此，此类轻度冷凝集更为"可怕"，需要格外警惕。

↓	RBC	1.50	×10¹²/L	3.5-7.0	L
↓	HGB	50	g/L	110-150	L
↓	HCT	15.80	%	33.5-45.0	L
↑	MCV	105.00	fL	82.6-99.1	H
	MCH	33.00	pg	26.9-33.3	
↓	MCHC	315.00	g/L	322-362	L
↑	RDW-SD	68.20	%	37-54	H
↑	RDW-CV	17.50	%	11.5-14.5	H

图 6-9 患者入院时的部分血常规结果

【案例总结】

笔者所在地区可能由于地理位置等因素，各类医学诊疗水平有些落后，其中输血的理念和操作尤为落后。一些人对输血前检测的理念还停留在"只要做了血型，其他的操作就可有可无了"的阶段。而血型的鉴定还在采用最为原始的玻片法，也迟迟未开展反定型等操作。

在血型鉴定中发现异样时，如果能通过简单的温盐水洗涤红细胞后再鉴定，也许就不至于测错血型。如果能准确地鉴定出该患者的血型，及时找出患者发生输血反应的原因，患者和家属也许就免去了二次转院之苦和额外的花费。如果下级医院能严格按照输血规程来操作，也许该患者根本就不会发生输血反应了。但是，很可惜医疗行为中没有"如果"。我们能做的就是及时吸取教训，更新输血理念，完善输血操作，杜绝类似事件再度发生。

后记：这件事后不久，笔者欣喜地看到，笔者所在医院输血科全面采用了微柱凝胶法测定血型，并引进了全自动血型鉴定系统，输血检验技术和理念有了长足的进步。

【专家点评】

冷凝集引起的血型鉴定错误在临床中也有报道，所以在日常血液检验特别是血型鉴定中，必须要认真观察血液的状况，出现凝集现象时必须认真分析，严格复查。

【参考文献】

[1] Mcpherson R A，Pincus M R，Henryj B. Henry's clinical diagnosis and management by laboratory methods [M]. 22nd ed. Philadelphia：Saunders，2012：741.

[2] Swiecicki P L，Hegerova L T，Gertzm A. Cold agglutinin disease [J]. Blood，2013，122（7）：1114-1121.

[3] 陈雪礼. 罕见的高效价冷凝集血症 [A] //顾兵，郑明华，陈兴国. 检验与临床的沟通——案例分析 200 例 [C]. 北京：人民卫生出版社，2011：348-349.

[4] 张时民. 一例严重冷凝集样本的血常规检验解决方案 [J]. 实用检验医师杂志，2011，3（2）：122-124.